U0208823

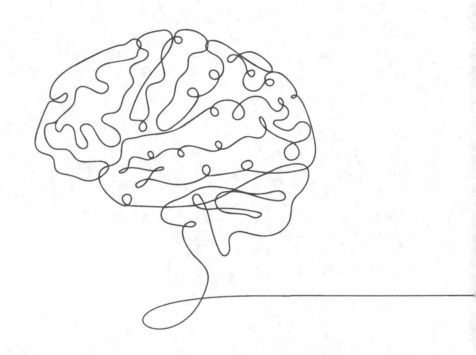

脑卒中的中西医结合护理及康复

NAOCUZHONG DE ZHONGXIYI JIEHE
HULI JI KANGFU

杨春林 ◎ 主编

甘肃科学技术出版社

图书在版编目（CIP）数据

脑卒中的中西医结合护理及康复 / 杨春林主编. --
兰州：甘肃科学技术出版社，2020.12（2021.8重印）
ISBN 978-7-5424-2785-4

Ⅰ. ①脑… Ⅱ. ①杨… Ⅲ. ①脑血管疾病—中西医结
合—护理②脑血管疾病—中西医结合—康复医学 Ⅳ.
①R473.5②R743.09

中国版本图书馆CIP数据核字(2020)第248470号

脑卒中的中西医结合护理及康复
杨春林 主编

责任编辑 陈学祥
封面设计 麦朵设计

出　版　甘肃科学技术出版社
社　址　兰州市读者大道568号　730030
网　址　www.gskejipress.com
电　话　0931-8125103(编辑部)　0931-8773237(发行部)
京东官方旗舰店　https://mall.jd.com/index-655807.html

发　行　甘肃科学技术出版社　　印　刷　三河市华东印刷有限公司
开　本　787毫米×1092毫米 1/16　印　张　12.5　插　页　2　字　数　283千
版　次　2021年3月第1版
印　次　2021年8月第2次印刷
印　数　501~1250
书　号　ISBN 978-7-5424-2785-4　　　定　价　68.00元

图书若有破损、缺页可随时与本社联系:0931-8773237
本书所有内容经作者同意授权,并许可使用
未经同意,不得以任何形式复制转载

编　委　会

主　审：李妍怡

主　编：杨春林

副主编：张丽平　赵志贤　巩　婷　樊省安　李清花

编　委：(按拼音顺序排列)

安雪苹　包兄兄　曹　芳　付菊妍　李凯娜

李小爱　刘云霞　马　丽　苏爱娜　田静茹

魏晓宁　张腾飞　张文丽　赵喜娟

序

随着整个人类寿命的延长，生活方式、工作特点的改变，各种疾病的发病率及病死率也逐渐上升，人们开始越来越关注健康问题。《黄帝内经》中提出"不治已病治未病"的观点，喻示人们在身体健康或亚健康的状态下，应采取积极的保健措施，防病于未然。而中医护理通过其"整体观念、辨证论治"的独特理论体系和显著的临床效果，受到越来越多人的关注和重视。

"三分治疗、七分护理"的理念，突出强调了护理在治疗疾病和维护健康中的作用。中医护理工作是体现中医特色优势的重要方面。如何运用中医的特色疗法，解决临床中常见问题，一直是医护人员努力的方向。同时，医学科学的快速发展以及人们健康需求的不断增长为护理事业的发展提出了更高的要求。

为适应新形势下护理学发展的特点，满足临床护理的需要，编者通过丰富的临床实践经验及技能，编撰了此书。本书共分为二十三章，从脑卒中急性期、恢复期中西医护理、常见的中医护理技能操作以及中风患者中医护理方案等方面进行了详细介绍，内容系统全面，对临床护理工作具有一定的指导作用，可供临床护理人员参考。

2020 年 11 月

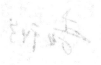

前　言

随着人们生活水平的提高,寿命延长,脑卒中发病率及致残率逐年上升,且发病年龄趋向年轻化,单纯的西医护理已无法满足现今治疗的需要,中医护理在脑卒中后期康复的作用愈发突出。大量临床实践证明,脑卒中后遗症给患者带来诸多方面的功能障碍,这使得护理难度加大,给护理工作提出了更高的要求,但这也无疑给脑卒中中医护理带来了极大的发展空间。为适应新形势下运用中医药特色疗法解决临床工作中的护理难题,满足临床中医护理需要,提高脑卒中患者生存质量,编者在护理实践中不断总结经验,编写了《脑卒中的中西医结合护理及康复》一书。

本书体现了中医护理的整体理念和辨证施护理念,通过对脑卒中的发病机制、流行病学、临床表现等方面的研究,编者结合多年的临床实践和丰富的中医护理经验,对脑卒中常见并发症的中西医护理进行了阐述,并从中医四季养生、体质辨证、临终护理、中医护理操作技术等方面对中风的中医护理方案进行了总结与优化。书中融入了编者护理科研成果和护理创新的临床应用,总结了临床常见脑卒中症状的中西医康复护理,对脑卒中的临床护理工作和科研均有较大的参考价值,可供护理学院和临床科室的相关护理人员阅读。

本书主编由杨春林担任,编写了其中的第三章、第四章、第五章、第六章、第十章、第十一章、第十四章、第十六章、第十九章,共

12.2万字;副主编由张丽平、赵志贤、巩婷、樊省安、李清花担任,其中第十七章由张丽平编写,共0.5万字;第一章、第二章、第八章、第十二章、第十三章、第二十章由赵志贤编写,共8.1万字;第十八章由巩婷编写,共0.5万字;第七章、第九章、第二十三章由樊省安编写,共3万字;第二十二章由李清花编写,共0.5万字;其余几章由其他编委协同完成。

衷心希望此书的出版能对我国脑卒中中西医结合护理的发展有较大的促进作用,由于编者水平有限,书中难免存在不足甚至谬误之处,期待广大护理同仁的建议和指教。

杨春林

2020年10月

目 录

第一章 脑卒中

一、概述

脑卒中(stroke)是脑血管疾病的主要临床类型,是由于脑部血管突然破裂或因血管阻塞导致血液不能流入大脑而引起的脑组织损伤的一组疾病。按其病变性质可分为缺血性卒中和出血性卒中,前者包括脑梗死(脑血栓形成、脑栓塞、腔隙性脑梗死等);后者以脑出血多见。二者以突然发病、迅速出现局限性或弥漫性脑功能缺损为共同临床特征。

二、脑卒中分类

(一)缺血性脑卒中

缺血性脑卒中又称脑梗死(cerebral infarction),是指各种原因所致脑部血液供应障碍,导致局部脑组织缺血、缺氧性坏死而迅速出现相应神经功能缺损的一类临床综合征。脑梗死分为脑血栓形成、脑栓塞、腔隙性脑梗死。

1.脑血栓

是缺血性脑血管病中最常见的一种。它是由于供应脑部的动脉内有血栓形成,造成动脉管腔狭窄或完全闭塞,使其供血区局部脑组织缺血、缺氧、坏死而引起的局限神经功能障碍。

2.脑栓塞

是指脑动脉异常的栓子(血液中异常的固体、液体、气体)随血流进入颅内动脉时血管急性闭塞,使其远端脑组织发生缺血性坏死,出现相应的神经功能障碍,脑栓塞发生率占脑血管病的15%~20%,占全身动脉栓塞的50%。栓子以血栓子为主,占所有栓子的90%,其他栓子还可以为脂肪、空气、癌栓、医源物体等。栓子按来源分为心源性、非心源性及来源不明三种。

3.腔隙性脑梗死

是指大脑半球或脑干深部的小穿通动脉,在长期高血压基础上,血管壁发生病变,最终血管闭塞,导致缺血性微梗死,缺血、坏死和液化的脑组织由吞噬细胞移走形成腔隙状脑梗死。主要累及脑的深部白质、基底节、丘脑及脑桥等部位,形成腔隙状梗死灶。部分病例的病灶位于脑的相对静区,无明显的神经缺损症状。常见的腔隙综合征:纯运动性轻偏瘫、纯感觉性卒中、共济失调性轻偏瘫、构音障碍—手笨拙综合征、感觉运动性卒中。

在临床护理中,除以上三种缺血性脑梗死外,还会经常遇到短暂性脑缺血发作和分水岭脑梗死。短暂性脑缺血发作(transient ischemia attack, TIA)也称一过性脑缺血发作或小卒中。短暂性脑缺血发作是指脑血管病变引起的短暂性、局限性脑功能缺失或视网膜功能障碍,临床症状一般持续10~20min,多在1h内缓解,最长不超过24h,不遗留神经功能缺损症状,结构性影像学(CT、MRI)检查无责任病灶。而分水岭脑梗死是指由相邻血管供血区交界处或分水岭区局部缺血导致,也称边缘带脑梗死,多因血流动力学原因所致。典型病例发生于颈内动脉严重狭窄或闭塞伴全身血压降低时,亦可源于心源性或动脉源性栓塞。常呈卒中样发病,症状轻,纠正病因后病情易得到有效控制。可分为几种类型:皮质前型,大脑前、中动脉分水岭区脑梗死;皮质后型,大脑中、后动脉或大脑前、中、后动脉皮质支分水岭区梗死;皮质下型,大脑前、中、后动脉皮质支与深穿支分水岭区梗死,或大脑前动脉回返支与大脑中动脉豆纹动脉分水岭梗死。

(二)出血性脑卒中

出血性脑卒中以脑出血最为多见,脑出血(intracerebral hemorrhage, ICH)是指非外伤性脑实质内出血,发病率为每年(60~80)/10万,在我国占全部脑卒中的20%~30%。虽然脑出血发病率低于脑梗死,但其致死率却高于后者,急性期病死率为30%~40%。

根据2015年中国脑血管疾病分类,脑出血包括高血压脑出血、脑血管畸形或动脉瘤脑出血、淀粉样脑血管病脑出血、药物性脑出血、瘤卒中、脑动脉炎脑出血、其他原因脑出血和原因未明脑出血。在此我们只阐述临床护理最常见的脑出血和蛛网膜下腔出血。

1.脑出血

是指原发性非外伤性脑实质内出血,由于脑血管破裂导致的脑实质内出血。常见原因是高血压和动脉粥样硬化导致血管壁病变或微小动脉瘤形成,当患者在用力、激动等情况下,血压骤升致血管破裂。

2.蛛网膜下腔出血

蛛网膜下腔出血(subarachnoid hemorrhage, SAH)是出血性脑血管病的一个类型,分原发性和继发性两种。原发性蛛网膜下腔出血是由于脑表面和脑底的血管破裂出血,血液直接流入蛛网膜下腔所致,又称自发性蛛网膜下腔出血。脑实质或脑室出血、外伤性硬膜下或硬膜外出血流入蛛网膜下腔为继发性蛛网膜下腔出血。原发性蛛网膜下腔出血最常见的病因是先天性颅内动脉瘤和血管畸形。临床上以起病急骤,剧烈头痛、多为撕裂样或剧烈胀痛,频繁呕吐,脑膜刺激征阳性为主要临床特征。部分患者有烦躁不安、谵妄、幻觉等精神症状,或伴有抽搐及昏迷等,一般不引起肢体瘫痪。早期脑CT扫描,可见蛛网膜下腔或脑室内有高密度影,腰椎穿刺检查为均匀一致血性脑脊液,压力增高。

三、脑卒中的相关解剖、生理功能和临床表现

脑和脊髓是人体最为精细的器官,二者构成了中枢神经系统。由于脑和脊髓在控制人体系统方面的重要作用,人体内存在对二者起保护作用的组织结构——颅骨。颅骨是一个不能扩大的坚硬的骨质穹窿,内含脑组织,其底部有一个大的开口,叫枕骨大孔,脑干

穿过枕骨大孔与脊髓相连。成人的颅骨大小是不能改变的,当脑组织体积增大(如脑水肿)、脑脊液或血液异常积存(如血肿)时,如果不及时采取救治,会导致脑组织受压、颅内压增高。

颅骨和脊柱内侧覆盖着脑脊膜,脑脊膜由三层组成,硬脑膜(dura mater)、蛛网膜(arachnoid mater)和软脑膜(pia mater)。硬脑膜位于最外层,拉丁语中的"dura"是坚硬的意思。硬脑膜支撑着脑和脊髓,同时将神经与血管固定在合适的位置。在两层硬脑膜之间有静脉窦,收集静脉和脑膜静脉的血液,并通过颈内静脉将这些血液送回全身静脉循环系统。硬脑膜在颅内有四个延展部分,为大脑结构和独立特定的大脑提供直接支持:

大脑镰(falx cerebri):从额叶到枕叶,垂直地将大脑分为左、右两个半球。

小脑幕(tentorium cerebelli):即枕叶与小脑(cerebellum)之间的帐篷状结缔组织,将大脑(cerebrum)与脑干(brainstem)、小脑分隔开来。位于小脑幕以上的脑结构常被称为幕上的(supratentorial),而小脑幕以下的脑结构则被称为幕下的(infratentorial),幕上与幕下共同构成了后颅窝部分。

小脑镰(falx cerebelli):将小脑分割为两个半球。

鞍膈(diaphragma sllael):像屋顶一样覆盖在蝶鞍(sella turcica)上方,之间为垂体。

蛛网膜位于硬脑膜下方,二者之间有一个潜在的腔隙,内有大量没有支撑的小静脉。在创伤外力的作用下,这些静脉会被撕裂,导致硬脑膜下血肿(subdural haematoma)。蛛网膜是一层脆弱的膜,它与软脑膜之间由一些弹性组织(被称为骨小梁)相连接,构成蛛网膜下腔。这些骨小梁从动脉进入颅骨的部位就开始小心包绕着大动脉,直至脑组织表面。脑脊液在蛛网膜下腔内自由循环;当蛛网膜下腔内的颅内动脉破裂时,会导致血液与脑脊液混合,被称为蛛网膜下腔出血。脑脊液通过蛛网膜绒毛/颗粒(arachnoid villi)被吸收,蛛网膜颗粒是突进上矢状窦和横窦的膜性丛状物,将脑脊液回流至静脉系统。正常成年人每小时约产生20ml脑脊液,蛛网膜颗粒对脑脊夜的重吸收主要取决于蛛网膜下腔内脑脊液循环时所形成的静水压。蛛网膜下腔出血时,上述精细结构会被血液堵塞,脑脊液的重吸收严重受阻,导致脑脊液不断蓄积,常被称为交通性脑积水。

软脑膜直接与脑和脊髓组织相贴,覆盖中枢神经系统表面所有的皱褶和沟回。软脑膜中富含小血管,这些小血管向中枢神经系统供应大量动脉血。在侧脑室、第三和第四脑室中,软脑膜还参与构成脉络膜(choroid plexus)的一部分,能产生脑脊液。

四条充满脑脊液的通道构成了脑室系统,这些通道内衬室管膜细胞(ependymal cells)。脑室系统的最上面,两个侧脑室从额叶延续至枕叶。脑室造瘘或分流,和(或)颅内压监测时,右侧脑室是常用的插管部位。两侧脑室通过室间孔与第三脑室相连,后者位于中脑的正上方。赛尔维氏导水管(the apueduct of Sylvius)即大脑导水管(cerebral ueduct),连接第三与第四脑室,第四脑室位于脑干和小脑之间。第四脑室底有两个开口,亦被称为Luschka孔和Magendie孔,通往蛛网膜下腔。小脑梗死伴水肿形成时,脑室系统内的脑脊液循环受阻,被称为非交通性脑积水(non-communicating hydrocephallus)。此时,脑脊液的正常循环受阻,从而引起脑室扩张,颅内压增高。

脑室系统和蛛网膜下腔都充满了脑脊液,在中枢神经系统受到外伤冲击时,上述结构起到减震的作用,从而保护中枢神经系统。另外,尽管确切机制尚不清楚,但脑脊液很可能还有提供葡萄糖滋养神经元的作用。脑脊液从侧脑室流出,通过室间孔进入第三脑室,通过大脑导水管进入第四脑室,最后从Magendie孔和Luschka孔进入大脑和脊髓的蛛网膜下腔。

(一)动脉循环

脑仅占人体体重的2%,但需要20%的静息血输出量以维持其重要功能。它每分钟需要约750ml血流,摄取高达45%的动脉氧以满足其正常的代谢需求。脑组织没有氧或葡萄糖储备,因此动脉血流受阻会严重影响正常的细胞功能。颈内动脉和椎动脉这两套动脉系统为脑组织提供血供,这两套动脉系统包括前、后循环,并在大脑底部相连,形成Willis环。

前循环由左右颈内动脉及其分支组成。左颈总动脉从主动脉弓发出,右颈总动脉从头臂干发出。颈总动脉在环甲结(cricothyroid junction)水平分叉,形成颈内和颈外动脉分支。颈外动脉及其分支主要供应面部、头皮和颅骨的血液。颈内动脉(ICA)通过颞骨岩部的开孔进入颅底,发出左右大脑中动脉(MCAs)、左右大脑前动脉(ACAs)(通过前交通动脉相连)和两支后交通动脉。大脑半球80%的血液由前循环供应,包括额叶、大部分顶叶和颞叶以及脑干以上的皮质下结构。颈内动脉发出眼动脉(OA),给视神经和眼供血,而后再分为大脑前和大脑中动脉前。当颈内动脉闭塞时,眼动脉可能会改变血流路径以补充前循环的动脉血容量。

后循环由两根椎动脉(VA)组成,椎动脉发自锁骨下动脉,穿过颈椎侧棘突上的小孔在后方走行。两条椎动脉通过枕骨大孔入颅,在脑桥平面汇合形成基底动脉(BA)。在椎动脉汇合形成基底动脉前,椎动脉的终末部分发出两条重要分支,即小脑后下动脉(PICAs)。基底动脉发出两条幕下的大分支,小脑前下动脉(AICAS)和小脑上动脉(SCAs);和小脑后下动脉一起,这些动脉供应小脑的血液。基底动脉远端发出两条大脑后动脉(PCAs),供应大脑皮质后部的区域。

Willis环是一个由前、后循环的主要分支组成的特殊血系统。位于两侧大脑前动脉之间的前交通动脉将两侧的前循环相连;两根后交通动脉将后循环与前循环相连。约50%的人群具有完整的Willis环;然而,闭锁(小的、无功能的或发育不全的)节段却很常见,如大脑前动脉的A1段、大脑后动脉的P1段以及后交通动脉。当Willis环完整时,如果某根动脉闭塞,Willis环尚可提供一定程度的侧支血流,但不能保证有足量的血供。

(二)静脉循环

脑静脉引流通过静脉窦完成。脑毛细血管的血液流入小静脉,后者与大脑静脉相连,最终将血液回流至静脉窦。静脉窦内的血流回颈内静脉,然后再流入上腔静脉。脑静脉壁没有肌层或静脉瓣,因此比一般循环中的静脉管壁薄。

(三)大脑

大脑占人体脑重量的80%,由左右大脑半球组成,两个半球由纵裂隔开,底部由胼胝体相连。脑皮质位于大脑外围,主要由富含神经元胞体的灰质组成。白质位于大脑皮质下方,亦被称为皮质下区域,由皮质神经元的有髓鞘轴突组成,可以将来自神经元胞体的冲动传至中枢系统的其他部分。

大脑从解剖上分为四部分:额叶、顶叶、颞叶和枕叶。有时还会有第五叶,即嗅脑(rhinencephalon)或边缘叶(imbic lobe),但亦有人认为边缘叶位于大脑内深处,解剖结构上仍然和颞叶相关。大脑皮质的主要功能包括智力、语言、感觉和运动。Brodmann在1909年提出对大脑皮质细胞分区,划分出100多个具有特定皮质功能的独立区域。

1.额叶

额叶(Frontallobes)位于额骨下方,其后方通过中央沟(central sulcus,fissure of Rolando)与顶叶分开,其下方通过外侧裂(lateral fissure, Sylvianifissure)与颞叶分开。额叶的主要功能包括认知功能(定向力、记忆力、洞察力、判断力、计算力和抽象能力)、语言表达(口头和书面表达)以及自主运动功能。

(1)认知功能。由Brodmann 9~12区(ACA供血区)控制,位于前额之后的前额皮质,该区域负责对环境刺激智能评估和反应。智力能力融合了在社会习得且接受的情绪反应和行为。自主神经系统反应,如感知到威胁时就会心动过速,也和这一大脑区域的激活相关。该区域受损会明显改变智力能力和对环境刺激所产生的社会性反应,甚至严重影响生活质量。

(2)语言表达。位于Brodmann 44区(MCA供血区),也被称为Broca区。该区域在额下回,近运动带的面部区。大部分人的Broca区在额叶左侧,即左半球为优势半球,偶尔也可见Broca区在右侧额叶半球。Broca区负责人类的语言和书面交流。该区域的损伤会导致系列口头和书面交流障碍,如找词困难、流动性失语。

(3)自主运动功能。由Brodmann 4区(MCA供血区)控制,也被称为运动带。由于大部分自主运动束在通过脑干时都会交叉至对侧下行,因此右侧的运动带往往代表左侧肢体的自主运动功能,反之亦然。被称为运动矮人图,常用来表示4区运动功能布局。矮人是倒置的,矮人的脚画在额叶的内上方,膝盖、臀部、躯干和肩膀在外侧面延伸,手、拇指、头、面部和舌在侧下方分布,直至延伸到大脑外侧裂。运动矮人上的面积越大,代表相应额叶皮质对特定运动功能的贡献越大。例如,手对运动控制的要求要比躯干高很多,因此在运动矮人上手的分布面积更大。当脑卒中或外伤损伤运动带时,对侧肢体的运动功能受损。

2.顶叶

顶叶(Parirtal lobes)在额叶以后、中央沟后方,顶叶后面有顶枕裂将顶叶与枕叶分开。顶叶的主要功能是整合感觉刺激,如身体部位的意识和定位,识别物体的大小、形状和质地,以及触觉、压力和疼痛的判读。类似额叶的运动带,顶叶也有一个感觉带(Brodmann 1区、2区、3区,为大脑中动脉供血区),感觉带的分布呈一个上下颠倒的人形,不同的部位代表接收处理不同躯体位置的感觉信息。这些感觉信息包括深感觉、内在感觉和触觉等皮肤感觉,需要处理的感觉信息越复杂,感觉带上该部位占据的面积就越大。感觉带受损,可导致肢体对侧的感觉缺失或改变。

Brodmann 5区、7区(大脑中动脉供血区)是关联区域,其进一步评估感觉刺激以确定明确的目标、感觉数据的相关性和重要性。该区域与身体部位的意识、空间定向力以及环境空间关系的识别有关。当该区域发生损伤时,会出现感觉的忽视。

Brodman 22区(大脑中动脉供血区)也叫作Wernicke's区,常位于大脑皮质的左半部分,与书面和口头语言的接收有关。Wernicke's区还与大脑听觉、视觉、功能区、认知评价、情感及最终的表达性语言等功能区错综相关。该区域损伤会导致各种功能障碍,包括轻微的语言接受障碍、感觉性失语。感觉性失语指患者具有言语能力,但言语内容无逻辑性,常被描述为言语杂乱(word salad)。当言语表达区(Brocas')和接受区(Wernicses')均受损时,就会出现完全性失语,患者因为完全丧失言语能力而严重影响其生活质量。

3.颞叶

颞叶(Temporal lobes)位于颞骨下方的外侧部分,通过外侧裂与额叶、顶叶分开。颞叶的主要功能包括听力、语言、行为和记忆。Brodmann 41区、42区是主要初级区域,接收听觉刺激,帮助确定声音的来源和意义。该区域损伤可能导致听力损害。颞叶、额叶、顶叶交汇的地方是听觉、视觉、躯体联络信息相整合的地方,能够将信息输入转化成复杂的思想和记忆。此处病灶导致的癫痫可能产生听觉、视觉、感觉方面的幻觉。用于评估颞叶功能的临床检查主要包括听力的检查,虽然听力损伤可能与急性卒中有关,但却十分少见。

4.枕叶

大脑最后方的分叶是枕叶(Occipitallobes),与视觉刺激的分析理解有关。Brodmann 17区(大脑后动脉供血区)是主要的视觉皮质,接受视神经(颅神经II)传来的冲动。此处接受的冲动被称为Brodmann 18区、19区(大脑后动脉供血区),是负责理解与整合视觉信息的联络区域。枕叶损伤可能会导致皮质盲,即当眼睛结构完整时,接受与理解视觉刺激的能力受损。

5.皮质下区域

来自大脑的纤维束在下行至脑干与脊髓的过程中会在内囊(internal capule)交汇。内囊的血液供应来自于大脑中动脉小穿支,后者起自每侧大脑半球主要动脉干的近端。至大脑皮质的传入刺激(感觉)从脑干到达丘脑,再通过内囊最终到达大脑皮质。传出纤维(运动)离开皮质,经过内囊到达脑干和脊髓。此部分区域受损可出现对侧肢体单纯运动或感觉障碍或运动与感觉的联合障碍,但皮质功能完好。上述现象有一处例外,即当语言中枢发出的离散纤维被截断时,可导致皮质下病变联合失语表现。

基底节(basal ganglia)由4对核组成,控制非自主运动(involuntary motorfunction)功能

（椎体外系），位于大脑半球白质深处。大脑皮层发出信息，刺激基底节区域传出信息，后者到达脑干和丘脑，中继后到达额叶皮质。基底节整合相关的动作和自主运动姿势调整，根据需要降低肌张力以提供流畅的运动功能。基底节损伤通常导致震颤或其他非自主运动，肌张力高、僵硬，非瘫痪性运动迟缓。

基底节包括：①纹状体（Corpus striatum）：包括尾状核（caudate nucleus）、壳核（puta-men）和伏核（nucleus accumbens）。②苍白球（Globus pallidus）。③黑质（Substantia nigra）。④丘脑底核（Subthalamic nucleus）。

丘脑由两块卵形灰质团块组成，并构成第三脑室的侧壁。丘脑是运动和感觉刺激的中继站与网闸，基于情境阻止或增强冲动的传递。丘脑损伤时可能由于正常冲动的途径被中断而出现感觉和（或）运动功能障碍。位于丘脑下方的下丘脑通过下丘脑柄或垂体柄与垂体相连。下丘脑协调整合许多与情感相关的神经系统（包括边缘系统等）来控制躯体的行为反应。下丘脑是根据人体需要控制内环境稳态、刺激自主神经系统反应和内分泌系统功能的主要控制中心。通过这些机制，下丘脑在体温调节、食物和水的摄入、垂体激素的释放以及自主神经系统整体功能方面起着重要作用。

6.小脑

小脑（Cerebllum）亦被称为"后脑"，占整个脑体积的1/5，由小脑幕将其与大脑分隔开来。与大脑类似，小脑外表层为灰质（或称为皮质），下方为白质束核。

小脑发送冲动至下行运动通路，整合空间定位与姿势和肌张力平衡，保证运动同步调整，维持总体平衡与动作协调，从而实现对精细运动功能的控制。小脑受伤导致共济失调，临床表现为肌力正常，但缺乏运动功能的控制或协调。小脑前下动脉（AICA）的侧支血供很差，这使得相应血供区域极易缺血。小脑前下动脉供血区脑卒中的典型临床表现包括眩晕、无听力损失或耳鸣以及凝视诱发性眼震。

7.脑干

脑干（Brainstem）由三部分组成，中脑、脑桥和延髓。脑干充满了连接脊髓与脑的感觉和运动通路，以及控制人体重要机制的中心。

中脑向上与间脑相连，向下与脑桥相连。颅神经Ⅲ和Ⅳ起源于中脑，中脑导水管亦位于该区域。中脑的主要作用是作为出入脑的刺激在上行感觉通路和下行运动通路的中继站。

脑桥位于延髓正上方，也参与感觉、运动通路与脑的信息中继。第四脑室的上表面是由脑桥的上部组成。两个呼吸控制中枢也位于脑桥；长吸中枢（apneustic cente）控制吸气和呼气的长度，而呼吸调节中枢（pneumotaxic centre）控制呼吸频率。颅神经Ⅴ（三叉）、Ⅵ（外展）、Ⅶ（面）和Ⅶ（听）位于脑桥。内侧纵束（MLF）是脑桥中的重要纤维束，将颅神经Ⅲ、Ⅳ和Ⅵ与听神经的前庭部分及桥脑旁正中网状结构相连，后者也位于脑桥。内侧纵束主要促进眼球响应于声音、运动、位置和觉醒时的运动协调与相宜的运动，临床医生通过冷热水试验评估脑干结构的完整性正是利用了这一性质。

延髓位于脑桥和脊髓之间。自主运动纤维束在延髓锥体平面交叉，因此常用椎体束来指代自主运动功能。该交叉解释了为什么右侧大脑发出的刺激控制左侧肢体运动，反之亦然。吞咽、呕吐、打嗝、咳嗽、心率、动脉血管收缩和呼吸等非自主功能的控制中枢也位于延髓。延髓呼吸中枢和脑桥的长吸中枢、呼吸调节中枢一起调控呼吸功能，并负责呼吸的节律。颅神经IX（舌咽）、X（迷走神经）、XI（副神经）和XII（舌下神经）也位于延髓。

脑干的网状结构（reticular formation，RF）位于脑干的核心，调节感觉、运动、意识、反射行为及从脑干发出的颅神经（III~XII）的活动。上行网状结构常被称为网状激活系统（the reticlaactivating system，RAS），因为其主要负责增加觉醒、警觉和皮质与丘脑的神经元对感觉刺激的反应。特殊地，RAS激活丘脑的中继核与散射核，提高整个大脑皮层的感官刺激分布；此外，RAS激活下丘脑可导致弥漫性皮质和自主神经刺激。丘脑或下丘脑RAS通路的损伤可能会导致意识水平受损。

四、中医对脑卒中的认识

脑卒中主要归属于中医学"中风"的范畴，另有少数表现为头痛、头晕者与中医"真头痛""眩晕"等病症有关。

中风又名"卒中"，以猝然昏仆、不省人事、半身不遂、口眼歪斜、语言不利为主症，病轻者可无昏仆而仅见口僻不遂。因起病急骤，变化迅速，症见多端，与自然界善行数变之风邪特征相似，故古人以此类比，名为"中风"，依其病位深浅分为中脏腑和中经络。中风病多见于中老年人，四季皆可发病，但以冬、春两季最为多见。

中风病，始载于《黄帝内经》，该书中据中风病的不同临床表现，将有昏仆者称之为"仆击""大厥""薄厥"，半身不遂者则有"偏枯""偏风"等病名。病因方面认为中风可因感受外邪、烦劳暴怒而诱发，如《灵枢·刺节真邪》云："虚邪偏客于身半，其入深，内居营卫，营卫稍衰则真气去，邪气独留，发为偏枯。"《素问·生气通天论篇》云："阳气者，大怒则形气绝而血菀于上，使人薄厥。"《素问·调经论篇》言："血之与气，并走于上，则为大厥，厥则暴死，气反则生，不反则死。"此外还认识到本病的发生与个人的体质、饮食、精神刺激有关，并明确指出中风的病位在头部。

继《黄帝内经》之后历代对中风病的认识，从病因学角度大致分为两个阶段。唐宋以前多以"内虚邪中"立论，主倡"外风"学说。《金匮要略》认为中风之病因为络脉空虚，风邪乘虚入中，并以中邪浅深、病情轻重而分为中经中络、中脏中腑，治疗上主张祛邪散风、补益正气。唐宋以后，尤其是金元时代，许多医家以"内风"立论，可谓中风病因学上的一大转折，刘河间提出"心火暴甚"；李东垣认为"正气自虚"；朱丹溪主张"湿痰生热"；王履从病因学角度提出"真中风"与"类中风"之名，他在《医经溯洄集·中风辨》中指出："因于风者，真中风也；因于火，因于气，因于湿者，类中风而非中风也。"明代医家张景岳倡导"非风"之说，认为本病的发生系"内伤积损"而非"外感风寒"所致。李中梓又将中风明确地分为闭、脱二症。叶天士进一步指出"精血衰耗，水不涵木……肝阳偏亢，内风时起"，治宜滋肾熄风、补阴潜阳。王清任《医林改错》指出中风半身不遂、偏身麻木是由"气虚血瘀"而成,创立补阳还五汤治疗偏瘫。晚清及近代医家张伯龙、张山雷、张锡纯则认为本病的发生是由于阴阳失调,气血逆乱,直冲犯脑所致。近年来,在中风病的预防、诊断、治疗、康复护理方面逐步形成了较为统一的标准和规范,临证治法多样化,疗效也有较大提高。

（一）病因病机

中风的发生,病因复杂,多相兼致病。主要是在平素气血亏虚,心、肝、肾三脏功能失调的基础上,加上情志不遂,或饱食恣酒,或房事劳累,或外邪侵袭等诱因,以致阴亏于下,肝阳暴张,阳化风动,气血逆乱,夹痰夹火,横窜经脉,上冲于脑,蒙蔽心窍而发生猝然昏仆、半身不遂诸症。

1.积损正衰

年老体弱,肝肾阴虚,肝阳偏亢;或形体肥胖,气虚于中,或久病、思虑过度,气血亏损,以致元气耗伤,运血无力而致脑脉瘀滞不通,脑失所养;阴血亏虚则阴不制阳,内风动越,夹痰浊、瘀血上扰清窍,突发本病。

2.劳倦内伤

"阳气者,烦劳则张。"烦劳过度,耗气伤阴,多使阳气暴张,引动风阳上旋,气血上逆,壅阻清窍,或纵欲过度,引动心火,耗伤肾水,水不制火,则阳亢风动。

3.饮食不节

饥饱失常,或嗜食肥甘厚味,或饮酒无度,皆可致脾失健运,聚湿生痰,痰湿生热,热极生风,横窜经络,上扰清窍,以致神明无主,猝然昏仆而成中风。

4.情志所伤

五志过极,心肝火盛,皆可动风而发卒中,以郁怒伤肝为多。平素忧郁恼怒,情志不畅,肝郁气滞,气郁化火,则肝病阳暴,引动心火,气血上逆于脑,神窍闭阻,遂生中风。或长期精神紧张,阴精暗耗,肝肾阴虚,阳亢风动。

5.正虚邪中

年老体衰,或饮食不节,或劳役过度,或禀赋不足,或久病体虚,皆可致正虚衰弱,气血不足,营卫失调,腠理空虚,尤其在气候突变之时,风邪乘虚而入,使气血痹阻,肌肤筋脉失于濡养;或形盛气衰,痰湿素盛,外风引动痰湿痹阻经络而致口僻不遂。

本病的病位在脑,与心、肾、肝、脾密切相关,其病机归纳起来不外虚(阴虚、气虚)、火(肝火、心火)、风(肝风、外风)、痰(风痰、湿痰)、气(气逆)、血(血瘀)六端,其中以肝肾阴虚、气血衰少为治病之本,风、火、痰、气、瘀为发病之标,且两者常互为因果,或兼见同病。本病系本虚标实、上盛下虚之症,其基本病机为阴阳失调,气血逆乱,上犯于脑。

（二）辨证施护要点

1.辨中经络与中脏腑

中经络仅见身半身不遂、口眼歪斜、语言不利,但无神志障碍;中脏腑则指突然昏不知人,或神志昏糊、迷蒙,伴见肢体不遂、口眼歪斜等。

2.中脏腑应辨闭证与脱证

闭证是邪气内闭清窍,症见神智不清、牙关紧闭、口噤不开、肢体强痉、两手握固、大小便闭,属实证;脱证是五脏真阳散脱,阴阳即将离决之候,症见神志昏愦、目合口开、四肢软瘫、手撒肢冷汗多、二便自遗、鼻息低微,属虚证。

3.闭证当分阴闭与阳闭

闭证根据有无热象,又有阳闭与阴闭之分。阳闭为瘀热痰火闭郁清窍,可见身热面赤、气粗鼻鼾、痰声如拽锯、便秘溲黄、舌苔黄腻、舌绛干,甚则舌体卷缩,脉弦滑而数。阴闭为寒湿痰浊内闭清窍,可见面白唇紫、痰涎壅盛、四肢不温、舌苔腻、脉沉滑等。

4.辨病势顺逆

在中风病诊疗过程中,注意观察病人"神"的表现,尤其是神志与瞳神的变化,以判断病势的顺逆。先中脏腑,如神志逐渐转清,半身不遂未再加重或有恢复者,是病由中脏腑转向中经络,病势顺,预后多好;反之,先中经络,病人渐至神昏,瞳神变化,甚则呕吐、头痛项强者,病变发展至中脏腑,是正气渐衰、邪气日盛之征,病重。

5.辨证与辨病相结合

脑出血的急性期,绝大多数表现为中脏腑风阳痰火闭证或腑实瘀热证,有的可表现为脱象。中经络的重症,多为脑梗死。蛛网膜下腔出血除按中风病辨治外,尚可参照中医头痛的部分内容。

6.辨病期

中风病常分为三期。急性期为发病后的2周以内,中脏腑可至1个月;恢复期是指发病2周或1个月至半年内;后遗症期指发病半年以上。

(三)治疗与护理

1.中风病急性期

以标实为重者,治当祛邪为先。中经络者以平肝熄风、化痰祛瘀、通络为主。中脏腑闭证,以祛邪开窍醒神为主,治有熄风清火、豁痰开窍、通腑泄热之不同。脱证急宜扶正固脱,治当救阴回阳。

2.中风病恢复期及后遗症期

多虚实兼夹,邪实未清而正虚已现,当扶正祛邪,标本兼顾,以平肝熄风、化痰祛瘀与滋养肝肾、益气养血并用。

(四)预防与调护

重视中风先兆症状的观察,并积极治疗是预防中风病发生的关键。宜慎起居、节饮食、远房帏、调情志。预防中风平时宜饮食清淡,忌肥甘厚味和辛辣刺激之品,禁烟限酒,心情平和,起居有常,劳逸结合,预防性使用药物,调整血压,以防卒中和复中。

既病之后,加强护理,需密切观察病情变化,注意瞳神、面色、呼吸、汗出等变化;加强口腔护理,及时清除痰涎;恢复期要进行肢体、语言、智能等各种功能训练;长期卧床者,注意保护局部皮肤、防止褥疮等。

（五）中医特色护理

近年来随着人们对健康认识不断深入，对生存和生命的价值更加重视，护理亦由单一疾病护理扩大到预防保健、康复等多元化服务，护理对象由住院患者个体扩展到社会的健康人群，护理服务的范围由医院扩展到社区、家庭，注重中风患者的康复训练及居家护理，在脑卒中患者康复护理中给予中医养生康复模式，将患者视为天人合一的整体观，通过疏通经络、联络脏腑以及运行气血等，以促进患者早日康复。

中医护理主要从患者的四时起居、饮食指导、用药指导、情志调理、康复指导等方面应用具有中医特色的全方位护理，积极应用艾灸、中药塌渍、中药足浴、蜡疗、中药灌肠、中药涂擦、穴位贴敷、拔罐、药物罐等中医特色护理技术。

（六）情志调护

《素问·阴阳应象大论篇》云："人有五脏化五气，以生喜思悲忧恐，五志化五脏，五志过极损伤五脏……"说明情志的变化与脏腑气机功能有密切关系，良好的精神状态是保证人体健康的必要条件。中风患者由于生活自理能力受到限制而处世消极，多生忧思恼怒，忧思伤脾，恼怒伤肝，肝主疏泄，调理气机，脾主肌肉四肢，为后天之本。因此，情志失调会对患者带来严重影响。

我们以中医护理理疗为指导，采用说服开导、劝说疏导、移情相制、顺情纵欲等对患者实行情志护理。对不同证型的脑卒中患者进行针对性地情志护理，对卒中后抑郁患者进行移情、调情、疏导等方法来调节情志，对昏迷患者采用音乐疗法促醒等。

1.以辨证分型为基础，采取不同情志护理措施

不同病因病机的患者可出现不同的情志障碍，因此应根据患者的病因病机和疾病分型采取针对性的情志护理。

肝阳暴亢风火上扰型患者易出现热扰心神、心烦易怒、烦躁不安、入睡困难，应指导患者安静神志，入睡困难的患者适当予药物治疗。

阴虚风动的患者阴虚火旺，虚火扰心则烦躁失眠，应避免一切精神刺激，勿惊恐忧思。

2.中医情绪疏导法的应用

中医情绪疏导法是按患者的知识水平，针对性地选择谈心法、满足法、释疑法、暗示法等情志疏导方法配合治疗，以缓解患者抑郁、疑虑、自卑、忧思等不正常情志及心理顾虑，使患者气机和顺、心悦诚服、明理治心。

（1）以情胜情。鼓励患者多收看相声、小品、喜剧等节目，使其心情愉悦，喜笑颜开；鼓励家属向患者提供正面的信息和支持；根据病人的爱好、文化程度、性格特点，帮助患者选择喜好的音乐等。

（2）鼓励家庭和社会支持。中医护理的整体功能认为，人生活在自然环境中，人体的生理功能和病理变化必然受到自然环境、社会条件的影响。良好的家庭、社会环境和融洽的人际关系，可使精神振奋，勇于进取，有利于身心健康，反之使人精神压抑或紧张恐惧，危害身心健康。

（七）辨证施膳

辨证论治是中医认识疾病和治疗疾病的基本原则。辨证施膳是辨证论治在药膳中的具体应用，当疾病的证候诊断明确之后，确立治则与治法，再选择相宜的药膳食品，给予针对性的治疗。

辨证施膳过程，是理法方药在临床上的体现，是药膳治病、健身、延年的重要环节。在临床施膳过程中，不是着眼于病的异同，而是着眼于证的区别。施膳的治则也必须遵循"异病同治""同病异治"的原则。

1.辨证施膳

根据不同人的体质、病证的差异，在保健强身、防治疾病而应用药膳时，强调辨证施膳。

（1）根据疾病的性质施膳。病证有寒热之分，食物同样也有寒热之分。如食物中的面粉、姜、葱、蒜、羊肉、牛肉属温性，而小米、绿豆、白菜、西瓜、甲鱼属寒性。寒证应予以热性饮食，忌食生冷咸寒，外感风寒证可选食适量的生姜、葱、蒜等辛散之品；热盛伤津，可选食西瓜、绿豆、梨等寒凉滋阴之品，即"寒者热之，热者寒之"。

（2）根据部位施膳。古人根据五行学说，把饮食分为五味，五味入胃后，各归所喜脏腑和部位，分别滋养脏腑之气。五味对人体既可单独发挥滋补与相互共济作用。对于不同部位和脏腑之病，也要根据所喜所克的规律调节饮食。如《灵枢》说："病在筋，无饮酸；病在气，无食辛；病在骨，无食咸；病在血，无食苦；病在肉，无食甘。"故对于不同的病证，运用的药膳就应遵循彼此相互资生、相互制约、补偏救弊的原则，达到治疗目的。

（3）根据正气虚损施膳。病证本质皆属邪正相争，无论病中或病后，正气必然遭到不同程度的损耗。本着"虚则补之"的原则，采用药膳补法时，以"五谷为养，五果为助，五畜为益，五菜为充"来补益精气，起到单独用药治疗所不能起到的作用。所以有"药补不如食补"之说，如当归生姜羊肉汤、人参汤等，均选用羊肉、鸡肉等补益气血、益精生髓，与药膳中的药物发挥协同作用。

（4）病后饮食调剂。病后康复期，除要顾护正气外，还应注意由于饮食不当而疾病复发或遗留后遗症。所以此时调剂好饮食或药膳非常重要。

饮食调剂原则是既要考虑饮食或药膳的营养价值，又须顾及已衰的脾胃功能，给予营养丰富又易消化的饮食或药膳，并要少吃多餐为宜。避免由于饮食不当而使疾病复发。

2.三因制宜

（1）因时施膳。中医认为人与天地相应，人与自然界密切相关，四时气候变化对人体的生理、病理变化都有一定的影响，因此在组方施膳时必须注意，采用相适宜的方法和药膳，以减少外界变化对人体的影响。

五季特点：

①春季——属肝，生发、条达、多风。春季重养肝：中医学认为春季为肝气升发长养的季节，所以春季应注重养肝。鸡肝味甘而温，可补血养肝，是食补肝脏的佳品，且可温

胃。初春时节寒气较盛,肝阳难以开发,如能少量饮些酒,则可利用其走窜疏泄的作用,使肝中阳气升发。鸭血性平,营养丰富,可养肝血而治贫血。菠菜具有滋阴润燥、舒肝养血的作用,亦是食疗养肝食品之一。

宜省酸增甘:"春日宜省酸增甘,以养脾气。"中医学认为,春季为肝气旺之时,而多吃酸味食物,会使肝气偏旺,肝气过旺会克制脾气,易出现脾胃虚弱病症,故春季饮食调养,宜选辛、甘温之品,忌酸涩。饮食宜清淡可口,忌油腻、生冷及刺激性食物。

②夏季——属心,暑热。天气炎热,多雨潮湿,是一年之中机体能量消耗最大的季节,人们常有食欲不振、入夜难眠、倦怠乏力、日渐消瘦等征象,有时还会出现头晕脑胀、心烦口干、自感发热(或低热)等症状。中医学认为,夏季致病因素多为六淫中的"暑"与"湿"邪。致病的机制多为元气不足,津液耗伤,暑湿困脾。常见的病证多见伤暑、暑湿、冒暑、腹泻、痢疾等疾病。

夏季饮食的原则:应清心祛暑、生津止渴、健脾利湿。宜多食具有清热利湿功效的食物。常用食物有西瓜、苦瓜、桃子、草莓、西红柿、绿豆、黄瓜等,并巧用大蒜、姜、醋等调味品以增强食欲。

宜省苦增辛:夏季饮食调养,除了要着眼于清热消暑外,还要注意不要损伤脾肺之气。夏天尽管天气热,但人们不可进食太多苦味食物,因为过苦能败脾伤胃,影响脾胃消化功能。同时一定要多吃点辛味的食物,有助于补益肺气,这样可避免心气偏亢。少食热性食物,如羊肉、狗肉等,以免助热生湿。避免过于寒凉。中医学有"春夏养阳"之说,食物一般以温为宜,食暖物即是为了助阳气。另外在早、晚餐时进食粥品大有益处,既能生津止渴、清凉解暑,又能补养身体。如赤豆粥有补肾、利水、消肿而治脚气的功能,肾功能较差的人可多食用;蚕豆粥能辅助治疗水肿和慢性肾炎;荷叶粥能解暑热、清胃润肠、止渴解毒,可治嗓子痛。

③长夏——湿邪者较多。湿为阴邪,其性趋下,重浊黏滞,容易阻遏气机,损伤阳气,药膳宜用解暑汤。暑湿季节饮食原则:每年7~8月,正值暑季,亦是雨季来临之时,在中医学"五季"中,当属"长夏"之令,此时"五气"属湿,气候特点为阳热下降,水气上腾,湿气充斥,故在此季节感受暑湿邪气者较多,暑为阳邪,其性开泄,易耗气伤津;湿为阴邪,其性趋下,重浊黏滞,容易阻遏气机,损伤阳气。湿邪困脾,脾失健运,所以此时人们经常表现为食欲不振、脘腹胀满、头晕头沉、精神不振、周身困重、嗜睡、汗出乏力、大便溏泄。药膳治则宜清暑祛湿、健脾益气,常用膳食之品有西瓜、冬瓜、绿豆、赤小豆、茯苓、白术、泽泻、黄芪、人参、藿香、佩兰、荷叶、泽泻等。

④秋季——属肺。气候干燥,阳消阴长,由热转寒,在五脏属肺。

五气属"燥"称为"秋燥",其气清肃,其性干燥。因此,燥邪伤人,容易耗人津液,所谓燥胜则干,所以人常常出现口干、唇干、鼻干、咽干、大便干结、皮肤干燥、干裂脱屑、干咳少痰等现象。

⑤冬季——属肾。气候寒冷,宜"寒则温之"的治则。此外还需注意"春夏养阳、秋冬

养阴"的特点。

（2）因地施膳。我国地域广阔，不同的地区由于气候条件及生活习惯的差异，人的生理活动和病理变化也不尽相同，所以施膳亦应有差别。东南潮湿炎热，病多湿热，宜选清化之品；西北地高气寒，时多燥寒，宜用辛润，采用温里回阳药膳；西北严寒地区，药量宜重，而在东南温热地带，其药量宜轻。

（3）因人施膳。由于人的性别、年龄、体质、生活习惯的不同，决定了形体特征、生理特征、心理特征、病理反应状态、发病倾向等方面有区别，组方施膳也应不同。

体质学说将人分为平和质、气虚质、阳虚质、阴虚质、痰湿质、湿热质、瘀血质、气郁质、特禀质9种。

①平和质体质特点：体态均匀健壮，性格开朗随和，对疾病抵抗能力强，对气候冷热变化能够适应。

饮食调理：不暴饮暴食，不偏食，保持膳食平衡，保持健康体魄。可常食粳米（大米）、小麦、荠菜、胡萝卜、木耳、鹅肉、鸽肉、猪肉、苹果、枇杷等。

②气虚质（瘦或胖乏力型）体质特点：形体消瘦或偏胖，风、冷、热都怕，体倦乏力，面色苍白，语声低沉。若患病则气短懒言、咳喘无力、精神疲惫，或腰膝酸软、性格内向、情绪不稳定等。

饮食调理：可常食粳米、糯米、小米、黄米、大麦、山药、红薯、莜麦、马铃薯、胡萝卜、香菇、豆腐、鸡肉、鹅肉、兔肉、鹌鹑、牛肉、青鱼、鲢鱼、黄鱼、比目鱼、刀鱼。

③阳虚质（白胖怕冷型）体质特点：形体白胖或面色淡白无华，平素怕寒喜暖、四肢倦怠、咳喘心悸、大便溏泻、夜尿频多等。

饮食调理：多食有壮阳作用的食品，如羊肉、带鱼、虾、韭菜、大葱、生姜、核桃、栗子、海马等。

④阴虚质（形瘦怕热型）体质特点：消瘦、面色红、口燥咽干、心中易烦、性情较急躁、不耐春夏、多喜冷饮。

饮食调理：宜清淡，远肥腻厚味、燥烈之品。可多吃些芝麻、糯米、绿豆、乌贼、龟、鳖、海参、鲍鱼、螃蟹、牡蛎、蛤蜊、鸭肉、猪皮、豆腐、牛奶、甘蔗等性寒凉食物，对于葱、姜、蒜、韭、辣椒等辛味之品则应少吃。

⑤痰湿质（体肥痰多型）体质特点：形体肥胖，嗜食肥甘，神倦、懒动、嗜睡。若病则咳喘痰多，或食少、恶心呕吐等。

饮食调理：少食肥甘厚味，酒类也不宜多饮，且勿过饱。多吃些蔬菜、水果，尤其是一些具有健脾利湿、化痰祛痰的食物，更应多食花生、红小豆、蚕豆、扁豆、白萝卜、荸荠、紫菜、海蜇、海带、洋葱、枇杷、白果、大枣、薏苡仁等。

⑥湿热质（偏胖怕湿热型）体质特点：长期饮酒容易形成此类体质，表现为偏胖，油垢满面，身体一些部位经常出现湿热，对湿热气难以适应。

饮食调理：应该减少饮酒，可选择食物有薏苡仁、茯苓、莲子、红小豆、蚕豆、绿豆、鸭肉、鲫鱼、芹菜、冬瓜、黄瓜、莲藕、空心菜等,减少辛辣食物,少食牛肉和羊肉。

⑦瘀血质(偏瘦皮肤色暗型)体质特点:面色及皮肤晦滞,口唇色暗,眼眶暗黑,口唇青紫。瘦人占多数。

饮食调理:可常食山楂、桃仁、油菜、慈菇、黑大豆、黄豆、香菇等具有活血祛瘀作用的食物,对于非禁忌的人,黄酒、葡萄酒和白酒可少量常饮,醋可多吃。

⑧气郁质(面苍敏感多疑型)体质特点:形体消瘦或偏胖,面色苍暗或萎黄,平素性情急躁易怒,易于激动,或忧郁寡欢,胸闷不舒,头痛眩晕。性格内向不稳定,敏感多疑。

饮食调理:可少量饮酒,以活动血脉,提高情绪。多食一些能行气的食物,如高粱、蘑菇、柑橘、荞麦、萝卜、洋葱、大蒜、苦瓜、丝瓜、刀豆、萝卜、海带等。

⑨特禀质(先天生理缺陷型)体质特点:多具有生理缺陷,过敏反应,许多为遗传疾病。

饮食调理:饮食应清淡,根据情况而定,禁忌辛辣油腻、生冷食物及高蛋白食物等。

（八）中风分型及饮食护理

1.中经络

(1)肝阳上亢,风火上扰。饮食宜清淡、降火为主,如绿豆、芹菜、菠菜、冬瓜、黄瓜。忌食肥甘厚味及辛辣动风之品,如鸡肉、羊肉、鲢鱼、大蒜、葱、韭菜,禁烟酒、浓茶、咖啡等刺激品。

(2)气虚血滞,脉络瘀阻。饮食宜益气、活血等,如黑豆、藕、香菇、桃李等。

(3)痰热腑实,风痰上扰。病人饮食宜清淡、化痰润燥为主,如萝卜、绿豆、丝瓜、梨、香蕉,忌甘肥厚腻生痰之品如鸡肉、羊肉、大蒜、葱、韭菜、辣椒等。

(4)气虚血瘀。饮食宜益气、健脾、通络等,如薏仁粥、黄芪粥、淡菜粥、莲子粥、白菜、冬瓜、丝瓜、木耳、赤小豆等。

(5)阴虚风动。饮食宜养阴清热为主,如百合、莲子、薏仁粥、淡菜粥、甲鱼汤、银耳汤、冬瓜等。

2.中脏腑

(1)风火上扰清窍。饮食宜熄风清火为主,如白菜汤、丝瓜汤、萝卜汤、芹菜汤、橘汁、西瓜汁等,忌油腻厚味肥甘等生湿助火之品。中药以熄风清火开窍为主,宜温服。

(2)痰湿蒙塞心神。饮食宜偏温性食物,如白菜汤、丝瓜汤、萝卜汤、菠菜、南瓜等。中药以化痰祛湿、醒神开窍为主,宜温服。

(3)痰热内闭心窍。中药以清热化痰、清心开窍为主,中药宜凉服。

(4)元气败脱,心神散乱。中药以回阳救逆、益气固脱为主,常用药物为人参、附子、麦冬、五味子等,温度适宜,不应过热过凉。

3.饮食护理

吞咽困难者,可采用鼻饲饮食,予以易消化的流质状食物,不宜过冷过热,需新鲜配制;神志清醒,但进食时有呛咳者,应给予糊状饮食,如蛋羹、肉沫和菜沫煮稠粥、烂面条、牛奶冲藕粉、水果泥等。

(九)食疗

根据不同病症,酌配食疗药膳,以"虚则补之,食以随之,谷肉菜果,食养尽之",正确为病人进行饮食指导。辛辣之物化热伤阴,故烟酒、葱姜、辣椒等食物对阴虚内热者应禁忌;膏粱厚味,聚湿生痰,对体胖痰浊壅盛者应加以禁忌;对体弱脾虚者不要妄补,应选择对身体无害与体质相应之食物,如山药、莲子、大枣等可健脾;乌梅、山楂、茴香等可健脾消食;红枣、桂圆、桑椹、樱桃等能补血;甲鱼、黑木耳、乳类等能滋阴;羊肉、胡桃、虾肉等可补阳;梨、核桃仁、芝麻、韭菜、芹菜等能润肠通便。烟为阳毒,化燥伤阴,灼伤肺叶,对人体百害而无一利。酒性辛辣醇厚,能舒筋活血,对于瘀血阻络者,稍饮之能起疏通经络之效,若无节制则伤脾胃而成为致病之因。

第二章 脑卒中的流行病学

一、概述

全球每6s脑卒中就会夺去一个生命,每隔1s脑卒中袭击一个人,无论年龄与性别,每年1500万人发生脑卒中,600万人死于脑卒中,3000万人因脑卒中而残疾。脑卒中成为中国第一致死病因,每年新发病例超过200万人,每年卒中死亡超过150万人,2/3留下残疾,每12s有1个中国人发生卒中,每21s有1个中国人死于卒中。作为一种常见的高发病率和高致死率的疾病,其不仅使患者生活健康受到影响,生活质量下降,而且给家庭和社会造成极大负担,已经成为一个严重的社会和医疗问题。

中国国家脑卒中筛查调查(The China National Strok Screening Survey, CNSSS)项目在全国范围内进行了10年的流行病学调查发现,2013年中国超过40岁的脑卒中人群的患病率、发展趋势、致病危险因素等数据创历史新高。而且由于现在的生活模式和环境饮食问题,发病越来越年轻化。

尽管我国脑神经外科技术的不断优化更新让越来越多的脑血管疾病患者得到了及时的救治保住了生命,但大部分患者在手术后会伴随着偏瘫和运动障碍等后遗症。中枢性偏瘫或肢体运动障碍为脑卒中的主要临床表现,常合并受累肢体的关节脱位、关节僵硬、肌肉萎缩等。在我国每年有约200万人新发脑卒中,其中70%～80%因残疾不能生活自理,为个人、家庭及社会带来较大的负担。

良好科学的护理及早期的康复介入至关重要。普遍认为对脑卒中患者偏瘫部位进行康复是解决这些棘手问题的重要的医疗手段,尤其是早期进行康复介入可以很大程度上降低残疾的发生率。现代康复的理论及实践证明对脑卒中后患者进行有效地康复训练可加速疾病恢复进程,减轻功能性残疾,节约社会资源。近年来,我国康复护理事业虽已有了一定发展,但仍远远不能适应实际的需要,尤其是脑卒中患者的致残率较高。

二、脑卒中的危险因素

随着目前人们生活习惯及饮食结构的改变,脑卒中的发病率逐年上升,因其病情凶险,易遗留后遗症,为患者及其家庭造成巨大的生活、心理及经济负担。因此,对广大卒中危险人群普及脑血管病相关知识,进行健康宣教尤为重要,重视中风的先兆征象,如头晕、头痛、肢体麻木、昏沉嗜睡、性格反常时,就应采取治疗措施,避免中风的发生,消除中风的诱发因素,如情绪波动、过度疲劳、用力过猛等,应自我控制和避免。

(一)高血压

高血压是发生中风最危险的因素,也是预防中风的一个中心环节和导致该病发生的最重要的因素,老年人单纯收缩期高血压(收缩压≥160mmHg,舒张压<90mmHg)是脑卒中最重要的危险因素;收缩压每升高10mmHg,脑卒中发病相对危险度增加49%,所以应有效地控制血压,坚持长期服药,并长期观察血压变化情况,以便及时处理。

(二)心脏病

各种类型的心脏病都与脑卒中密切相关,无论在何种血压水平,有心脏病的人发生脑卒中的危险都要比无心脏病人高2倍以上。房颤是脑卒中的一个非常重要的危险因素。其他类型心脏病包括扩张型心肌病、瓣膜性心脏病、先天性心脏病等也会对血栓栓塞性脑卒中增加一定的危险。缺血性脑卒中约有20%是心源性栓塞。

(三)糖尿病

2型糖尿病患者发生脑卒中的危险性增加2倍,脑血管病的病情轻重和预后与糖尿病患者的血糖水平以及病情控制程度有关。

(四)血脂异常

血清总胆固醇(TC)和低密度脂蛋白(HDL)升高、高密度脂蛋白(HDL)降低和缺血性血管病有密切联系。另外血清总胆固醇水平低于4.1mmol/L时可增加出血性脑卒中死亡危险。

(五)吸烟

吸烟是公认的缺血性脑卒中的危险因素,其危险度随吸烟量的增加而增加,吸烟者发生缺血性脑卒中的相对危险度为2.5%~5.6%,长期被动吸烟也可增加脑卒中发病危险。

(六)饮酒

酒精摄入量与出血性脑卒中有直接的剂量相关性。但饮酒与缺血性脑卒中的关系无明确相关性。男性每天喝白酒不超过50ml、啤酒不超过200ml可减少心脑血管疾病的发生,如果超过这个指标发生脑梗死的危险性明显增加。酒精可通过多种机制导致脑卒中增加,包括升高血压、导致高凝状态、心律失常、降低脑血量等。

(七)短暂性脑缺血发作

控制并减少短暂性脑缺血发作(即一过性偏肢麻木、无力或眩晕、复视、吞咽困难、走路不稳等症状)是预防中风的一个关键环节。一旦小中风发作,须立即抓紧予以系统治疗,就有可能避免发生完全性中风。

(八)颈动脉狭窄

在颈动脉血管狭窄程度为60%~99%的人群中,脑卒中发病率为3.2%。同侧脑卒中发病危险在狭窄60%~74%的患者中为3%,狭窄程度为75%~94%的患者中上升为3.7%。

(九)肥胖

随着BMI的增加,其缺血性脑卒中的相对危险度也随之增加。BMI在27~28时相对危险度为1.75、在29~31.9时为1.9、在32以上时为2.37。18岁以后体重增加也会增加缺血性脑卒中的危险。

（十）其他危险因素

（1）代谢综合征。

（2）缺乏体育锻炼。

（3）饮食营养不合理。

（4）口服避孕药。

（5）家族遗传。

（6）年龄。

（7）高同型半胱氨酸血症。

三、脑卒中的三级预防护理

脑血管病是一种常见致死、致残病，它和心脏病、恶性肿瘤构成人类的三大致死病因。最严重的是它的高致残率超过癌症、心脏病等疾病的危害。我国存活的脑卒中患者有500万~600万人，其中3/4都有不同程度的后遗症，重度致残的占40%以上。患者一旦患病，或生命不保，或瘫痪在床，不但给家庭及社会带来极大的负担，还给患者本人增加很大的痛苦。认识到脑血管病的危害性，必须针对脑血管病进行积极的预防，以降低脑血管疾病的发病率。脑卒中的预防分为一级、二级、三级预防，这三级预防，恰似三道防线，其中一级预防效果最大，也最重要，其针对对象是全社会的高危人群，加强脑卒中的三级预防可进一步提高居民（特别是高危患者）对脑卒中等慢性病的防治水平和能力，建立有利于脑卒中防治的社会和物质环境，逐年降低社区人群中主要危险因素水平，减少脑卒中发病、患病、残疾和死亡人数，提高社区人群的生活质量和生命质量。我国高危人群的数量相当巨大，因而预防尤为重要。且一级预防的重点是健康教育和行为干预，简单易行，成效显著。

（一）一级预防

为源头预防，主要在发病前控制脑卒中的病因和危险因素，也称根本性预防或病因预防。

1.高血压

高血压是卒中最重要的危险因素，因此普通人群应半年测量一次血压，高血压患者则应随时监测血压。积极控制高血压可使脑卒中发病率和死亡率分别降低40%以上，因此控制高血压是脑卒中最重要的一级预防之一。

2.预防心源性脑卒中

（1）风湿性心瓣膜病及心肌梗死患者是心源性脑梗死患者的高危人群，应长期口服抗凝药或抗血小板聚集药以预防脑卒中，有手术指征时，应尽早手术治疗。

（2）心房纤颤：非风湿性房颤是心源性脑梗死的重要病因，多见于老年人。随着老年人口比例增大，由房颤引起的脑栓塞也逐渐增多，主要栓塞大脑中动脉主干，引起大脑半球大面积梗死。

3.糖尿病

糖尿病可导致微血管病变及促发大动脉粥样硬化，是脑卒中发病的危险因素，在人群中筛查糖尿病患者，积极治疗、控制糖尿病显得尤其重要。

4.高脂血症及高胆固醇

可导致心脏病，从而增加患卒中的危险性，降低高胆固醇可以减少患缺血性卒中的危险。轻度胆固醇升高可通过减少饮食脂肪和运动来控制，中、高度胆固醇升高则需用药物治疗。

5.饮食与生活方式

每日三餐应正常饮食，每餐保证七八分饱。尽量少吃或避免油炸、富含动物脂肪的食物，如动物内脏、鸡皮、肥肉等。避免过咸、过甜的食物，以及腌制的肉、酱、菜等。同时注意戒烟、限酒，起居规律，并养成运动习惯，每日运动至少30min。

（二）二级预防

又称"三早预防"，即早发现、早诊断、早治疗。二级预防是发病期所进行的防止或减缓疾病发展的主要措施。主要是针对已发生过短暂性脑缺血发作或发生轻型卒中在短期内(3周内)完全恢复者，防止发生完全性卒中，以控制病情，预防并发症的发生。

（三）三级预防

对已患中风的病人，早期、超早期治疗，降低致残程度，清除和治疗危险因素。早期治疗是指病人发病数小时后的急性期的治疗；超早期治疗是指发病后6h以内即实施的治疗，如缺血性中风，发病后6h以内即开始溶栓治疗，针对性治疗措施的介入愈早，治疗效果就愈好，致残程度就愈低。

第三章 出血性脑卒中患者的护理

一、概述

脑出血(intracerebral hemorrhage,ICH)是指非外伤性脑实质内出血。常形成大小不等的脑内血肿,有时穿破脑实质形成继发性脑室内出血和(或)蛛网膜下腔出血。脑出血的发病率为(12~15)/10万人次,在我国占全部脑卒中的18.8%~47.6%。虽然脑出血发病率低于脑梗死,但其致死率却高于后者,急性期病死率为30%~40%。具备"高发病率、高复发率、高致残率及高死亡率"的特点。

二、病因

原发性:高血压合并细小动脉硬化(高血压性脑出血),是脑出血最常见的病因,占80%以上,少数为脑淀粉样变性及不明原因出血。

继发性:继发于各种原因的出血,如静脉血管畸形或动脉瘤、脑动脉硬化、凝血功能障碍、抗凝或抗血小板治疗后、溶栓治疗后、血液病(如白血病、再生障碍性贫血、血小板减少性紫癜、血友病、红细胞增多症和镰状细胞病等)、烟雾病、脑静脉窦血栓等。

三、病因机理

高血压脑出血的主要病因是由于长期高血压,脑内中小动脉中膜发生慢性病变破裂所致。颅内动脉具有中层肌细胞和外层结缔组织少及外弹力层缺失的特点。长期高血压可使脑细小动脉发生玻璃样变性、纤维素样坏死,甚至形成微动脉瘤或夹层动脉瘤,在此基础上血压骤然升高时易导致血管破裂出血。豆纹动脉和旁正中动脉等深穿支动脉,自脑底部的动脉直角发出,承受压力较高的血流冲击,易导致血管破裂出血,故又称出血动脉。

淀粉样脑血管病是淀粉样物质沉积于大脑皮质及软脑膜中小血管壁的颅内血管病,也是原发性脑出血的常见原因之一,其引起的脑出血较其他原因引起的死亡率低,但复发风险较高。脑叶出血是其主要特点。淀粉样脑血管病主要机制是β淀粉样蛋白聚集并沉积于大脑皮质、皮质下及软脑膜中小血管,病变由软脑膜逐渐向皮质发展,致脑膜小动脉中层变性,表现纤维素样坏死、血管壁破裂、微小动脉瘤形成,当血流动力学发生改变时,脑出血风险增加。其他脑出血由于其病因不同,故病因认识各异。

四、常见症状评估

因出血量与出血部位而症状不一。

1.基底节区出血

占全部脑出血的70%,其中以壳核出血最为常见。

(1)壳核出血。占ICH的50%~60%,表现为病灶对侧偏瘫、偏身感觉缺失和同向性偏盲,还可出现双眼球向病灶对侧同向凝视不能,优势半球受累可有失语、失用。

(2)丘脑出血。占ICH的10%~15%,常有对侧偏瘫、偏身感觉障碍,通常感觉障碍重于运动障碍。深浅感觉障碍以深感觉障碍更明显。眼部表现为上视障碍或凝视鼻尖,出血涉及下丘脑或破入第三脑室可出现深昏迷,瞳孔缩小,去皮质强直。出血累及丘脑中间腹侧核可出现运动性震颤、帕金森综合征样表现;累及丘脑底核或纹状体可出现偏身舞蹈、投掷样运动;累及优势侧丘脑可出现丘脑性失语,伴有精神障碍、认知障碍和人格改变等。

(3)尾状核头出血。较少见,多由高血压动脉硬化和血管畸形破裂所致,一般出血量不大,多经侧脑室前角破入脑室。与蛛网膜下腔出血酷似,常有头痛、呕吐、颈强直、精神症状,而神经系统功能缺损症状并不多见。

2.脑叶出血

占ICH的5%~10%,常由脑动静脉畸形、血管淀粉样病变、血液病等所致。出血以顶叶最常见,偏瘫较轻,主要表现为偏侧感觉障碍,对侧下象限盲;额叶出血可有对侧偏瘫、运动性失语(Broca失语)、共同偏视、尿便障碍、呕吐、痫性发作等;颞叶出血可表现为对侧中枢性面舌瘫及上肢为主的瘫痪,可有感觉性失语(Wernicke失语)或混合性失语、精神症状、对侧上象限盲,可有癫痫、幻视、幻嗅等精神症状;枕叶出血可有对侧同向性偏盲,多无肢体瘫痪。

3.脑干出血

(1)脑桥出血。约占脑出血的10%,多由基底动脉脑桥支破裂所致,出血灶多位于脑桥基底部与被盖部之间。大量出血(血肿>5ml)累及双侧被盖部和基底部,常破入第四脑室,患者即出现昏迷、双侧针尖样瞳孔、呕吐咖啡样胃内容物、中枢性高热、中枢性呼吸障碍、眼球浮动、四肢瘫痪和去大脑强直发作等。小量出血可无意识障碍,表现为交叉性瘫痪和共济失调性偏瘫,两眼向病灶侧凝视麻痹或核间性眼肌麻痹。

(2)中脑出血。少见,常有头痛、呕吐和意识障碍,轻症表现为一侧或双侧动眼神经不全麻痹、眼球不同轴、同侧肢体共济失调,也可表现为Weber或Benedikt综合征;重症表现为深昏迷,四肢弛缓性瘫痪,可迅速死亡。

(3)延髓出血。更为少见,临床表现为突然意识障碍,影响生命体征,如呼吸、心率、血压改变,继而死亡。轻症患者可表现不典型的Wallenberg综合征。

(4)小脑出血。约占脑出血的10%。多由小脑上动脉分支破裂所致。突发起病,多数表现为头痛、呕吐、眩晕,枕部疼痛和共济失调明显。出血量较少者主要表现为小脑受损症状,如患侧共济失调、眼震等,多无瘫痪;大量出血量者尤其是小脑蚓部出血,病情迅速进展,发病时或病后12~24h内出现昏迷及脑干受压征象、双侧瞳孔缩小至针尖样、呼吸不规则等。暴发型则常突然昏迷,在数小时内迅速死亡。

4.脑室出血

占脑出血的3%～5%,分为原发性和继发性。原发性脑室出血少见,多由脉络丛血管或室管膜下动脉破裂出血所致,继发性脑室出血是指脑实质出血破入脑室。小量出血者常有头痛、呕吐,大量出血者表现为突然昏迷,出现脑膜刺激征、四肢迟缓性瘫痪及去脑强直发作、高热、呼吸不规则、脉搏和血压不稳定等自主神经功能紊乱症状。临床上易误诊为蛛网膜下腔出血。

五、辅助检查评估

1.脑出血检查

(1)CT平扫。是诊断ICH安全有效的首选方法,可准确显示出血肿的部位、出血量、占位效应,是否破入脑室或蛛网膜下腔及周围脑组织受损等情况。病灶多呈圆形或卵圆形均匀高密度区,边界清楚,脑室大量积血时多呈高密度铸型,脑室扩大。

(2)增强CT和灌注CT。增强CT扫描可发现造影剂外溢到血肿内提示患者血肿扩大、高风险的重要证据。

(3)MRI。MRI在慢性出血及发现血管畸形反而优于CT,对急性脑出血诊断不及CT。

2.脑血管检查

(1)CTA和MRA。两者是快速、无创性评价颅内、外血管的可靠方法,可发现脑血管畸形、血管瘤病变等。

(2)数字减影脑血管造影(DSA)。能清楚显示脑血管各级分支及动脉瘤的位置、大小、形态及分布,一般只在考虑手术清除血肿或需排除其他疾病时才进行。

(3)脑脊液检查。压力一般均增高,脑出血患者一般无须进行腰椎穿刺检查,以免诱发脑疝形成,如需排除颅内感染和蛛网膜下腔出血,可谨慎进行。

(4)实验室检查。一般包括血常规、血糖、肝肾功、电解质、凝血功能、国际标准化比值(INR)、氧饱和度及心电图检查和胸部X线摄片检查。

六、脑出血治疗护理

脑出血治疗包括内科治疗和外科治疗,治疗原则为安静卧床、降低颅压、调整血压、防止继续出血、加强护理防治并发症。

1.内科治疗

血肿小且无明显颅内压增高,基本上以内科基础治疗为主,有时可早期增加改善脑血循环的药物,较多采用有活血祛瘀的中药制剂。伴发脑水肿、颅内压增高的患者,则需积极而合理的脱水疗法。

(1)一般治疗。一般应卧床休息2～4周,避免情绪激动和血压升高。昏迷患者要保持呼吸道通畅,维持水电解质平衡和加强营养,预防吸入性肺炎和早期积极控制感染。

(2)控制脑水肿。应立即使用脱水剂,脑水肿可使颅内压增高,易形成脑疝,严重影响脑出血患者死亡率及影响预后。

（3）控制血压。调整血压时应根据患者的年龄、有无高血压病史及颅内压高低、出血原因及发病时间等因素，确定最适宜的血压水平。血压降低幅度不宜过大，否则可能造成脑低灌注。

（4）止血及凝血治疗。止血药对脑出血的作用不大，若合并消化道出血或有凝血障碍时，可针对性给予止血药物治疗。

（5）合理应用镇静药。对烦躁不安者或癫痫者，应用镇静、止痉和止痛药。

2.外科治疗

对血肿大、中线结构移位明显者，大多须尽早手术。在发病6h内早期手术，手术的目的在于清除血肿、解除脑疝。外科手术清除颅内血肿可阻止血肿进一步扩大，减轻占位效应，防止血肿分解产物对脑组织的损伤，可最大限度地减轻继发性损害，提高抢救成功率，降低致残率，因而获得较好的疗效。如果患者预期幸存，外科治疗较内科治疗通常增加严重残疾风险。对已出现瞳孔散大、去大脑强直或有明显生命体征改变者不宜手术。

3.及时抢救

如意识障碍加重或躁动不安、双瞳孔不等大、对光反应迟钝、脉搏缓慢、血压升高，说明已有脑疝发生，应立即进行抢救。

七、整体护理

（一）入院评估

责任护士在患者入院后迅速与患者或其家属沟通，了解患者病史及起病原因，发病前是否出现情绪激动、兴奋，病前是否出现活动过度、排便用力，病有无头痛、喷射性呕吐，有无高血压病史。掌握患者阳性体征及生活自理能力等情况，并在本班完成记录，向下班交代清楚观察、执行和宣教内容。

（二）临床症状评估与观察

1.评估主要症状

脑出血患者多有高血压病史，在活动中或情绪激动时突然起病，少数在安静状态下发病。患者一般无前驱症状，少数可有头晕头痛及肢体无力等，发病后症状在数分钟或数小时内达到高峰，血压常明显升高，并出现头痛呕吐、肢体瘫痪、意识障碍、脑膜刺激征等。注意有无剧烈头痛、喷射性呕吐、打哈欠、嗜睡或烦躁不安等颅内压增高症状。

2.评估出血部位症状特点

（1）基底节区出血。其中壳核是高血压脑出血最常见的部位。由于损伤内囊而出现三偏征。

①偏瘫：出血病灶对侧肢体偏瘫，瘫痪侧鼻唇沟较浅，瘫痪肢体由弛缓性瘫痪逐渐转为痉挛性瘫痪，上肢呈屈曲内收，下肢强直，腱反射转为亢进，可出现踝阵挛，病理征阳性，呈典型上运动神经元性偏瘫。

②偏身感觉障碍：出血灶对侧偏身感觉减退，用针刺激肢体、面部时无反应或反应较另一侧迟钝。

③偏盲：在患者意识状态能配合检查时还可发现病灶对侧同向偏盲，主要是由于经过内囊的视放射受累所致。另外主侧大脑半球出血可伴有失语症，脑出血患者亦可发生顶叶综合征，如体象障碍（偏瘫无知症幻多肢、错觉性肢体移位等）、失结构症、地理定向障碍等。记忆力、分析理解、计算等智能活动往往在脑出血后明显减退。

（2）脑桥出血。常突然起病，出现剧烈头痛、头晕、呕吐、复视、讷吃、吞咽困难、一侧面部发麻等症状，起病初意识可部分保留，但常在数分钟内进入深度昏迷。出血往往先自一侧脑桥开始，表现为交叉性瘫痪，即出血侧面侧瘫痪和对侧上下肢弛缓性瘫痪。出血常迅速波及两侧，两侧面部和肢体均瘫痪，肢瘫大多呈弛缓性，少数呈痉挛性或去脑强直，双侧病理反射阳性。"针尖样"瞳孔为1/3的脑桥出血患者特有的症状。脑桥出血常阻断下丘脑对体温的正常调节而使体温急剧上升，呈持续高热状态。由于脑干呼吸中枢的影响常出现不规则呼吸，即早期就出现呼吸困难。脑桥出血后，如两侧瞳孔放大、对光反射消失、呼吸不规则、脉搏和血压失调、体温不断上升或突然下降，则提示病情危重。

（3）小脑出血。多发生在一侧小脑半球，可导致急性颅内压增高、脑干受压，甚至发生枕大孔疝。起病急骤，少数病情凶险异常，可即刻出现深度昏迷，短时间内呼吸停止。其临床表现与出血量及部位有关，出血量不大者多数于起病时神志清楚，常诉一侧后枕部剧烈头痛和眩晕，呕吐颇繁，发音含糊；瞳孔往往缩小，两眼球向病变对侧同向凝视，病变侧肢体动作共济失调，但瘫痪可不明显，可有脑神经麻痹症状、颈项强直等。

（4）脑室出血。多由于大脑基底节处出血后破入侧脑室，以致血液充满整个脑室和蛛网膜下腔系统。小脑出血和脑桥出血也可破入第四脑室，这种情况极其严重。往往在1~2h内病人深度昏迷，出现四肢抽搐发作或四肢瘫痪。可出现阵发性强直疼挛或去脑强直状态。呕吐咖啡色残渣样液体高热多汗，瞳孔极度缩小。呼吸深沉带有鼾声，后转为浅速和不规则。

八、主要护理问题

（1）并发症：压疮、吸入性肺炎、泌尿系感染、深静脉血栓。

（2）生活自理能力缺陷：与脑出血卧床有关。

（3）潜在并发症：脑疝、上消化道出血。

（4）其他问题：吞咽障碍、语言沟通障碍。

九、护理措施

（一）监测生命体征变化，维持正常呼吸功能

1.基础护理

监测意识、瞳孔、呼吸频率、节律形态变化，定时监测生命体征变化、血氧饱和度及血

气指标,出现异常应及时处理。使用脱水降颅压药物,注意监测尿量与水电解质变化,准确记录出入量。根据病情进行脑科监护,直至病情稳定为止。若血压升高、脉搏减慢甚至呕吐则为颅压升高表现,密切注意神志、瞳孔变化,立即报告医生,进行脱水、降颅压处理,防止脑疝发生。

2.保持呼吸道通畅

平卧位,头偏向一侧,定时翻身叩背、吸痰。遵医嘱雾化吸入,舌根后坠明显时,松解衣领,取下义齿;侧卧位,头后仰,便于口腔分泌物自行流出,或放置型号合适的口咽通气管,缓解舌后坠,及时清除口腔呕吐物,一旦窒息,尽快掏净口腔,进行人工呼吸。合并呼吸节律或深度改变时,做好气管插管或气管切开的准备,确保呼吸道通畅。观察痰液的性质、量,准确记录。脑出血最初的5min内,对于生命是至关重要的。及时翻身拍背部,以利痰液咳出,同时勤吸痰液,也可雾化吸入,以利于痰液的湿化,有呼吸道阻塞的征象时应及时气管切开,以免缺氧而加重脑水肿。可以吸混合5%二氧化碳的氧气,以间歇吸入为宜,尽量避免吸入纯氧过久,因纯氧可导致脑血管痉挛,甚至发生氧中毒。

3.维持水电解质平衡

通常在起病的第1~2d内禁食为好,每天输液量以1500~2000ml为宜,并记录24h出入量,应用大剂量的脱水剂,一定注意钾的补充。另外,要注意防止和纠正酸中毒、非酮症糖尿病、高渗性昏迷。昏迷或不能进食者,第3d可插胃管鼻饲流汁以保障营养供应。适当限制液体入量,一般每天不宜超过2500ml,如有高热、呕吐、多汗、利尿过多等可酌情增加。避免使用高糖液体,必要时给脂肪乳剂注射液(脂肪乳)、人血白蛋白、氨基酸或能量合剂等。

4.安全护理

神志不清、躁动及合并精神症状者加护栏,适当约束,防止跌伤,必要时给予少量镇静剂。

(二)严格卧床,满足患者生活需要

1.基础护理

脑出血患者急性期严格卧床2~3周,抬高床头15°~30°以减轻脑水肿。对于谵妄、躁动患者加床档并给予保护性约束,保持环境安静、安全,避免各种刺激,各项治疗护理集中进行。安静卧床、少搬动,不宜长途运送及过多搬动,翻身应保护头部,动作轻柔,以免加重出血。生命体征平稳后开始被动运动训练,从床上到床边到下床活动循序渐进,时间由5~10min开始,渐至每次30~45min,如无不适可2~3次/d,失语者进行语言康复训练。

2.饮食护理

能够进食患者给予高蛋白、高维生素的清淡饮食,富含纤维素,每日保证足够饮水量,以促进肠蠕动,减少便秘的发生。昏迷或有吞咽障碍不能进食者给予鼻饲,发病1~2h内禁食。患者遵医嘱给予鼻饲饮食,做好肠内营养支持护理。

（1）急性期患者给予低脂、高蛋白、高维生素、高热量饮食。

（2）限制钠盐摄入（少于3g/d），钠盐过多会加重脑水肿。

（3）食物温度适宜，对于尚能进食者，喂水或食不宜过急，遇呕吐或返呛时应暂停片刻，防止食物呛入气管引起窒息或吸入性肺炎。

（4）昏迷不能进食者鼻饲流质，4~5次/d，每次200~300ml，如牛奶、豆浆、藕粉、蒸蛋或混合匀浆等。定时回抽胃液，观察有无上消化道出血，保持口腔清洁。

3.皮肤护理

脑出血患者根据出血部位的不同均需严格卧床，皮肤问题成为重要的护理内容。按照Braden评分标准，根据患者病情进行定期评定，做到勤翻身、勤擦洗、定时变换体位，严重偏瘫患者使用气垫床，每日严格交接气垫使用情况。防止压疮、压红，正确使用各种软枕，保证肢体的正确摆放、良肢位在康复师的指导下进行。对于双足、双膝、髋关节、双手、上下肢进行正确摆放。对于大小便失禁患者保持床单位清洁干燥，及时清理大小便，防止肛周潮红、破溃的发生。护理患者时动作轻柔，防止牵拉，并注意管路情况，防止脱管发生。保持床单干燥整洁，保持皮肤卫生，尤应注意眼角膜、外阴及臀部清洁，每日用温水擦拭，每2h翻身拍背1次，按摩骨突及受压处，预防褥疮。

4.保持大便通畅

脑出血患者需严格卧床，由于肠蠕动减慢，患者容易出现排便困难、便秘。因此排便护理对于出血患者至关重要，排便用力会诱发患者脑疝的出现，加重患者病情。

（1）评估患者入院前排便习惯、排便规律、饮食习惯。

（2）入院后遵医嘱常规给予通便药物口服，预防便秘的发生。

（3）经口进食患者嘱多食粗纤维饮食、水果，每日饮水在2000ml以上，促进肠蠕动。

（4）告知患者养成每日床上排便的习惯，练习卧床排便的方式。

（5）告知患者排便时不要用力，以免诱发脑出血。必要时给予口服乳果糖或外用开塞露。

（6）对于不能经口进食鼻饲者，每日保证足够的入水量，定时喂水、喂通便药。

（7）对于肠蠕动减慢患者必要时予增加胃动力的药物，促进肠蠕动。

（8）护士每日严密观察排便情况，并做好交接班，做好详细记录。

（三）做好并发症的监测，配合抢救

1.并发症脑疝的观察与处理

脑出血患者除常规护理外，应观察患者有无脑出血后引发脑疝的情况，随时监测并急救。

2.并发症消化道出血的观察与处理

脑出血急性期应急性溃疡的发生率高，患者会出现不同程度的消化道出血，因此应严密观察，及时处理。

（四）治疗与用药护理

1.脱水药的应用

控制脑水肿,防止再出血,脑出血脱水药物首选甘露醇。甘露醇能降低血黏度,改善微循环,提高红细胞变形性,从而促进组织水平的氧转运,有利于改善脑梗死和脑出血周围的脑水肿。

2.手术治疗

对大脑半球出血量在30ml以上和小脑出血在10ml以上者,均应考虑开颅清除血肿。对破入脑室者可行脑室穿刺引流,经颅骨钻孔,血肿穿刺抽吸。

3.止血药和凝血药

仅用于并发消化道出血或凝血障碍时,应激性溃疡应用西咪替丁、奥美拉唑等。

4.应用脱水药物控制脑水肿的护理

（1）输入前评估有无甘露醇过敏情况、有无严重心功能疾病;评估液体性质、外观,有无结晶、絮状物。

（2）评估血管情况,选择粗直血管,留置较大型号的留置针静脉输入甘露醇。

（3）输入过程注意事项:要求250ml液量在20min内滴入,输入过程中不允许向药物中加入任何小壶药物,部分病人出现头痛、眩晕、心律失常、畏寒、视物模糊和急性肺水肿等不良反应。原有心功能不全者,易诱发心衰。剂量过大时,偶可发生惊厥。

（4）对于血管疾病伴心功能不全者用甘露醇应慎重,因输入过快或血容量增加而诱发心力衰竭（心衰）。应在监护状态下输入,遵医嘱给予输入速度或应用输液泵控制速度,输入过程中避免药物外渗致局部肿痛甚至组织坏死。观察皮肤情况及注意患者主诉。

（5）输入甘露醇后观察水、电解质、肾功能情况及患者主诉,并观察是否有静脉炎的发生。

（五）健康教育

（1）避免诱因,保持情绪稳定。

（2）控制血压,减少危险因素。

（3）康复指导,肢体锻炼。

（4）遵医嘱按时服药,定期复查。

十、护理效果评价

（1）症状改善情况的护理评价。

（2）辅助检查及监测数据变化的效果评价。

（3）应用专科护理量表进行护理效果评价,如ADL量表等。

第四章　缺血性脑卒中患者的护理

一、概述

脑梗死(cerebral infarction,CD)又称缺血性脑卒中(cerebral ischemic stroke),包括脑血栓形成、腔隙性梗死和脑栓塞等,是指因脑部血液循环障碍,缺血、缺氧所致的局限性脑组织的缺血性坏死或软化。引起脑梗死的主要原因是供应脑部血液的颅内或颅外动脉发生闭塞性病变而未能得到及时、充分的侧支循环供血,使局部脑组织发生缺血、缺氧现象所致。脑梗死发病率为110/10万,占全部脑卒中的60%~80%,临床最常见的有脑血栓和脑栓塞。脑血栓形成是由于动脉粥样硬化、动脉炎、动脉畸形、血液成分改变、血流动力学异常等,使动脉内皮细胞吞噬大量脂质并增生,形成大量的泡沫细胞;而后内皮细胞发生坏死并在此基础上产生斑块。由于内皮细胞的坏死,内膜下胶原组织被暴露并接触到血小板后迅速使之粘连,继之血小板释放一些物质使动脉收缩,管腔更狭窄,促使血小板聚集、黏附,同时网络纤维蛋白和红细胞,逐渐形成血栓。脑栓塞是指脑动脉被异常的栓子阻塞出现相应的神经功能障碍。栓子以血栓栓子最多,其次还有脂肪、空气、癌栓、医源性栓子等。脑栓塞的栓子来源可分为心源性、非心源性、来源不明性三大类。

二、整体护理

(一)入院评估

责任护士在患者入院后迅速与患者或其家属沟通,了解患者病史及起病原因,多数患者在安静休息时发病,不少病人在睡眠中发病,询问发病时间是几点? 发病前有无头疼、头晕? 病前有无高血压、糖尿病病史? 是否吸烟、饮酒? 掌握患者阳性体征及生活自理能力等情况,并在本班完成记录,向下班交代清楚观察、执行和宣教内容。

(二)临床症状观察与评估

1.评估患者有无脑血栓与脑栓塞的发病诱因

(1)脑血栓形成:动脉粥样硬化是脑血栓形成的常见原因,常在数分钟到数小时、半天甚至一两天达到高峰,个别数天到1周内逐渐加重到高峰。

(2)脑栓塞:起病年龄不一,因多数与心脏病尤其是风湿性心脏病有关,所以发病以中青年居多。起病急骤,大多数并无任何前驱症状。起病后常于数秒钟或很短的时间内症状发展到高峰。个别患者可在数天内呈阶梯式进行性恶化,系由反复栓塞所致。脑栓塞可仅发生在单一动脉,也可广泛多发,因而临床表现不一。

2.专科量表的应用

神经系统症状运用格拉斯哥(Glasgow)评分、肌力评级、洼田饮水试验评估患者的神经缺失症状。

(1)脑血栓。部分患者曾有短暂脑缺血发作。起病时患者可有轻度头痛,有时可伴眼球后部疼痛。颈内动脉系统脑梗死发生偏瘫时,意识常很清楚,如果起病时即有意识不清,要考虑椎基底动脉系统脑梗死。大脑半球较大区域梗死,缺血、水肿可影响间脑和脑干的功能,而在起病后不久才会出现意识障碍。脑的局灶损害症状主要根据受累血管的分布而定,如颈动脉系统动脉硬化性脑梗死的临床表现主要为病变对侧肢体瘫痪或感觉障碍;主侧半球病变常伴不同程度的失语,患者的两眼向病灶侧凝视。如病灶侧单眼失明伴对侧肢体运动或感觉障碍,为颈内动脉病变无疑。颈内动脉狭窄或闭塞可使整个大脑半球缺血造成严重症状,也可表现为轻微症状,这种表现的差异取决于前后交通动脉、眼动脉、脑浅表动脉等侧支循环的代偿功能状况。脑血栓如瘫痪和感觉障碍限于面部和上肢,以大脑中动脉供应区缺血的可能性为大。大脑前动脉脑梗死可引起对侧下肢瘫痪,但由于大脑前交通动脉的侧支循环供应,这种瘫痪可不发生。大脑后动脉供应大脑半球后部、丘脑及上脑干,脑梗死可出现对侧同向偏盲,如病变在主侧半球时,除皮质感觉障碍还可出现失语失读、失写失认和顶叶综合征。椎基底动脉系统动脉硬化性脑梗死主要表现为眩晕、眼球震颤、复视、同向偏盲、皮质性失明、眼肌麻痹、发音不清、吞咽困难、肢体共济失调等。

基底动脉分支的闭塞会引起脑干和小脑的梗死,表现为各种临床综合征,常见的右脑桥腹外侧综合征表现为同侧面神经和外展神经麻痹,对侧偏瘫;闭锁综合征表现为双侧面瘫、延髓性麻痹,四肢瘫,不能讲话,但因脑干网状结构未受累,患者意识清楚,能随意睁闭眼,可通过睁闭眼或眼球垂直运动来表达自己的意愿;基底动脉综合征表现为眼球运动障碍,瞳孔异常,觉醒和行为异常可伴有记忆力丧失,以及对侧偏盲或皮质盲,少数患者出现大脑脚幻觉。

(2)脑栓塞。除颈内动脉栓塞外患者一般并不昏迷,一部分患者可在起病时有短暂的意识模糊、头痛或抽搐。神经系统局灶症状突然发生,并限于一个动脉支的分布区。约4/5的栓塞发生在脑底动脉环前半部的分布区。因而临床表现为面瘫、上肢单瘫、偏瘫、失语、局灶性抽搐等。1/5的脑栓塞发生在脑底部动脉环后半部的分布区,可出现眩晕、复视、共济失调、交叉性瘫痪等椎基底动脉系统病变表现。

三、辅助检查评估

1.血液化验及心电图

血液化验包括血常规、血流动力学、血流流变学、肝肾功能、血清离子、血糖及血脂等。

2.头颅CT

脑梗死发病后的24h内,一般无影像学改变,在24h后,梗死区出现低密度灶。

3.头部MRI

与CT相比,MRI可以发现脑干、小脑梗死及小灶梗死。功能性MRI,如弥散加权成像(DWI)和灌注加权成像(PWI)可以在发病后的数分钟内检测到缺血性改变,DWI与PWI显示的病变范围相同区域,为不可逆性损伤部位;DWI与PWI的不一致区,为缺血性半暗带。功能性MRI对超早期溶栓治疗提供了科学依据。MRI的最大缺陷是诊断急性脑出血不如CT灵敏,需应用梯度回波技术(GRE)和平面回波敏感加权技术观察急性脑实质出血。

4.经颈、颅多普勒超声

是利用超声反射的频移信号组成的灰阶频谱来提供脑血管系统的血流动力学资料的技术。用于诊断颅外血管狭窄或闭塞、颅内血管狭窄或闭塞,判断动静脉畸形和动静脉瘘、供血动脉,监测脑血管痉挛、脑动脉血流中微栓子、颅内压增高和脑死亡。

四、主要护理问题

(1)脑疝、意识障碍:由于大面积脑梗死、神经功能改变所致。

(2)肢体瘫痪、无力、麻木:由于脑梗死神经功能受损所致。

(3)吞咽障碍:由于意识障碍或延髓麻痹所致。

(4)语言沟通障碍:由于大脑语言中枢的优势半球受损导致患者出现混合性、感觉性、命名性、运动性失语所致。

(5)脑卒中后抑郁:由于脑卒中后引发的抑郁症,表现为言语减少、情绪抑郁、睡眠障碍、兴趣缺乏、食欲不振、精力减退、主动性差、不配合康复治疗。

(6)并发症:压疮、吸入性肺炎、泌尿系感染、深静脉血栓。

五、护理目标

(1)护士密切观察患者生命体征变化,及时抢救。

(2)护士能够维持患者呼吸功能,保持气道通畅。

(3)预防并发症发生。

(4)护士加强与患者的沟通,促进语言功能恢复。

六、护理措施

(一)严密观察病情,及时抢救处理

1.病情观察

观察患者意识状态、瞳孔、生命体征及伴随症状如头痛、恶心、喷射性呕吐及神经功能缺失的进展和改变。尤其对于特殊意识障碍的患者,加强患者的病情观察,如闭锁综合征应加强与患者的沟通交流,通过患者眼神变化了解需求,满足生理需要与心理需求,加强提示板、肢体语言的应用。对于基底动脉综合征患者瞳孔的特异性表现,注意与其他脑功能变化引起的异常瞳孔相区别。对于偏盲患者注意物品的摆放,保证患者的安全。

2.准备好急救物品及药品

备好急救物品及药品,出现脑疝表现及时处理,给予脱水药物,必要时插管上呼吸机。

3.保持呼吸道通畅

对有意识障碍的患者应采取侧卧位或头偏向一侧,如呼吸道有分泌物应立即吸出,避免引起误吸、窒息;注意有无呼吸障碍、发绀及气道分泌物增加等现象。必要时协助医师行插管及使用呼吸器来辅助患者呼吸,应用口咽通气道置于口腔喉部预防舌后坠阻塞呼吸道;定时翻身、叩背、雾化吸入以利排痰。

(二)维持足够营养摄入,保证喂养安全

1.定期评价吞咽障碍的程度

舌咽、迷走神经损伤表现为声音嘶哑、吞咽困难、饮水呛咳、咽反射消失,临床上称为真性球麻痹;双侧皮质脑干束受损出现假性球麻痹。临床中假性球麻痹患者多见。因此应观察患者是否能经口进食;进食不同黏度食物的吞咽情况,饮水时有无呛咳,以及采用不同姿势技巧时的吞咽、进食效果,评估有无营养障碍。

2.饮食护理

鼓励能吞咽的患者经口进食,选择高蛋白、高维生素食物,选择软饭、半流或糊状食物,避免粗糙、干硬、辛辣刺激性食物。少量多餐,充分咀嚼。对面肌麻痹的患者,进食时应将食物送至口腔健侧近舌根处;早、晚及患者进食后,用温盐水或过氧化氢溶液为其清洗口腔,清洗时特别要注意对口腔内瘫痪侧颊黏膜的清洁,以免食物残渣存留于瘫痪侧面而发生口腔感染。有假牙的患者在睡觉前一定要取下,清洗干净后放在盛有凉开水的容器内。

3.肠内营养支持

对于吞咽困难的患者,为减少呛咳误吸的发生尽早应用鼻饲是保证患者营养的需要。目前临床鼻饲喂养食物常见种类较多,有些患者还有自己配制的营养液。对患者进行肠内喂养指标评定后,给予合适的喂养方式。

(1)鼻饲喂养的原则:肠内营养原则是浓度从低到高、容量从少到多、速度从慢到快,即由半量增至全量(1000~2000ml),速度从80ml/h泵入开始,观察患者的耐受性,逐渐调至120~150ml/h泵入,鼻饲过程中需要注意鼻饲的速度和每次鼻饲量。随时评价患者的肠胃功能,如是否有呕吐、腹胀、排便、未排气及肠鸣音异常。应急性溃疡出血量在50ml以上者,必要时应暂禁食。

(2)肠内喂养中并发症的护理:进行肠内喂养的患者,由于患者个体的耐受性与差异,会出现不同的临床并发症,如呕吐、堵管脱管、腹泻、应急性溃疡、便秘、误吸等现象,给予相应的对症处理。

(三)语言沟通障碍的护理

1.手势提示法

与患者共同约定手势意图,除偏瘫或双侧肢体瘫和听理解障碍患者不能应用外,其他失语均可应用规范化手势语:伸大拇指代表排便、伸小拇指代表排尿、伸食指代表有痰、握

空心拳(形如水杯)代表口渴、握实心拳(形如重锤)代表疼痛、用手拍床代表想交流、握笔写字式代表想写字。

2.实物图片法

利用一些实物图片进行简单的思想交流以满足生理需要,解决实际困难。利用常用物品如茶杯、便器、碗、人头像、病床等,反复教患者:茶杯表示要喝水、人头像表示头痛、病床表示翻身。此种方法最适合于听力障碍的交流。

3.提示板的应用

能够书写的患者,使用提示板书写与患者沟通。

4.多与患者沟通

了解需要,使用安慰性语言,及时满足患者需要,帮助其树立信心,配合治疗与护理,及早康复。

(四)肢体忽略患者护理

1.基础护理

用提醒示范等方法让患者注意患侧,将红色胶带贴在忽略侧的桌面或餐具上,将闹钟、手机等放在忽略侧,工作人员在与病人交谈或做操作时要站在患者的忽略侧,增加患者对患侧的关心和注意。

2.触摸护理

每天经常触摸忽略侧的肢体,让患者判断触及部位,在患者的注意下用手、粗糙的毛巾、毛刷或震动的按摩器摩擦忽略侧的肢体,增加忽略侧肢体的感觉输入。

3.约束护理

患者思维混乱时应遵医嘱对健侧肢体约束,以免自残。并告知家属或陪护人员,请他们在日常生活中经常提醒患者,提高对患侧的注意力。

(五)并发症预防与护理

1.肺部护理预防措施

(1)维持肺部功能。如床上肢体被动运动操、定时翻身、咳嗽锻炼,并鼓励清醒患者充分深呼吸,以伸展肺的不活动部分。

(2)保持呼吸道通畅,促进痰液排出。如使用叩背机叩背、有效吸痰、超声雾化吸入。

(3)维持肺内残气量,保证充分氧合。在病情允许情况下患者应取半卧位或床头抬高30°以上,并使用通气道。

(4)正确喂养,预防误吸及相关性肺炎的发生。

(5)做好有关器具的消毒。如患者吸氧使用的氧气湿化瓶和管道、超声雾化装置及与呼吸系统吸入性治疗有关的一切器具,均应严格消毒后方能使用;护理人员注意手的消毒。

(6)有发热的患者,给予降温护理。

2.泌尿系感染的护理

对于尿失禁患者注意保持床单位清洁干燥,及时清洁会阴,对于潴留患者应先使用物理性刺激(如用温水冲洗尿道、温毛巾外敷腹部等)诱导排尿,必要时留置导尿,每日清洁尿道口,并4h夹闭尿管,训练膀胱功能。定时无菌技术更换尿管,观察尿液颜色、量、性质,及时通知医生。

3.压疮的护理

因脑血管病患者肌力的减弱或消失,上、下运动神经元损害后会出现完全性瘫痪(肌力丧失)和不完全性瘫痪(肌力减弱),瘫痪的形式分为单瘫、偏瘫、截瘫、四肢瘫、交叉瘫,因此皮肤问题是护理的重点。按照Braden评分标准,根据患者病情进行定期评定,做到勤翻身、勤擦洗、定时变换体位。严重偏瘫患者使用气垫床,对于排便失禁患者保持床单位清洁干燥,及时清理大小便,防止肛周潮红、破溃的发生。护理患者时动作轻柔,防止牵拉,并注意管路情况,防止脱管发生。感觉障碍者保温时禁用热水袋。

4.深静脉血栓

为防止血栓形成,长期卧床患者在护理中应帮助患者减少形成静脉血栓的危险因素,例如下肢抬高20°～30°,下肢远端高于近端,另外肢体瘫痪最有效的方法是增加患者的活动量,鼓励患者深呼吸、咳嗽、早期下床活动,并督促患者运动。对于病情稳定的患者,及早进行床边康复训练,配合康复师进行自主、被动的活动,防止痉挛萎缩及下肢血栓形成。

5.肢体失用性综合征

最大限度地减少患者的肢体残障,提高其愈后的生活质量,护士配合康复师康复治疗,给予患者肢体良肢位的摆放。

(六)卒中后抑郁患者的心理护理

1.细听倾诉

耐心倾听患者诉说各种症状和烦恼,充分了解患者的病情及生活背景。

2.支持与鼓励

在建立良好的医患关系基础上,给予同情、安慰,动员和指导家人及朋友在各个方面关心、支持、帮助患者。如肢体语言康复训练,使其功能得到最大限度地恢复,并运用自理理论,指导患者在现有状态下建立自理能力。

3.讲解与指导

通过图片、讲解等方法让患者了解疾病常见的原因、病理生理过程、临床表现、治疗方法及其预后,提高对疾病的认识,消除误解与顾虑,提高自信心,克服自卑感,帮助患者正确体验情绪。

4.培养信心

指出患者的优点、问题的可解决性,同时纠正患者的不良应对方式并承诺给予支持,以培养患者战胜病痛的信心。

5.梳理心情

感受性耳机音乐治疗:住院期间每位患者床头配备耳机,白天播放患者喜欢的音乐或一些能振奋精神、舒肝解郁、节奏明快的乐曲如《步步高》《满江红》《喜洋洋》等,晚上睡前则播放《梅花三弄》《春江花月夜》《摇篮曲》等一些能镇静安神、平心静气、旋律轻柔的乐曲;每日2次,30min/次。

（七）健康教育

1.一级预防

指发病前的预防,即通过早期改变不健康的生活方式,积极主动地控制各种危险因素,从而达到使脑血管病不发生或者推迟发生的目的。

（1）控制和预防可以改变的危险因素。

①高血压:是脑卒中的主要危险因素,在有效控制高血压后,脑卒中的发病率和死亡率随之下降。

②吸烟:是缺血性脑卒中的独立危险因素,长期吸烟者发生卒中的危险性是不吸烟者的6倍。戒烟者发生卒中的危险性可减少50%。

③糖尿病:是缺血性脑卒中的独立危险因素,2型糖尿病患者发生卒中的危险增加2倍。但是严格控制血糖能否降低卒中的危险性尚不明确。

④心房颤动:是发生缺血性脑卒中的重要危险因素,随年龄的增长,心房颤动者血栓栓塞性卒中的发生率迅速增长。

⑤高脂血症:降低血清胆固醇水平有利于减少脑卒中的危险性,且可以预防颈脉粥样硬化。

⑥无症状颈动脉狭窄:颅外颈内动脉狭窄存在明显的血流动力学改变,其同侧先兆性脑卒中的发生率为1%~2%。血管狭窄程度越重,脑卒中的发生率也越高。

⑦镰状细胞贫血:有镰状细胞贫血的患者,儿童期发生脑卒中的危险性大约为每年1%。

（2）了解不可改变的危险因素。

①年龄是主要的危险因素。

②性别:一般男性高于女性。

③家族史:脑卒中家族史是易发生卒中的一个因素。父母双方直系亲属发生脑卒中或心脏病时年龄小于60岁,即为有家族史。

④种族:不同种族的卒中可能与遗传因素有关,社会因素如生活方式和环境也可起一部分作用。

（3）控制可能的危险因素:肥胖、过度饮酒、高同型半胱氨酸血症、凝血异常、体力活动减少、激素替代治疗和口服替代治疗。

2.二级预防

是针对发生过一次或多次脑卒中的患者,通过寻找卒中事件发生的原因,纠正所有可以干预的危险因素,达到降低卒中复发危险性的目的。

（1）病因预防：对于可干预的危险因素进行病因学预防。

（2）抗血小板聚集药物：遵医嘱服用。

（3）卒中后认知障碍的干预：应用改善脑功能的药物。

七、护理效果评价

（1）症状改善情况的护理评价。

（2）辅助检查、实验室检查及监测数据变化的效果评价。

（3）应用专科护理量表进行护理效果评价，如ADL量表等。

第五章 脑卒中恢复期护理及康复

一、概述

脑卒中的恢复期,指的是发病2周以后,一般可以持续到6个月以内。这段时间都叫作恢复期,恢复期重点是要进行康复治疗,系统科学的康复训练对于脑卒中患者神经功能的恢复起到至关重要的作用。康复护理是药物治疗、心理康复、认知康复和康复锻炼相结合的护理模式。三者相结合的方式对脑卒中恢复期患者的神经、运动、认知功能的恢复及生活质量的提高具有积极的作用。

二、脑卒中并发症护理

预防脑卒中的患者往往都伴随着肢体偏瘫、饮食水呛咳的情况,一定要预防肺部感染、下肢静脉血栓、压力性损伤等并发症的发生。一般情况下,都要及早进行下地活动,而且每隔2h翻身拍背1次。

三、肢体康复锻炼护理

主要以被动活动为主,给予按摩、推拿、针灸等一系列治疗措施,减少肌肉萎缩,刺激肌肉的感觉恢复。

四、临床护理措施

1.绝对卧床

患者无论病情轻重,均需绝对卧床休息,避免搬动。

2.头抬高30°

防止呼吸道内分泌物潴留,保持呼吸道通畅,是脑卒中治疗中的重要措施之一。

3.病情观察

应用脱水剂时应保持快速静脉滴入或推注,以保证体内高渗脱水作用。

4.观察血压和尿量变化

记录24h出入液体量,定时测体温、心率、呼吸、血压等生命体征,密切观察病情变化,严密观察患者意识障碍的程度,如嗜睡、昏睡、昏迷和深昏迷。

5.保持大小便通畅

患者常有便秘、尿潴留或尿失禁现象,尤其在应用脱水剂及未置导尿管的情况下,更易引起患者烦躁不安,应给予相应的护理,大便不畅时,可给予番泻叶煎剂以促进肠蠕动和消除肠腔积气,必要时行清洁灌肠。尿失禁时,严格在无菌操作下导尿并留置,同时观察尿液色、质、量,防止导尿管脱落,以免反复插管致尿路感染;昏迷者如有尿潴留,首先采取按摩压迫法排尿,如无效予留置导尿,在导尿过程中应严格无菌操作,防止医源性感染。每天用0.32%庆大霉素500ml冲洗膀胱。

6.加强口腔护理

昏迷患者按常规进行口腔护理,2～3次/d;清醒患者可用吸管,生理盐水漱口,3次/d,防止呛咳;老年患者肺功能差,长期卧床,呼吸道分泌物多且不易咳出,呕吐物易吸入呼吸道,因此要加强口腔护理,及时清除口腔内的分泌物,预防肺部感染。

7.变换体位

脑卒中患者应合理使用软硬适中的床垫,床太硬易发生压力性损伤,太软身体下陷不易变换体位,臀部下陷易发生股关节屈曲痉挛等。且必须每2～3h翻身1次,侧卧或半卧位,健侧与患侧交替,以刺激患肢体觉,利于功能恢复,预防压力性损伤、深静脉血栓等。给患者翻身时动作宜轻柔、缓慢,头部尽量避免转动。年老患者皮肤营养及弹性差,卧床后局部皮肤受压极易形成压力性损伤,故应保持床铺干燥、平整,定时翻身,受压部位按摩,及时更换污染床单。

8.良肢位的保持

良肢位是防止和对抗痉挛姿势的出现、保护肩关节及早期诱发分离运动而设计的一种临时性体位,不是功能位,无论是仰卧位,患侧在上方、患侧在下方的侧卧位姿势都对抑制痉挛模式、预防肩关节半脱位、早期诱发分离运动起到良好的作用。良姿训练是脑卒中患者康复过程中一项重要的护理和训练项目,良姿位是高级神经中枢受损后预防异常肌紧张的最佳体位。摆良姿位时,动作轻柔,不可强力拖拉,以免造成关节脱位。

9.运动疗法

根据恢复期患者的实际情况,选择不同的运动疗法进行指导护理。

(1)防止肩关节僵硬:平卧于床上,两手相握,肘部保持伸直,以健手牵拉患侧肢体向上伸展,越过头顶,直至双手能触及床面。

(2)防止前臂伸肌挛缩:仰卧、屈膝、两手互握、环抱双膝、臀部稍用力伸展,使双肘受牵拉而伸直,臂也受牵拉伸展,重复做这样的动作,也可以只屈患侧腿,另一只腿平放于床上。

(3)保持前臂旋转:坐在桌旁,两手掌心相对、手指互握、手臂伸直,身体略向患侧倾斜,以健侧手推动患侧手外旋,直至大拇指能触及桌面。反复锻炼,逐渐过渡到两手手指对合,健侧手指能使患侧大拇指接触桌面。

(4)保持手腕背屈:双肘支撑于桌面,双手互握,置于前方,健侧手用力按压患侧手,使患侧手腕充分背屈。

(5)防止腕、指、肘屈肌挛缩:站立于桌前,双手掌对合,手指交叉互握,将掌心向下支撑于桌面,然后伸直手臂,将体重施加于上,使手腕充分背屈,屈肌群受到牵拉伸展;或坐于椅上,用健手帮助患侧手腕背屈,掌心置于椅面,并将卷曲的患指逐一伸直,然后以健侧手保持患肢伸直,稍倾斜身体,将体重施加于患肢。

(6)防止跟腱缩短和脚趾屈曲:将一条毛巾卷成一卷,放在患肢脚趾下,站立起来,用健侧手按压患肢膝盖,尽量使足跟触地。站稳后,抬起健侧腿,让患肢承受体重,并反复屈曲膝关节。

(7)保持患臂水平外展:患者平卧,两手相握,向上举过头顶,然后由助手抓住患臂,保持伸直并慢慢水平移动,直至手臂平置于床面上,掌心向上,患肢与身体成90°;再将其大拇指拉直、外展,并将其余患指伸展。在锻炼的时候,患者背部垫枕头,可增强锻炼效果,同时还可以使胸椎保持伸直。

10.心理护理

脑卒中患者常担心疾病的治疗预后而处于恐惧、紧张中,甚至可能出现情绪低落、悲观失望、厌世等抑郁症的表现,这些均不利于疾病的治疗和康复。因此在整个治疗过程中,心理护理要贯穿始终,不同的治疗阶段,采取不同的心理疏导方式。护理人员应尽早与患者建立友好的护患关系,认真倾听患者的陈述,注重了解病人的感受及病情对病人生活的影响,详细回答病人提出的问题,友善地安慰病人,解释治疗过程中可能出现的问题。鼓励患者树立治疗信心,以良好的心态接受治疗。

11.康复护理

根据患者病情,只要患者意识清楚,生命体征平稳,病情不再进展48h后即可进行肢体康复、语言训练、心理康复和健康教育等全面治疗,指导并且帮助患者进行肢体康复训练。重视患肢刺激,但尽量不在患肢进行静脉输液,慎用热水袋热敷;保持良好的肢体位置,在肘、膝部放置海绵垫,进行肌肉按摩,促进血液循环,防止肌肉萎缩;协助患者翻身,主要是躯干的旋转能刺激全身的反应与活动;床上运动训练可根据个体情况进行肢体主动或被动功能训练,选择Bobath握手、桥式运动(选择性伸髋)、关节被动运动、起坐训练,2次/d,30min/次。恢复期康复训练主要包括转移动作训练、坐位训练、站立训练、步行和实用步行训练、平衡共济训练、日常生活活动训练等,有效促进运动、感觉功能的恢复。

12.出院指导

嘱其出院后遵医嘱服药,积极进行功能锻炼,定期复查,保持情绪稳定,不要过度激动,对康复治疗予以指导。

脑卒中多发生于中老年人,多有长期高血压病史;青少年虽可发生,多为血管畸形破裂所致或血液病所引起。发病突然、迅速,症状通常较重,严重者迅速昏迷,很快死亡,是内科、神经科常见的危重急症。通常有肢体运动障碍、失语、压力性损伤、呼吸困难等一系列并发症,这些并发症如不能妥善处理,可能加重病情,甚至死亡。对于血压波动大或血压过高者,应适当给予药物治疗,控制血压。对于肢体运动障碍者,病后的康复锻炼十分重要,在病情稳定的情况下,尽可能早地进行肢体被动活动,保持正常生理体位。对于失语患者应进行心理护理,尤其是突发失语的患者,情绪急躁而痛苦,应多与患者接触,以消除其紧张心理。

五、延续性护理

1.护理流程的制定

在出院前的 1~2d,护理人员对患者实施全面的检查,以评估患者的病情,根据检查结果对患者制定延续性护理的具体措施:首先建立微信沟通平台,每天在微信群内发布关于脑卒中的相关知识,在患者出院后第1个月的1~4周,出院后第2个月的第2周和第4周,出院后的第3、4、5、6个月,分别对患者实施电话随访,掌握患者病情变化以及康复治疗的具体情况。若患者有留置导尿管、胃管,则每个月进行1~2次的家庭随访。

2.访视护理

在对患者进行电话回访和家庭随访时,护理人员要详细了解患者的用药、血压、起居、饮食、肢体运动等情况,对患者产生疑问的地方进行详细讲解,使患者可以进行良好的恢复;鼓励并指导患者严格遵守医嘱进行康复治疗,按照相应的计划进行康复训练;在与患者进行沟通时,提醒患者下次的复诊时间;在微信平台上发布关于疾病的防控、康复锻炼、饮食、起居等相关信息,以提升患者的康复效果。

给予患者延续性护理具有良好的临床效果,通过实施延续性护理可以使护理人员有着详细的工作章程,进而为护理质量提供了有效的保障,通过护理人员定期对患者进行回访,可以实时掌握患者病情变化和康复治疗的情况。根据患者的具体情况,对患者实施有效的护理,可以提高康复效果。

六、整体护理

在常规护理基础上进行全方位护理,具体护理内容如下。

1.健康教育

向患者普及脑卒中的相关知识,包括疾病治疗方式、临床表现及特点等,强调自我训练的重要性和对促进疾病康复的重要意义,促使患者及家属对康复充满信心,让患者认识到全方位护理促进康复的重要性,提高患者的遵医行为。

2.心理辅导

对患者进行心理辅导,缓解其紧张、恐惧及焦虑情绪,通过讲述脑卒中康复案例提高患者治疗积极性,使其用乐观的心态进行恢复治疗。

3.用药护理

向患者家属讲解患者在用药后常出现的一些不良反应,嘱咐家属细心观察并给予悉心照顾,指导家属多关怀及鼓励患者,让患者感受到亲人的关怀和温暖,增强其康复的信念。

4.对患者饮食进行指导

嘱咐患者尽量避免高糖、高油、高盐食物,饮食应以清淡、易消化为主。

5.并发症护理

针对长期卧床的高龄患者,护理人员按时协助患者坐起及躺下,并在进食后让患者靠坐床头30min后再躺下,避免其胃部不适。为避免患者长期卧床出现压力性损伤及时调整姿势,护理人员在白天每隔2h助其翻身1次,夜晚每隔3h协助其翻身1次。

6.康复训练及功能锻炼

护理人员定时对患者肢体进行按摩,促进其肌力恢复,并活动其关节,增强关节灵活度。患者恢复期主要是通过定时定量、有计划地进行主被动功能性锻炼,以日常生活能力为主,首先床上翻身、起坐、洗漱、进食及大小便训练,然后再进行床边坐位、穿衣及轮椅坐位等相互转移训练,最后进行站位锻炼,在肢体训练的同时也要进行语言及思维的训练,每个训练都应循序渐进,切勿操之过急,此时护理人员及家属应给予患者鼓励和支持,增强患者自信心及坚持的勇气。

7.出院指导

患者出院后,护理人员定期进行电话及上门随访,了解其出院后病情恢复情况,及时解答患者疑问,并给予正确指导。随着我国老龄化加剧,脑卒中发病率也逐渐提高。对于脑卒中患者,除手术及药物常规治疗外,对患者实施护理干预对病情恢复具有积极作用。

七、中医养生护理方法

1.叩齿与唾咽法

于清晨安静状态下,嘱咐患者闭目,牙齿上下有节奏地叩击,一般以36次为宜。叩齿后用舌头紧贴上下牙床、牙面来回搅动,以先上后下、先内后外方向搅动36次,产生唾液时无须咽下继续搅动即可。待唾液逐渐增多后,舌抵上腭部使唾液聚集,鼓腮用唾液进行含漱,分3次将唾液咽下。叩齿与咽唾为一个完整循环,每日进行10个循环练习。

2.穴位刺激

取手三里、曲池、风市、肩髃、梁丘、血海、足三里、太冲、解溪等穴,2次/d,每穴揉按3～5min,同时结合拿捏法、捶拍法,根据患者耐受程度适当调整揉按力度。应用揉法、推法、一指禅等方法进行经络推拿,每日1次。指导患者家属掌握艾灸治疗方法,应用灸架进行艾灸治疗,以潮红为度,每日1次。拔罐时先将皮肤均匀涂抹凡士林,根据患者肌肉厚度程度进行走罐、拔罐与留罐,以潮红为度,隔日进行1次拔罐。

3.辨证施护

依据子午流注按时起居,给予中医药膳饮食指导,根据中医养生法开展康复训练,例如:存在上肢活动障碍者可采用太极云手等方式进行康复锻炼,同时开展情志护理、日常自我保健等护理干预。脑卒中患者恢复期给予有效的康复治疗,可促进脑组织修复及功能重建。而科学的护理干预有助于患者神经功能缺损情况快速恢复,改善肢体功能,降低致残率。中医学认为齿为骨之余,叩齿可健齿并使肾精充盈。唾液与脾肾两脏有关,是生命物质的基础,对于人体健康具有重要促进作用。穴位按摩、艾灸、拔罐等均是常用的中医养生方法,是以经络穴位养生理论为基础,通过一定手法对经络、穴位给予有效刺激,达到疏通经络、调和气血的目的。辨证施护是根据患者所属疾病阶段、中医证型的差异,依据中医养生理论开展饮食护理、情志护理、日常自我保健等基础护理,帮助患者提供机体免疫能力,提高康复效果。

在缺血性脑卒中患者恢复期开展中医养生护理,可促进神经功能恢复,提高患者的生活自理能力,具有较高的应用价值。

八、辨证施护

1.辨证施护

(1)风火上扰型。病房适宜背阳;多食用苦瓜、紫菜等,也可食用清热生津食物,如西瓜等;协助患者予以自我调节维持心理平衡,以免出现发怒、急躁等情绪刺激,选取《梅花三弄》《汉宫秋月》《二泉映月》等乐曲协助缓解情绪;于每晚睡前对涌泉穴按摩2~3min,取内分泌穴、交感、肾、心、肝、降压沟、神门等耳穴予以贴压,按压3~5次/d,3min/次,隔日更换1次。

(2)痰瘀阻络型。注意保暖,进行适当锻炼;饮食主要以清淡、化痰以及润燥等食物为主,如香菇、西红柿等,可食用百合、莲子、梨、桃等水果;指导患者进行开怀大笑平衡负性情绪,保持情志愉悦,并可选择《月光奏鸣曲》《月儿高》《喜相逢》《春江花月夜》等乐曲协助平衡心情;予以循经拍背法,即沿着脊柱两侧的膀胱经,由下而上予以轻叩,2~3次/d,20min/次;遵医嘱取定喘、肺俞、膏肓等予以穴位贴敷。

(3)气虚血瘀型。病房适宜朝阳;合理运用益气、温热、健脾以及易消化的食物,例如蜂蜜、白菜、山药薏仁粥等;鼓励患者积极主动倾诉内心的感受,予以倾听;协助患者掌握正确自我调适方法,倾听喜悦、轻松乐曲,例如《阳光三叠》《流水》等,或激昂高亢音乐,如《黄河大合唱》《满江红》《松花江上》等;取分泌穴、脾、神门、皮质下、肾、心等穴予以贴压,按压3~5次/d,3min/次,隔日进行更换1次;给予捏脊法改善脾胃功能,提高食欲。

2.持续性护理

建立小组,每周予以电话随访1次,主要针对辨证施护中的问题予以解答,叮嘱患者积极依据辨证施护内容予以护理,并了解患者康复状况,对施护内容予以调整。早期康复锻炼利于脑组织修复和功能重组,进而改善肢体功能。辨证施护源于中医学发展过程中的实践经验,临床应用注重人、病、证间关系,强调人体整体性和自然统一性。联合持续性护理干预可有效改善日常生活能力。辨证施护根据疾病具体证型间差异、严重程度,予以饮食、穴位、手法等护理,在确保营养充足同时,对患者身体状态予以调整,有助于肢体功能恢复,同时结合情志护理干预,参照七情间相生相克理论,选取合适音乐予以情志干预,可有效缓解负性情绪,确保患者以积极态度面对疾病以及康复锻炼,保障康复锻炼效果,有助于提高患者日常生活能力。持续性护理干预通过每周1次电话随访,及时纠正患者在辨证施护中的问题,并结合患者具体病情调整干预内容,进一步确保护理效果,达到改善预后的目的。辨证施护联合持续性护理干预可提高患者对护理人员工作认可度。其原因为在辨证施护过程中,针对脑卒中具体证型予以个性化施护,可确保护理质量及护理效果,利于获取患者认可,加之持续性护理干预每周随访,及时修改和完善辨证施护中不足之处,有效将院内高质量护理延续至院外,进一步提高患者认可度。

九、知信行(KAP)理论的护理

在缺血性脑卒中患者遵医嘱指导患者用药、进行常规康复锻炼等常规护理的基础上,对患者进行KAP理论的健康宣教,具体如下:

1.制定计划

(1)依照护理程序全面评估患者情况,包括病情程度、恢复情况、心理状态、治疗依从性、职业等。

(2)护士研讨制定康复训练计划,对患者及家属实施同步健康宣教,促使其了解疾病治疗、转归相关原理,提高重视程度。

2.知识干预

(1)护理期间根据患者疾病恢复阶段、文化程度实施一对一健康宣教,发放由一线医生编写的健康宣传手册,讲解脑卒中防治基础知识。

(2)通过文字、图片、视频、专家讲座等方式提高患者对脑卒中的认识,加强患者及家属日常防护意识,提高自护能力,讲解功能锻炼的要点及必要性。

3.信念干预

(1)主动与患者沟通,了解其心理、情绪变化,对存在焦虑、抑郁等不良心理状态的患者及时疏导,缓解甚至消除负面情绪。

(2)选择康复锻炼效果较好的患者现身说法,讲述自身经验,提高患者治疗信心。

(3)嘱患者家属多陪伴患者并加强沟通,使患者保持良好的心理状态。

4.行为干预

一对一讲解康复锻炼要点,协助患者卧床期间更换体位、进行床上训练,当患者可坐起时指导其进行抗痉挛训练,可站立时进行平衡训练,由易到难,充分考虑患者的耐受程度,避免训练过度,每次25min,每天2次。

5.随访观察

出院前填写随访联系卡便于随访,每周随访1次,了解患者是否坚持功能训练,再次强调功能锻炼的重要性,指出患者存在的问题,肯定近期效果,增强患者信心,嘱家属监督指导。缺血性脑卒中患者的临床治愈难度较大,其康复是全面、缓慢的持续性过程。恢复期护理干预的目的在于提高患者的日常生活活动能力,改善患者的生活质量。多数患者缺乏脑卒中相关知识,习惯于被动接受治疗,对护理人员及家属的依赖程度较高,影响康复进程。督促患者主动功能锻炼和提高治疗依从性对肢体功能的恢复有积极作用。

基于KAP理论的健康宣教可提高缺血性脑卒中恢复期患者的功能锻炼依从性,改善日常生活活动能力,增强健康知识掌握程度,提高生活质量。

第六章　脑卒中（中风）患者的中医护理

为了提高中医护理效果,规范中医操作行为,对于中风急性期与恢复期的中医护理内容,依据国家中医药管理局医政司颁布的33个中医护理方案中常见的证候要点及常见的症状施护,结合临床实践护理操作及常见问题予以探讨。

一、急性期中医护理

（一）常见证候

1.痰蒙清窍证

意识障碍,半身不遂,口舌歪斜,言语謇涩或不语,痰鸣漉漉,面白唇暗,肢体瘫软,手足不温,静卧不烦,二便自遗。舌质紫暗,苔白腻。

2.痰热内闭证

意识障碍,半身不遂,口舌歪斜,言语謇涩或不语,鼻鼾痰鸣,或肢体拘急,或躁扰不宁,或身热,或口臭,或抽搐,或呕血。舌质红,舌苔黄腻。

3.元气败脱证

昏语不知,目合口开,四肢松懈瘫软,肢冷汗多,二便自遗。舌卷缩,舌质紫暗,苔白腻。

4.风火上扰证

眩晕头痛,面红耳赤,口苦咽干,心烦易怒,尿赤便干。舌质红绛,舌苔黄腻而干,脉弦数。

5.风痰阻络证

头晕目眩,痰多而黏。舌质暗淡,舌苔薄白或白腻,脉弦滑。

6.痰热腑实证

腹胀便干便秘,头痛目眩,咯痰或痰多。舌质暗红,苔黄腻,脉弦滑或偏瘫侧弦滑而大。

7.气虚血瘀证

面色㿠白,气短乏力,口角流涎,自汗出,心悸便溏,手足肿胀。舌质暗淡,舌苔白腻,有齿痕,脉沉细。

8.阴虚风动证

眩晕耳鸣,手足心热,咽干口燥。舌质红而体瘦,少苔或无苔,脉弦细数。

（二）证候施护

1.意识障碍

(1)密切观察神志、瞳孔、心率、血压、呼吸、汗出等生命体征的变化,及时报告医师,配合抢救。

(2)保持病室空气流通,温湿度适宜,保持安静,避免人多惊扰。

(3)取适宜体位,避免引起颅内压增高的因素,如头颈部过度扭曲、用力,保持呼吸道通畅等。

(4)定时变换体位,用温水擦身,保持局部气血运行,预防压力性损伤发生。

(5)眼睑不能闭合者,覆盖生理盐水纱布或涂金霉素眼膏;遵医嘱取藿香、佩兰、金银花、荷叶等煎煮后做口腔护理。

(6)遵医嘱鼻饲流质饮食,如肠外营养液、匀浆膳、混合奶、米汤等。

(7)遵医嘱留置导尿,做好尿管护理。

(8)遵医嘱给予醒脑开窍药枕,置于患者枕部,借中药之辛散香窜挥发性刺激头部腧穴,如风池、风府、哑门、大椎等。

(9)意识障碍伴眼睑闭合不全者,眼睛覆盖生理盐水纱布,夜间涂眼药膏,白天滴眼药水以预防感染,避免眼睛干涩,增加患者舒适度。

2.半身不遂

(1)观察患侧肢体的感觉、肌力、肌张力、关节活动度和肢体活动的变化。

(2)加强对患者的安全保护,如床边上床挡,防止坠床摔伤,每日用温水擦拭全身1~2次,按摩骨隆突处和经常受压部位,促进血液循环,预防压力性损伤发生等。

(3)协助康复医师进行良肢位摆放,经常观察并及时予以纠正,指导并协助患者进行肢体功能锻炼,如伸屈、抬肢等被动运动,注意患肢保暖防寒。

(4)遵医嘱穴位按摩,患侧上肢取穴:极泉、尺泽、肩髃、合谷等;患侧下肢取穴:委中、阳陵泉、足三里等。

(5)遵医嘱艾条灸,患侧上肢取穴:极泉,尺泽,肩髃,合谷等;患侧下肢取穴:委中、阳陵泉、足三里等。

(6)遵医嘱中药熏洗:在辨证论治原则下给予具有活血通络的中药局部熏洗患肢,每日1次或隔日1次。

(7)监测上肢血压:半身不遂的病人可能会出现倒血综合征或一侧动脉闭塞,监测双上肢血压有助于早期发现问题,早期治疗。

3.眩晕

(1)观察眩晕发作的次数、程度、持续时间、伴随症状等。遵医嘱监测血压,若出现血压持续上升或伴有眩晕加重、头痛剧烈、呕吐、视物模糊等变化,及时通知医师,做好抢救准备。

(2)向患者讲解发生眩晕的病因、诱因,指导患者避免诱因的方法,如自我调适,保持心理平衡,避免急躁、发怒等不良情绪刺激,改变体位时动作缓慢,避免深低头、旋转等动作,防止摔倒。

(3)眩晕发作时应卧床休息,头部稍抬高,呕吐时取侧卧位,做好口腔护理。保持室内安静,空气流通,光线调暗,避免光刺激,多做解释工作以消除患者紧张情绪。

(4)遵医嘱穴位按摩:适用于风痰阻络、阴虚风动引起的眩晕头痛。取穴百会、太阳、风池、内关、曲池等,每日4~5次,每次30min。

(5)遵医嘱耳穴贴压(耳穴埋豆):取穴神门、肝、脾、肾、降压沟、心、交感等,每日按压3~5次,每次3min,隔日更换1次,双耳交替。

(6)遵医嘱穴位贴敷:取穴双足涌泉穴,每日1次。

4.痰多息促

(1)密切观察痰的颜色、性状、量及气味,有无喘促、发绀等伴随症状,必要时给予氧气吸入。

(2)保持室内空气流通、温湿度适宜,避免外感风寒。

(3)保持呼吸道通畅,定时翻身拍背,及时清除口腔内分泌物,每日用中药漱口液清洁口腔2次;痰液黏稠时多饮水,或遵医嘱予雾化吸入,促进痰液排出;神昏或痰多无力咳出者可行机械吸痰。

(4)循经拍背法:排痰前,沿脊柱两侧膀胱经,由下往上轻扣,每日2~3次,每次20min,根据痰液的多少,增加力度、时间、次数。

(5)遵医嘱穴位贴敷,取穴肺俞、膏肓、定喘、天突等。

5.高热

(1)遵医嘱定时观测体温,监测生命体征及汗出情况,及时擦干皮肤,更换汗湿的衣服、被褥等,保持皮肤和床单位清洁、干燥。

(2)遵医嘱采用亚低温治疗仪、中药擦浴、头部冷敷等物理降温方法。

(3)遵医嘱穴位按摩:取穴大椎、合谷、曲池等。

(4)指导多饮温开水,漱口液漱口,使用中药时应遵医嘱。

(5)进食清热生津之品,如西瓜、荸荠等。忌辛辣、香燥、助热动火之品。

6.二便失禁

(1)观察排便次数、量、质及有无里急后重感;尿液的色、质、量,有无尿频、尿急、尿痛感。

(2)保持会阴及肛周皮肤清洁干燥,使用便器时动作轻缓,避免拖、拉,以免擦伤患者的皮肤,每次便后将会阴部及肛周擦洗揩干。如留置导尿,做好留置导尿护理。

(3)进食健脾养胃益肾食物,遵医嘱进行肠内营养补充。

(4)遵医嘱艾条灸:适用于气虚及元气衰败所致的二便失禁,取穴神阙、气海、关元、百会、三阴交、足三里等。

(5)遵医嘱穴位按摩:适用于气虚及元气衰败所致的二便失禁,取穴肾俞、八髎、足三里、天枢等。

(6)肛周发红者予玉红膏涂擦,玉红膏有润肤、活血、生肌、止痛的作用,涂抹玉红膏有助于预防皮肤破溃。

7.便秘

(1)观察排便次数、性状、排便费力程度及伴随症状。

(2)指导患者保持生活规律,适当运动,定时排便,忌努挣。习惯性便秘者畅情志,克服对排便的恐惧与焦虑。

(3)鼓励患者多饮水,建议每天饮水量在1500ml以上,饮食以粗纤维为主,多吃有利于通便的食物,如黑芝麻、蔬菜、瓜果等;多饮水,戒烟酒,禁食产气多刺激性的食物,如甜食、豆制品、圆葱等。热秘患者以清热、润肠、通便饮食为佳,可食用白萝卜、蜂蜜汁;气虚便秘患者以补气血、润肠通便饮食为佳,可食用核桃仁、松子仁,芝麻粥适用于各种症状的便秘。

(4)穴位按摩,遵医嘱取穴胃俞、脾俞、内关、足三里、中脘、关元等,腹胀者加涌泉,用揉法。

(5)腹部按摩:取平卧位,以肚脐为中心,顺时针方向按揉腹部。以腹内有热感为宜,每次20～30周,每日2～3次。

(6)遵医嘱艾灸:取神阙、天枢、气海、关元等穴。

(7)中风后便秘:在卯时将四号方贴予神阙穴,并配合腹部按摩法(将双手食、中、无名指顺时针揉捏),10次1疗程。根据子午流注运行规律,卯时(早5～7时)为大肠经运行最旺盛时段,在此时间段治疗有助于强化质量效果。

8.言语謇涩

(1)观察患者语言功能情况,建立护患交流板,与患者达到良好沟通,对家属进行健康宣教,共同参与语言康复训练。

(2)鼓励患者开口说话,随时给予肯定,在此过程中,尽量减少纠正,更不应责难,以增强患者的信心。对遗忘性患者应有意识地反复进行,以强化记忆。

(3)配合康复治疗师进行语言康复训练。包括放松疗法、发音器官运动训练、呼吸训练、发音训练及语言矫治等,初期可用手势或书面笔谈,加强沟通,进而从简单的字、音、词开始。鼓励患者读书看报,适当听收音机。

(4)遵医嘱穴位按摩,取廉泉、哑门、承浆、大椎等穴。

9.吞咽困难

(1)协助医师进行吞咽试验以观察有无呛水、呛食等情况。

(2)遵医嘱胃管鼻饲,做好留置胃管的护理。

(3)对轻度吞咽障碍以摄食训练和体位训练为主。采用改变食物性状和采取代偿性进食方法如姿势和手法等改善患者吞咽状况,一般先用糊状或胶状食物进行训练,少量多次,逐步过渡到普通食物。

(4)对中度、重度吞咽障碍患者采用间接训练为主,主要包括:增强口面部肌群运动、舌体运动和下颌骨的张合运动,咽部冷刺激,空吞咽训练,呼吸功能训练等。

(5)保持环境安静、舒适,减少进餐时分散注意力的干扰因素,如关闭电视、收音机等,指导患者进餐时不要讲话,防止误吸。

(6)间歇性经口至食管管饲法(球囊扩张术):此项技术是将胃管从口腔插入食管或胃内进行管饲注食及药物,注食完毕后即拔出胃管的技术,它既是一种进食代偿手段,还是一种治疗吞咽障碍的方法。该项技术在插管过程中能刺激舌根部,诱发吞咽反射,可以促进进食困难的患者恢复吞咽。该技术符合经口进食的生活规律,不会引起鼻腔刺激和咽喉部疼痛,不需要长期佩戴胃管。

(三)中医特色治疗护理

1.药物治疗

(1)内服中药。

(2)注射给药。

2.康复护理

(1)安全防护:康复锻炼时必须有人陪同,防外伤、防跌倒、防坠床。

(2)落实早期康复计划,鼓励患者坚持锻炼,如肢体运动、语言功能、吞咽功能训练等,增强自我照顾能力。

(3)康复过程中经常和康复治疗师联系,及时调整训练方案。

(4)分级功能训练。

意识运动:意在精神集中于患侧肢体,用意识支配肢体各关节做屈、伸、旋、展等各种功能运动(实际关节肢体未运动),以促进运动反射弧的重新建立。

主动运动:自主地完成各关节的功能活动和完成由坐—站—原地踏步—扶杖行走—徒手正确步态的缓慢行走。

被动运动:是由他人被动地为患者做各关节的屈、伸、旋转、内收、外展等运动。

负重主动运动:将500~4000g沙袋固定在患肢上做各种功能运动,沙袋重量由500g逐渐增至4000g。

肢体功能0~I级者:做意识运动+被动运动。

肢体功能II级者:做意识运动+被动运动+屈、伸肌共同运动。

肢体功能III~IV级者:做主动运动+被动运动。

肢体功能V级者:做负重主动运动。

3.特色技术

(1)穴位按摩:避免对痉挛组肌肉群的强刺激。常用的按摩手法有揉法、捏法,亦可配合其他手法如弹拨法、叩击法、擦法等。

(2)中药熏洗。

(3)穴位贴敷。

(4)艾灸。

(5)耳穴贴压(耳穴埋豆)。

(6)足浴。治疗临界性高血压,让药液离子在水的温热作用和机械作用下通过皮肤渗透进入到人体血液循环进而输布到人体的全身脏腑,有温通筋络、活血化瘀、促进血液循环、加速代谢、放松身心、促进睡眠,达到降低血压、延年益寿之作用。

（四）健康指导

1.生活起居

(1)病室宜安静,整洁,光线柔和,避免噪声、强光等一切不良刺激。

(2)指导患者起居有常,慎避外邪,保持大便通畅,养成定时排便的习惯,勿用力排便。

(3)注意安全,防呛咳窒息、防跌倒坠床、防烫伤等意外。做好健康宣教,增强患者及家属的防范意识。

2.饮食指导

中脏腑昏迷或吞咽困难者,根据病情予禁食或鼻饲喂服,以补充足够的水分及富有营养的流质,如米汤、匀浆膳、混合奶等,饮食忌肥甘厚味等生湿助火之品。

3.情志调理

(1)语言疏导法:运用语言,鼓励病友间多沟通、多交流,鼓励家庭和社会支持,根据中医护理的整体观念,人的功能和病理变化必然受到自然环境和社会条件的影响。良好的家庭、社会环境和融洽的人际关系,可使精神振奋,勇于进取,有利于身心健康,反之使人精神压抑或紧张恐惧,危害身心健康。

(2)移情易志法:通过戏娱、音乐等手段或设法培养患者某种兴趣、爱好,以分散患者注意力,调节其心境情志,使之闲情逸致。

(3)五行相胜法:亦称以情胜情法,是运用五行制约关系来调节情志。在情志调护中,护士要善于运用《内经》情志治疗中的五行制约法则,即"怒伤肝,悲胜怒;喜伤心,恐胜喜;思伤脾,怒胜思;忧伤肺,喜胜忧;恐伤肾,思胜恐"。同时,要注意掌握情绪刺激的程度,避免刺激过度带来新的身心问题。

（五）护理难点

1.患者及家属对治疗与护理依从性差

解决思路:

(1)向患者及家属讲解疾病的发生发展及转归,使患者了解及早开展康复锻炼的重要性和必要性。

(2)加强与患者及家属的沟通和反复宣教。

(3)制定可行的康复锻炼计划,积极指导患者进行康复训练。

2.肺部感染

患者长期卧床导致通气功能减弱,双肺底部瘀血,易发生坠积性肺炎;患者存在吞咽困难,饮水呛咳,极易发生误吸;意识障碍的患者,咳嗽反射迟钝,气管内分泌物不易排出,以致致病菌繁殖导致感染。

解决方案:

(1)责任护士协助患者做好翻身拍背,每2h 1次,以促进患者有效排痰。

(2)痰多黏稠不易咳出的患者,遵医嘱予雾化吸入,以稀释痰液,利于排出。

(3)保持病室空气流通,温湿度适宜,减少探视人员,以预防感染。

二、恢复期中医护理

本护理适用于中风病发病2周至6个月处于恢复期患者的护理。

(一)常见证候

1.风痰瘀阻证

口眼歪斜,舌强语謇或失语,半身不遂,肢体麻木,舌暗紫,苔滑腻。

2.气虚血瘀证

肢体偏枯不用,肢软无力,面色萎黄。舌质淡紫或有瘀斑,苔薄白。

3.肝肾亏虚

半身不遂,患肢僵硬,拘挛变形,舌强不语,或偏瘫,肢体肌肉萎缩,舌红脉细,或舌淡红。

(二)证候施护

1.半身不遂

(1)观察四肢肌力、肌张力、关节活动度和肢体活动的变化。根据疾病不同阶段,指导协助患者良肢位摆放、肌肉收缩及关节运动,减少或减轻肌肉挛缩及关节畸形。

(2)尽早指导患者进行床上的主动性活动训练,包括翻身、床上移动、床边坐起、桥式运动等。如患者不能做主动活动,则应尽早进行各关节被动活动训练。

(3)做好各项基础护理,满足患者生活所需。

(4)遵医嘱选用以下中医护理特色技术1~2项。

①舒筋活络浴袋洗浴:先熏蒸,待温度适宜时,将患肢浸入药液中洗浴;或将毛巾浸入药液中同煮15min,煮沸后调至保温状态,用长镊子将毛巾捞起,拧至不滴药液为宜,待温度适宜后,再敷于患肢。

②中频、低频治疗仪:遵医嘱选取上肢肩井、曲池、合谷、外关等穴,下肢委中、昆仑、悬钟、阳陵泉等穴,进行经络穴位电刺激,每日1~2次,每次30min。适用于肢体萎软乏力、麻木,严禁直接刺激痉挛肌肉。

③拔罐疗法:遵医嘱选穴,每日1次,留罐5~10min。适用于肢体萎缩、关节疼痛。

④艾灸治疗:遵医嘱取穴。中风病(脑梗死急性期)痰热腑实证和痰火闭窍者不宜。

⑤穴位拍打:遵医嘱用穴位拍打棒循患肢手阳明大肠经(上肢段)、足阳明胃经(下肢段),轻轻拍打,每日2次,每次30min。有下肢静脉血栓者禁用,防止栓子脱落,造成其他组织器官血管栓塞。

⑥中药热熨:遵医嘱取穴。中药装入药袋混合均匀,微波加热≥70℃,放于患处相应的穴位上适时来回或旋转药熨15~30min,每日1~2次,达到温经通络、消肿止痛,以助于恢复肢体功能。

2.舌强语謇

(1)建立护患交流板,与患者达到良好沟通,从患者手势及表情中理解其需要,可与患者共同协调设定一种表达需求的方法。无法用手势及语言表达的患者可利用物品或自制卡片,对于无书写障碍的失语患者可借助文字书写的方式来表达患者及亲属双方的要求。

(2)训练有关发音肌肉,先做简单的张口、伸舌、露齿、鼓腮动作,再进行软腭提高训练,再做舌部训练,还有唇部训练,指导患者反复进行抿嘴、噘嘴、叩齿等动作。采用吞咽言语治疗仪电刺激发音肌群同时配合发音训练。

(3)利用口形及声音训练,采用"示教—模仿方法",即训练者先做好口形与发音示范,然后指导患者通过镜子观察自己发音的口形,来纠正发音错误。

(4)进行字、词、句训练,单音训练1周后逐步训练患者"单词—词组—短句"发音。从简单的单词开始,然后再说短句;阅读训练及书写训练,经过1~2周时间训练,掌握一般词组、短句后即能接受跟读或阅读短文的训练。

(5)对家属进行健康宣教,共同参与语言康复训练。

(6)穴位按摩:遵医嘱按摩廉泉、哑门、承浆、通里等穴,以促进语言功能恢复。

3.吞咽困难

(1)对轻度吞咽障碍以摄食训练和体位训练为主。

(2)对中度、重度吞咽障碍患者采用间接训练为主,主要包括:增强口面部肌群运动、舌体运动和下颌骨的张合运动,咽部冷刺激,空吞咽训练,呼吸功能训练等。

(3)有吸入性肺炎风险患者,给予鼻饲饮食。

4.便秘

(1)气虚血瘀证患者大多为慢传输型便秘,可教会患者或家属用双手沿脐周顺时针按摩,每次20~30圈,每日2~3次,促进肠蠕动。

(2)鼓励患者多饮水,每天在1500ml以上;养成每日清晨定时排便的习惯,克服长时间如厕,忌用力排便。

(3)饮食以粗纤维为主,多吃增加胃肠蠕动的食物,如黑芝麻、蔬菜、瓜果等;多饮水,戒烟酒,禁食产气多刺激性的食物,如甜食、豆制品、圆葱等。热秘患者以清热、润肠、通便饮食为佳,可食用白萝卜、蜂蜜汁;气虚便秘患者以补气血、润肠通便饮食为佳,可食用核桃仁、松子仁,芝麻粥适用于各种症状的便秘。

(4)遵医嘱选用以下中医护理特色技术1~2项。

①穴位按摩:取穴胃俞、脾俞、内关、足三里、中脘、关元等,腹胀者加涌泉,用揉法。

②耳穴贴压(耳穴埋豆):取主穴大肠、直肠、三焦、脾、皮质下,配穴:小肠、肺。

③艾条温和灸:脾弱气虚者选穴脾俞、气海、太白、三阴交、足三里。肠道气秘者选穴太冲、大敦、大都、支沟、天枢。脾肾阳虚者选穴肾俞、大钟、关元、承山、太溪。于腹部施回旋灸,每次20min。

④葱白敷脐(行气通腑):取适量青葱洗净沥干,用葱白,加适量食盐,置于研钵内捣烂

成糊状后敷贴于脐周,厚0.2~0.3cm,外用医用胶贴包裹,用纱布固定,每日1~2次,每次1~2h。

⑤必要时遵医嘱番泻叶泡水顿服。气虚血瘀肝肾亏虚的患者不适用。

5.二便失禁

(1)观察排便次数、量、质及有无里急后重感;尿液的色、质、量,有无尿频、尿急、尿痛感。

(2)保持会阴皮肤清洁干燥,如留置导尿,做好留置导尿护理。

(3)进食健脾养胃益肾食物,如山药、薏苡仁、小米、木瓜、南瓜、胡萝卜等。

(4)遵医嘱选用以下中医护理特色技术1~2项。

①艾条灸穴位:神阙、气海、关元、百会、三阴交、足三里。适用于气虚及元气衰败所致的二便失禁。

②耳穴贴压(耳穴埋豆):遵医嘱取主穴大肠、小肠、胃、脾,配穴:交感、神门。

③穴位按摩:遵医嘱取穴肾俞、八髎、足三里、天枢等。适用于气虚及元气衰败所致的二便失禁。

④中药贴敷加红外线灯照射。中药置于患者中脘或神阙穴,予红外线灯在距离相应穴位或病变部位30~50cm处直接照射,治疗30min,注意防烫伤。

(三)中医特色治疗护理

1.内服中药

(1)胶囊:如活血化瘀的通心络胶囊、脑安胶囊、丹灯通脑胶囊等,脑出血急性期忌服。

(2)丸剂:如华佗再造丸,服药期间有燥热感,可用白菊花蜜糖水送服,或减半服用,必要时暂停服用1~2d。服安宫牛黄丸期间饮食宜清淡,忌食辛辣油腻之品,以免助火生痰。

(3)颗粒:如服养血清脑颗粒忌烟、酒及辛辣、油腻食物,低血压者慎服。

2.注射给药

醒脑静注射液含芳香走窜药物,开启后立即使用,防止挥发;生脉注射液,用药宜慢,滴速<30滴/min,并适量稀释;脑水肿患者静脉滴注中药制剂时不宜过快,一般不超过30~40滴/min为宜。

3.外用中药

紫草油外涂(清热凉血、收敛止痛),适用于二便失禁或便溏所致的肛周潮红、湿疹。涂药次数视病情而定,涂药后观察局部皮肤情况,如有皮疹、奇痒或局部肿胀等过敏现象时,应立即停止用药,并将药物拭净或清洗,遵医嘱内服或外用抗过敏药物。

(四)特色技术

(1)药熨。

(2)中药外敷。

(3)中药熏洗。

（五）皮肤按摩

适用于长期卧床患者压力性损伤的防治。

（1）保持皮肤清洁、床单位清洁干燥平整。

（2）操作者右手大鱼际处喷取适量1%当归红花液,于受压部位或骨突处中心向外旋转按摩,力量由轻到重,再由重到轻。

（3）按摩过程中观察患者局部皮肤情况,如皮肤已有破损,严禁按摩。

（六）健康指导

1.生活起居

（1）调摄情志、建立信心,起居有常、不妄作劳,戒烟酒、慎避外邪。

（2）注意安全,防呛咳窒息、防跌倒坠床、防压力性损伤、防烫伤、防走失等意外。

2.饮食指导

（1）风痰瘀阻证:进食祛风化痰开窍的食品,如山楂、荸荠、黄瓜。食疗方:鱼头汤。忌食羊肉、牛肉等。

（2）气虚血瘀证:进食益气活血的食物,如山楂。食疗方:大枣滋补粥(大枣、枸杞、瘦猪肉)。

（3）肝肾亏虚证:进食滋养肝肾的食品,如芹菜黄瓜汁、清蒸鱼等。食疗方:百合莲子薏仁粥。

（4）神智障碍或吞咽困难者,根据病情予禁食或鼻饲喂服,以补充足够的水分及富有营养的流质,如果汁、米汤、肉汤、菜汤、匀浆膳等,饮食忌肥甘厚味等生湿助火之品。

（5）注意饮食宜忌,如糖尿病患者注意控制葡萄糖及碳水化合物的摄入,高血脂患者注意控制总热量、脂肪、胆固醇的摄入等。

3.情志调理

（1）语言疏导法:运用语言,鼓励病友间多沟通、多交流。鼓励家属多陪伴患者,家庭温暖是疏导患者情志的重要方法。

（2）移情易志法:通过戏娱、音乐等手段或设法培养患者某种兴趣、爱好,以分散患者注意力,调节其心境情志,使之闲情逸致。

（3）五行相胜法:在情志调护中,护士要善于运用《内经》情志治疗中的五行制约法则,即"怒伤肝,悲胜怒;喜伤心,恐胜喜;思伤脾,怒胜思;忧伤肺,喜胜忧;恐伤肾,思胜恐"。同时,要注意掌握情绪刺激的程度,避免刺激过度带来新的身心问题。

（七）功能锻炼

1.良肢位的摆放

具体内容见第七章。

2.功能锻炼方法

（1）防止肩关节僵硬:平卧于床上,两手相握,肘部保持伸直,以健侧手牵拉患侧肢体向上伸展,越过头顶,直至双手能触及床面。

（2）防止前臂伸肌挛缩：仰卧，屈膝，两手互握，环抱双膝，臂部稍用力伸展，使双肘受牵拉伸直，臂也受牵拉伸展，重复做此动作，也可以只屈患侧腿，另一腿平置于床上。

（3）保持前臂旋转：坐在桌旁，两手掌心相对，手指互握，手臂伸直，身体略向患侧倾斜，以健侧手推动患侧手外旋，直至大拇指能触及桌面。反复锻炼，逐渐过渡到两手手指伸直对合，健侧手指能使患侧大拇指接触桌面。

（4）保持手腕背屈：双肘支撑于桌面，双手互握，置于前方，健侧手用力按压患侧手，使患侧手腕充分背屈。

（5）防止腕、指、肘屈肌挛缩：站立于桌前，双手掌对合，手指交叉互握，将掌心向下支撑于桌面，然后伸直手臂，将体重施加于上，使手腕充分背屈，屈肌群收到牵拉伸展；或坐于椅上，用健侧手帮助患侧手腕背屈，掌心置于椅面，并将蜷曲的患指逐一伸直，然后以健侧手保持患肢伸直，稍倾斜身体，将体重施加于患肢。

（6）防止跟腱缩短和脚趾屈曲：将一条毛巾卷成一卷，放在患肢脚趾下，站立起来，用健侧手按压患肢膝盖，尽量使足跟触地。站稳后，抬起健侧腿，让患肢承受体重，并反复屈曲膝关节。

（7）保持患臂水平外展：患者平卧，两手相握，向上举过头顶，然后由助手抓住患臂，保持伸直并慢慢水平移动，直至手臂平置于床面上，掌心向上，患肢与身体成90°；再将其大拇指拉直、外展，并将其余患指伸展。在锻炼时，患者背部垫枕头，可增强锻炼的效果，同时还可以使胸椎保持伸直。

（八）护理难点

1.功能锻炼依从性差

患者多表现为近期记忆力明显减退、反应迟钝、呆滞等，对康复锻炼配合不主动，康复锻炼效果差。

解决思路：

（1）向患者及家属讲解疾病的发生发展及转归，使其了解早期进行康复锻炼的重要性和必要性。

（2）护士多与患者沟通交流，制定可行的康复训练计划和分阶段目标，积极指导康复锻炼。

（3）鼓励病友间沟通、交流，争取亲友等社会支持。

2.功能锻炼的知识缺乏

解决思路：

（1）加强脑卒中康复期功能锻炼宣教知识。

（2）床旁宣教，亲身指导。

第七章 脑卒中后肢体功能障碍的护理及康复

一、脑卒中患者的体位转移及摆放方法

1.定义

体位转移是指人体从一种姿势转移到另一种姿势的过程。

2.目的

使瘫痪患者能完成各项日常生活活动。

3.方法分类

一般分为独立转移、辅助转移和被动转移三大类。

(1)独立转移是指由患者独立完成,不需他人帮助的转移方法。

(2)辅助转移是指由治疗师或护理人员协助的转移方法。

(3)被动转移即搬运,是指患者因瘫痪程度较重而不能对抗重力完成独立转移及辅助转移时,完全由外力将患者整个抬起从一个地方转移到另一个地方,分为人工搬运和机械搬运。

4.注意事项

(1)水平转移时,相互转移的两个平面之间的高度应尽可能相等。

(2)相互转移的两个平面的物体应稳定。

(3)相互转移的两个平面应尽可能靠近。

(4)床垫和椅面应有一定的硬度。

(5)辅助转移时,辅助者与患者之间应互相信任。

(6)有多种转移方法可供选择时,应以最安全、最容易的方法为首选。

(7)利用机械搬运时,转移前应检查器械是否完好,并保证空间通畅,没有障碍。

5.选择转移方法的基本原则

(1)患者能够独立转移时则尽量不要帮助,能提供少量帮助时则不要提供大量帮助,而被动转移作为最后选择的转移方法。

(2)患者残疾较重或存在认知障碍时不要勉强其独立转移。

6.肢体摆放

仰卧位:头部枕于垫枕上并指导脑卒中患者稍微屈曲,禁止过伸、屈,且要求面部朝向患侧位置;患侧肩胛下置垫枕且肩胛骨向上抬;指导脑卒中患者手指分开伸展且肩膀前伸、腕关节背伸、前臂后伸;于脑卒中患者髋部位置垫软枕,踝关节呈90°背屈且辅助患者

足尖向上。

患侧卧位:指导患者头部舒适状态,后背置枕头支撑;患侧肩部、肘关节伸展且掌心向上伸展手指,健侧置于身上;指导并辅助脑卒中患者患侧下肢轻度屈曲放在床上,健腿屈髋屈膝向前放于长枕上。

健侧卧位:指导脑卒中患者头颈枕于舒适位;患侧向前伸,肩关节屈曲约110°,肘关节伸展且前臂旋前,置于枕上;指导脑卒中患者患侧髋部以及膝关节屈曲、踝关节背屈。

桥式运动:包括双桥式运动、单桥式运动,辅助脑卒中患者仰卧体位且双腿屈伸,双足底平踏床面抬高臀部。

二、偏瘫的护理及功能锻炼

(一)压力性损伤的护理

重症脑卒中患者因病情危重,需长期卧床治疗,因此难以自我调整体位,致使局部皮肤长期受压,导致血液循环障碍而发生压力性损伤。重症患者压力性损伤发生率达3.0%~62.5%,具有进展快、治愈困难等特点,增加患者痛苦。因此,采取适当护理干预措施,减少压力性损伤发生对老年重症脑卒中患者具有重要意义。

1.翻身

翻身是预防和治疗压力性损伤最经济和有效的措施之一。

(1)翻身的角度。目前临床患者翻身体位以"30°为主",即侧卧≤30°,翻身次序为:左侧—右侧—仰卧。

(2)翻身的间隔时间。临床上常规每2h翻身1次,必要时1h翻身1次。在有减压床垫的前提下,结合医院成本、患者费用、患者感受、满意度、护士工作量等各方面考虑,4h翻身1次更优。

(3)R型翻身垫。翻身垫是用于改变体位的一种常用工具,具有改变体位并固定体位的特点。R型翻身垫的三角形斜面与人体背部外形相吻合,增大背部皮肤与R型翻身垫接触面积,减少单位面积内的局部压力,同时能够使骶尾部压力性损伤处悬空,可有效预防压力性损伤的发生。

2.减压护理

减压护理在压力性损伤治疗中极为重要,主要实施方法为:患者使用气垫床,降低整个躯干的受压程度。对于能够坐立的患者使用防坐垫,以此来有效降低患者自身坐骨结节处的受压力度。

3.疮面处理

护理过程中,护理人员需定期为患者进行压力性损伤创面处理,采用0.9%的氯化钠注射液敷料进行创面贴敷,敷料需每日更换2~3次,在更换的过程中,需对患者创面的分泌物进行有效清理,以达到促进创口快速愈合的效果。

4.治疗过程中的护理

采用激光照射与紫外线照射为患者进行治疗,治疗过程中,护理人员需认真调节激光治疗机的波长、光斑照射面积直径、激光治疗机的输出功率、功率密度等相关参数。

5.营养补充

患者在入院治疗过程中,护理人员需嘱咐患者服用维生素C制剂、复合维生素片以及锌制剂等常规药物。

6.感染护理

当患者创面局部出现感染时,为避免对新肉芽组织的生长产生影响,一般情况下不需要使用任何抗感染药物,只需做好相应的清洁卫生护理即可。

7.压力性损伤风险预警护理

根据压力性损伤Braden评分量表(包括活动能力、感知、营养、摩擦力、潮湿、移动能力和剪切力,评分范围7~27分)对患者压力性损伤风险进行评估,Braden压力性损伤评分越低,患者发生压力性损伤风险越高,并制作不同级别压力性损伤预警标识牌。

(1)针对Braden压力性损伤评分>18分者,密切观察皮肤情况,根据患者情况给予主动、被动关节运动,促进血液循环。

(2)针对Braden压力性损伤评分14~18分者,于床尾放置轻度压力性损伤标识牌,2~4h翻身1次,翻身时动作轻柔,大小便失禁者及时更换尿垫,确保床单、尿垫无褶皱,选择适宜气圈、臀垫、水枕、减压防护垫等设施。

(3)针对Braden压力性损伤评分9~13分者,于床尾放置中度压力性损伤标识牌,每2h翻身1次,铺双层无皱床单,于患者骨粗隆部、尾骶部、内外踝、髂骨等易发生压力性损伤部位,采用高分子聚氨酯凝胶体位垫保护。

(4)针对Braden压力性损伤评分<9分者,于床尾放置重度压力性损伤标识牌,将评估量表上报至护理部质控小组,申请难免压力性损伤,加强相关科室沟通工作。护理人员对患者易发生压力性损伤部位用温水擦拭,并轻柔按摩皮肤2次/d,每次30min。出现皮肤发红时,采用红外线灯照射,1次/d,每次30min,并涂擦润肤剂。

8.心理护理

脑卒中后,大多数患者行动会受到限制,且语言不利,并发压力性损伤,极容易致使患者出现不同程度的抑郁和焦躁不安,从而对患者的治疗和护理造成不良影响。

(二)电动起立床站立的护理

电动起立床对长期卧床患者的心肺功能、消化功能有明显的改善作用。电动起立床的运动属于被动运动,此运动也可以增加患者机体耗氧量,加快新陈代谢,提高心肺功能。直立状态下消化道内食物受重力作用,可以刺激肠道蠕动加快,改善消化功能。有氧运动联合抗阻运动对于脑卒中后非痴呆认知障碍有改善作用。

电动起立床训练方法:将患者平卧位置于电动起立床,使用约束带固定患者的胸、髋和膝等部位,将托板放置在患者的胸部下,将患者上臂平放其上,双下肢伸直,双足平放在脚踏板上,指导患者全身放松,全身笔直。站立床的倾斜角度从10°开始逐渐加大,期间监测患者心率,并询问患者是否出现不适,如患者耐受良好经15min的初步训练后,逐渐缓慢地增加其倾斜角度15°,每次治疗时间依患者耐受情况而定,一般不超过60min。

(三)早期下地的护理

在心肺功能及生命体征平稳的状态下,早期下地事关重要。早期下地可以锻炼患者的平衡功能,是下一步肢体功能锻炼的基础。约40%的脑卒中患者在发病6个月内出现过跌倒,跌倒会使脑卒中患者产生恐惧心理甚至受伤,影响患者日常生活能力,而平衡训练可以有效降低脑卒中患者跌倒的发生率,从而提高脑卒中患者的生活质量。平衡功能训练常常有以下几种。

1.Tetrax平衡仪训练

指导患者按照平衡训练仪脚踏板方向站立,患者左、右、前方为安全扶手,后方有康复师保护,通过完成躯干中心左右、前后移动完成平衡仪系统设定的躲球、接球、碰球等游戏,球体弹射速度由慢至快循序渐进,训练用球应由大至小,统计患者单位时间内接球数量。训练过程中指导患者双手扶持—单手扶持—双手垂于身体两侧—双手交叉胸前。每日1~2次,每次25~30min。

2.功能性平衡板训练

首先指导患者在双杠内完成半弧型底功能性平衡板训练,随平衡训练效果逐渐转移至双杆外和脱离双杠;由直径大的平衡板过渡至直径小的平衡训练板;平衡板首先进行左右摆动和全半球摆动训练;上下平衡板由康复理疗师辅助逐渐过渡至自己独立完成。每日1~2次,每次15~20min。

3.一字形步训练

指导患者在宽(15cm)和窄(5cm)两种木板进行连续步行训练,宽板用于训练迈步和左右腿协调,窄板用于训练迈步时抬腿后屈膝、屈髋、屈踝等高度。训练遵循先内杠转移至外杠完成;先训练前后跨步,然后侧方跨步训练,最后交叉跨步训练;根据患者康复训练完成情况进行一字形行走训练。

4.水中平衡训练

是一种结合了水的理化性质及机械刺激来教授有运动功能障碍或学习能力障碍的人学会水中活动,恢复功能水平的一种水中治疗技术。

(1)第1点:"心理调适"训练。使患者可以安全、放松地在水中进行训练以及保持安全的呼吸位置,15min/次。具体训练内容:在治疗师保护下进行水中站立以适应水环境,在水面吹乒乓球,把口鼻浸入水中并憋气,在水面上吸气并将头部浸入水中后吐气。

(2)第2点:矢状旋转控制(sagittal rotation control,SRC)。直立位下最大程度向左右两侧侧屈身体,治疗师在患者前方保护患者。

(3)第3点:横向旋转控制(transversal rotation control,TRC)。患者从直立位站立于水中,治疗师站在患者后方,患者身体向后仰漂浮于水上,治疗师双手托住患者肩胛骨,再嘱患者从仰卧漂浮转换为直立位站立于水中。

(4)第4点：纵向旋转控制。①患者直立位站立于水中，原地向左、右旋转跳跃。②水中太极。双峰贯耳：双脚与肩同宽，身体转向一侧，重心向同侧移动，成弓步，双上肢前屈90°；金鸡独立：上身不动，重心左移，左侧上肢自然下垂于体侧，掌心向内，右下肢离地并屈髋屈膝90°，左下肢单独支撑身体，完成后换对侧腿继续完成上述动作。③水中运动功能训练：上下台阶、提踵。④原地踏步、行走、踩浮条行走。

（四）行走的护理

引发患者运动功能障碍的原因是脑卒中偏瘫患者脑损伤同侧后影响非偏瘫侧下肢肌力，进而限制患者步行能力和平衡性。脑卒中后偏瘫患者过早过度的走路直接造成了患者的误用，加重了患者躯干、骨盆、髋关节、膝关节、踝关节的异常，异常程度明显高于康复训练的病人。脑血管病患下肢瘫痪不能行走时，如要做行走训练必须具备独立坐、独立站、重心在患侧下肢站立以及具有分离运动出现的条件。要按照一个循序渐进的过程，在恢复过程中，应该重点训练病人躯干、骨盆、髋关节、膝关节、踝关节的控制能力和平衡能力，在综合能力达到一定水平时再逐步过渡到步行的练习，千万不要进行跳跃式的训练。

在我国，不少脑血管病患者及家属欲速行走，常常在患者不具备自己独立站立30min以上能力时，即由家属扶着或两个人左右夹着练"步行"。这不仅达不到步行的目的，反而产生膝反张及加重划圈步态。如果在肌张力过低控制能力很差的时候练习步行，这时候不仅会加重肌肉的痉挛和代偿，而且此时肌肉处于弛缓阶段，偏瘫侧关节控制能力下降，过早练习走路更容易引起各个关节的损伤、踝关节扭伤，膝反张也大多在这时导致。此时应重点进行床上翻身、起坐、坐位平衡、正确坐姿、卧位、诱发肌肉运动等训练。

当患者能站稳10~15min而无疲劳感时便可以进行步行训练。步行时先通过步态分析，找出主要问题，提出训练计划，重点在于纠正划圈步态。先在平衡杠内抬步，再借助步行器步行，最后徒手步行。治疗师或护士协助患肢膝关节负重训练，再健肢支撑重力，能够进行一个步行周期，多次练习最终达到独立步行。

（五）上肢功能锻炼的护理

早期采取患肢被动运动，忌治疗师牵拉患者关节，诱发主动运动。上肢肩关节被动运动时如若肩关节处于弛缓期，只能完成正常活动的50%；肘关节被动运动包括肘关节伸、屈、前臂旋前、旋后；手关节活动度维持训练可做腕关节掌屈、背伸、桡偏、尺偏；指关节屈伸运动。通过上述训练，可以预防腕关节、指掌关节、拇指关节屈曲畸形，改善拇指和手的功能。上肢康复训练时可采用主动辅助运动，即Bobath握手，用健侧上肢带动患侧上肢的被动活动。运动顺序由近端到远端关节，运动幅度逐渐增大，循序渐进，让患者先用眼注视被动活动的肢体，感觉被动活动时的体会，采用牵伸技术来增加被动运动感觉输入。重复做与挛缩方向相反的运动，促进恢复主动运动。

（六）体位摆放的护理

脑卒中初期，患者大部分时间都是在床上度过的，不良的姿势会使异常运动模式形成、痉挛增加。康复体位又称良肢位,良肢位的摆放对抑制痉挛、预防肩关节半脱位、诱发早期分离运动均可以发挥较好的影响。通过指导患者仰卧位、患侧卧位、健侧卧位的训练具体进行康复护理时,三种体位交换摆放。其中仰卧位在迷路反射以及紧张性颈反射的作用下容易使患者出现阳性反射活动。这种体位使用时间不宜过长。而患侧卧位可以增加患者的感觉刺激,有利于患者功能恢复,多主张使用。对患者进行良肢位摆放时,要防止痉挛姿势的出现和预防继发性损害。当病情允许应鼓励患者及早坐起或进入轮椅之前进行抬高床头训练,这样可预防各种并发症,尤其是体位性低血压。坐位可分为床上坐位和轮椅坐位。床上坐位要求患者脊柱保持伸展位,床的高度要适当等,轮椅靠背可使脊柱屈曲过度,可在其背后置一比较硬的可以调节的板,以保持脊柱伸展、髋关节屈曲,需注意此类训练时间不可太长,循序渐进。对残障肢体进行早期低负荷伸展训练,将肌肉处于拉长的状态,可以有效预防患者肌肉因静止状态而出现缩短的情况。

(七)下肢功能锻炼的护理

双侧等速肌力训练:等速肌力训练有利于进一步改善其步行能力和平衡功能。根据健侧—患侧—健侧—患侧的顺序开展,1次/d,训练15min后休息2min再进行15min的训练,5次/周,持续6周。

(八)肢体痉挛的护理

脑卒中患者以痉挛性偏瘫居多,临床表现为明显的肌张力增高,上肢、手指屈曲,下肢伸直,被动伸直手有僵硬抵抗感等,严重影响患者日常生活活动能力和身心健康,生活质量也大大降低。实施早期系统性护理可有效满足患者护理需求,促进其肢体功能恢复,提高生活质量。

1.护理方法

(1)良肢位的摆放。由于脑卒中后肢体痉挛的特点为上肢以屈肌痉挛为主,下肢以伸肌痉挛为主伴有足内翻和足下垂。所以,为了巩固康复治疗的效果,预防肢体痉挛的发生,为患者正确地摆放偏瘫肢体的良肢位,是对抗上肢的屈肌和下肢的伸肌痉挛、保持患肢功能位的重要措施。

(2)防治继发性功能障碍的护理。指导患者家属正确地活动患者的肢体,患肢的活动幅度由小到大,活动各个关节,并进行按摩。鼓励患者主动采用Bobath握手,通过健手带动患手,从而活动各个肌群;下肢指导患者进行桥式运动,并进行坐起锻炼。

(3)防止深静脉血栓。痉挛肢体由于活动的减少,较容易产生深静脉血栓,所以,在B超排除患肢深静脉血栓后,教会患者家属为患者进行肢体的向心性按摩有利于促进痉挛肢体的静脉回流,对防止深静脉血栓的发生有重要的作用。而且避免在患肢进行静脉穿刺则能预防因血管内皮损伤而诱发的深静脉血栓的产生。

(4)做好用药后的护理观察。部分患者在接受肌松药物和抗焦虑药物治疗时会发生嗜睡、恶心、肌肉无力等不良反应。因此,在患者治疗期间做好护理观察及指导有利于防止误吸、舌后坠等的发生。

(5)嘱咐患者着宽松衣物,以免影响血液循环和肢体活动。鼓励患者用健侧手辅助患侧手运用辅助器材进行手部阻力训练,鼓励患者练习进食、梳头和更衣等动作,减少对家属的依赖。

2.康复治疗

(1)牵张训练。用舒缓的手法持续牵拉紧张的肌肉可以达到降低肌张力、缓解肌痉挛的目的。

(2)适当主动锻炼痉挛肌的拮抗肌,可交替性抑制痉挛肌。

(3)抑制异常反射性模式。应用Bobath技术、Rood技术及PNF技术可抑制痉挛模式,调整肌张力,以形成正确的姿势模式和功能活动模式。

(4)作业治疗。在肌痉挛有一定改善的情况下,通过作业和文体活动逐步增加动作的复杂性,最大程度恢复日常生活活动能力以及工作能力,上述治疗每日 1 次,每次 30 ~ 45min,每周训练 6d,疗程为 4 周。

(5)抗痉挛体位负重练习。患者坐于治疗床上,双手平放,控制重心由一侧向另一侧反复转移;移动至患侧时,患侧上肢屈肌拉长,并保持1 ~ 2min,下肢负重屈曲,拉长下肢伸肌,保持1 ~ 2min。

(九)肩关节半脱位的护理

肩关节半脱位是偏瘫患者常见的并发症,它是影响脑卒中病人康复的主要继发因素之一。肩关节半脱位一般发生在脑卒中后第3 ~ 4周,而且一旦发生半脱位,以后出现的肌肉痉挛并不能使之完全复位。许多患者因肩关节长期半脱位导致上肢功能丧失,出现一系列肩手综合征(疼痛、挛缩、肌张力增高等),恢复较慢甚至无法恢复。由于肩关节半脱位会妨碍偏瘫患者上肢功能的恢复,因此对脑卒中患者应在早期就采取积极的防治措施。70%肩关节半脱位的患者会有肩痛,影响了患者的情绪,对自信心、日常生活活动造成不良影响。患者厌倦身体主动运动,使他们在训练中不能主动配合,因而阻碍了康复进程。

1.肩关节半脱位机制

偏瘫患者由于上运动神经元受损,肌张力增高,胸小肌张力的非对抗性增加将肩胛骨脊椎缘拉离肋骨,引起肩胛骨向下旋转,肱骨处于相对外展位,其固锁机制难以发挥作用。同时冈上肌、冈下肌和三角肌后部明显萎缩,肩关节不再拉紧,在患肢重力作用的牵拉下,肱骨头自由地从关节盂滑下造成半脱位。

2.肩关节半脱位的原因

(1)由于瘫痪所致患侧肩关节周围肌肉松弛及肩胛骨下旋。

(2)肩关节囊松弛使肩关节稳定性下降。

(3)患者起床后患臂受重力下垂作用而导致半脱位。针对原因和机制,康复护理原则是:①纠正肩胛骨位置,抑制肩胛骨内收、后伸和向下旋转;②刺激肩周围起稳定作用的肌群;③维持无痛性关节活动。

(4)护理方法。护理应自患者发病后只要不存在体位变换禁忌时开始,针对肩关节半

脱位的原因,在病人日常生活活动及休闲活动中实施护理手段,具体内容如下:

①卧位:仰卧位应特别注意使患侧肩和上肢放在一软枕上,患肩向前抬举。健侧卧位时患肩关节应向前,肘放在软枕上。健侧卧位是睡眠时最舒适的体位,也是抑制痉挛的较好体位;患侧卧位是一种使患肘伸展的有用体位,但要注意勿使患肩过久压在身下以免产生肩痛。

②翻身:帮助患者向患侧翻身可使患肩接受一定的挤压,诱发肢体的主动运动和对身体两侧的感知。

③双肘支撑俯卧位:患者双肘放于双肩下,护士的手放在患者肩或头部向下压,并向患肩侧方加压,起到活化肩部肌群的作用。

④起床:护士站在患侧,一手固定患肘,一手牵拉健侧手臂帮助患者起床,应注意使患肘正好处在肩下,防止肩后缩。

⑤更衣:穿衣时先患侧后健侧,脱衣时先健侧后患侧。

⑥坐位:患侧上肢支撑床,健侧伸至患侧拿物,促进肩部与骨盆的旋转,诱发双侧活动。还可向患方施加一定压力,促进平衡的建立,也可进行坐位双手支撑各方向移动的训练。

⑦轮椅坐位:肘和手需要有支撑板,不可使患肢自然下垂,可用于进食动作、写字、画画、下棋等娱乐活动。

⑧下床站立及行走:需扶持患肘和手,自我扶站时,双手支撑台面或支撑物。

⑨无痛性关节活动:无论何种体位,可帮助或鼓励患者主动做无痛性关节活动。

（十）康复护理

目前国内治疗脑卒中偏瘫患者肩关节半脱位的康复疗法主要有功能性电刺激治疗、肌电生物反馈疗法、重复经颅磁刺激、运动疗法、肩关节挤压、患侧负重、PNF技术、肌内效贴(KT)等。

1.功能性电刺激治疗

选用部位为冈上肌、三角肌,治疗强度为能引起明显肌肉收缩,患者能接受且不会引起肌肉疲劳,治疗时间为20min/次,1次/d,5d/周。

2.肌电生物反馈疗法(EMGBFT)

通过放大肌肉生物电活动信号,并将其转换成视觉与听觉信号,人体通过接收这些回馈信号主动控制肌肉活动。为患者实施治疗前,应用酒精棉球对治疗部位皮肤进行消毒,然后在患者冈上肌及三角肌肌腹部位皮肤表面贴电极,然后连接导联及电极并根据患者实际情况选择治疗参数。治疗后显示屏上显示肌肉收缩产生的肌电信号,待仪器发出指令后,临床医师应鼓励和指导患者最大限度提高目标肌肉收缩强度并根据系统记录采集到的肌电信号设定阈值,达到阈值后系统会对患者产生电刺激,有助于患者完成目标动作。患者应根据系统指令完全放松肌肉或者尽力维持目标动作。训练过程中应该及时指导患者通过反馈信号对肩关节上提运动、外展运动及前屈运动进行控制,训练时间30min/次,治疗5次/周,持续治疗8周。

3.重复经颅磁刺激(repetitive transcranial magnetic stimulation, rTMS)

重复经颅磁刺激具有无痛、无创、有效、易于重复及操作简便等特点,通过强磁脉冲传递到大脑区域来诱导电流并改变人脑皮层的活动,可用于各种神经精神疾病。

4.运动疗法

(1)被动运动。在患者无痛范围内进行肩部被动运动,每个方向5～10次。肩胛骨的被动运动:患者仰卧位,治疗师一手托于肩胛骨下,一手控制肩部,将肩胛骨向上、向外、向前运动。肩关节的被动运动:患者健侧卧位,患肩在上,治疗师一手控制肩部,一手控制上肢,在无痛范围内向肩部前屈、后伸、内收、外展、内旋、外旋各方向运动。

(2)主动运动。坐位,患者Bobath握手,将上肢置于滚筒,身体尽可能前屈,将滚筒前后推拉;患者Bobath握手,将上肢尽可能上举,坐位、卧位皆可;坐位,患者向上耸肩,治疗师站在患者背后,于其腋下向上施加助力,若患者能抗重力耸起,则于其肩上施加一个向下的阻力,进行抗阻训练。

5.肩关节挤压

患者健侧卧位,患侧肩关节屈曲,肘伸直,前臂旋后,腕背伸,治疗师一手握患手,一手置肘关节处,沿上肢纵轴向肩关节方向施加压力。

6.患侧负重

坐位,患侧肩部稍外展外旋,肘关节伸直,腕关节屈曲,患手放在坐位臀部水平,然后让患者向患侧倾斜,利用患者体重使患肢各关节受压及负重。

7.PNF技术

①肩胛带前伸:患者取健侧卧位,髋关节和膝关节均屈曲90°,头颈居中,治疗者一手握住患者上肢,保持肩关节外旋位,另一手沿肩胛内侧缘将肩胛骨尽量朝鼻尖方向向上、向前运动;②肩胛带后伸:治疗起始位同上,健侧卧位下引导患侧肩胛骨向下段胸椎尽量做向后、向下移动;③肩胛带前伸:治疗起始位同上,在健侧卧位下引导患侧肩胛骨向对侧的髋脊做向下、向前运动;④肩胛带后伸:治疗起始位同上,在健侧卧位下引导患侧肩胛骨向上、向后做耸肩动作;⑤上肢单侧D2屈模式:患者仰卧位,治疗师抓握患者手背,手指放在桡侧,治疗师的大拇指置于尺侧缘并加力,在仰卧位下引导患侧上肢由肩关节伸展—内收—内旋位向肩关节屈曲—外展—外旋运动;⑥上肢双侧D2伸屈模式:患者取仰卧位或侧卧位,练习Bobath握手,由健侧上肢带动患侧上肢,双上肢由D2伸展模式(即伸展—内收—内旋)过渡到双上肢D2屈屈模式(即屈曲—外展—外旋)。治疗过程中治疗者采用简短明确口令教授患者训练方法,通过徒手接触、本体感觉输入,灵活运用收缩—放松—拮抗—收缩活动,保持节律性稳定反复20遍,每天2次,共4周。

8.肌内效贴(kinesio taping, KT)

KT是1973年由日本的Dr. Kenso Kase所发明,是一种将有弹性的胶布贴于体表以达到保护肌肉骨骼系统、促进运动功能的非侵入性治疗技术。选用宽度5cm的肤色KT,患者所使用贴布批次相同,并于使用前进行过敏测试。贴布主要贴于斜方肌、棘上肌及三角肌处,其中斜方肌采用三条"I"型贴布扎贴,贴时抬高肩部并向后伸展,分别贴敷于前、中、下斜方肌;棘上肌采用无张力的"I"型贴布贴敷于肩胛骨到肱骨处的肌肉,在肩屈曲和上臂外展时用15%～25%的拉力贴到肱骨头处;三角肌采用无张力的"Y"形贴布,于三角肌粗隆处固定,在肩后伸及前屈时用15%～35%的拉力扎贴于三角肌前后缘。如果患者感肩部剧烈疼痛,可用"X"形痛点贴扎疼痛最明显处。KT每日1次,每贴可维持24～48h,1个疗程为7次,连续治疗4周。

(十一)偏瘫侧肩部疼痛的护理

肩部疼痛是脑卒中最常见并发症之一,主要表现为患侧肩关节的疼痛和功能障碍,因剧痛严重影响肩部和上肢功能的恢复,大大降低了患者的生命质量。目前对于偏瘫侧肩部疼痛的康复护理仍以综合性康复护理为主。

1.心理干预

护理人员与患者建立良好的医患关系,采用积极的态度和柔和的聊天方式与患者沟通,使其了解疾病的情况,消除焦虑抑郁的不良情绪,帮助树立恢复健康的信心。

2.康复干预

在患者生命体征稳定后,对患者进行肩部痛阈范围内关节活动训练,自我辅助做握手不高举过头的肩关节运动。还可改变不同的体位方式,以此来舒缓肩关节的疼痛压迫状态,并对患者的日常生活能力如穿脱衣、洗漱、下床走动等内容进行指导。

三、中医特色护理

(一)基础护理

1.情志护理

在实施护理操作过程中与患者交谈,评价患者的情志状态,了解出现负性情绪的原因,予以针对性心理疏导,可采用胜情法,如以喜胜忧,引导患者关注每天功能锻炼达到的效果,并鼓励患者观看喜剧类的电视节目或书籍,做好自我情绪调节。

2.运动护理

在常规实施西医功能锻炼的基础上,可根据患者的身体条件指导练习五禽戏、太极二十四式或健身操等中医保健运动,达到舒筋活骨的目的。

3.饮食调护

除常规保持低盐、低脂、低糖饮食外,根据患者的症状进行饮食调护,体虚者可每天以黄芪、枸杞泡水,或熬煮枸杞山药粥;食欲不振者饮食中可添加麦芽、山楂等开胃中药;血瘀者加丹参、大枣达到活血、养血的目的。

(二)辨证施护

1.针灸治疗

(1)中经络。

治法:调神导气,疏通经络。以督脉、手厥阴及足太阴经穴为主。

主穴:水沟、委中、内关、三阴交、极泉、尺泽。

配穴:肝阳暴亢配太冲、太溪;风痰阻络配丰隆、风池;痰热腑实配曲池、内庭、丰隆;气虚血瘀配足三里、气海;阴虚风动配太溪、风池。口角歪斜配颊车、地仓;上肢不遂配肩髃、手三里、合谷;下肢不遂配环跳、阳陵泉、阴陵泉、风市、足三里、解溪;头晕配风池、完骨、天柱;足内翻配丘墟透照海;便秘配天枢、丰隆、支沟;复视配风池、天柱、睛明、球后;尿失禁、尿滞留,配中极、曲骨、关元。

方义:脑为元神之府,督脉入络脑,水沟为督脉穴,可醒脑开窍、调神导气;心主血脉藏神,内关为心包经络穴,可调理心神,疏通气血;三阴交为足三阴经交会穴,可滋补肝肾;极泉、尺泽、委中,疏通肢体经络。

操作:水沟用雀啄法,以眼球湿润为佳;刺三阴交时,沿胫骨内侧缘与皮肤成45°角,使针尖刺到三阴交穴,用提插补法;刺极泉时,在原穴位置下2寸心经上取穴,避开腋动脉,直刺进针,用提插泻法,以患者上肢有麻胀和抽动感为度;尺泽、委中直刺,用提插泻法使肢体有抽动感。可在患侧上、下肢各选2个穴位,采用电针治疗。

(2)中脏腑。

治法:醒脑开窍,启闭固脱。以督脉穴和手厥阴经为主。

主穴:水沟、百会、内关。

配穴:闭证配十二井穴、合谷、太冲;脱证配关元、神阙等。

方义:脑为元神之府,督脉入络脑,水沟、百会为督脉穴,可醒脑开窍;内关为心包经络穴,可调理心神、疏通气血。

操作:内关用泻法,水沟用强刺激,以眼球湿润为度。十二井穴用三棱针点刺出血。关元、气海用大艾炷灸,神阙用隔盐灸,不计壮数,以汗止、脉起、肢温为度。

针灸治疗中风疗效满意,尤其对肢体运动、语言、吞咽等功能的康复具有促进作用,开始越早效果越好。针灸治疗期间,应经常按摩患肢,并进行主动或被动运动,防止肌肉萎缩;对于长期卧床的患者,应常助其翻身,防止发生褥疮;中风患者应保持大便通畅,便秘可能诱发再次中风。

2.其他中医特色护理

(1)内服中药。①胶囊:如活血化瘀的通心络胶囊、脑安胶囊、丹灯通脑胶囊等,脑出血急性期忌服。②丸剂:如华佗再造丸,服药期间有燥热感,可用白菊花蜜糖水送服,或减半服用,必要时暂停服用1~2d。服安宫牛黄丸期间饮食宜清淡,忌食辛辣油腻之品,以免助火生痰。③颗粒:如服养血清脑颗粒,忌烟、酒及辛辣、油腻食物,低血压者慎服。

(2)注射给药。醒脑静注射液含芳香走窜药物,开启后立即使用,防止挥发;生脉注射液用药宜慢,滴速<30滴/min,并适量稀释。脑水肿患者静脉滴注中药制剂时不宜过快,一般不超过30~40滴/min为宜。给药前阅读说明书,给药时密切观察有无药物的过敏反应及副作用。中药注射剂应单独使用,与西药注射剂合用时,需用生理盐水做间隔液冲管。

（3）外用中药。紫草油外涂（清热凉血、收敛止痛），适用于二便失禁或便溏所致的肛周潮红、湿疹。涂药次数视病情而定，涂药后观察局部皮肤情况，如有皮疹、奇痒或局部肿胀等过敏现象时，应立即停止用药，并将药物拭净或清洗，遵医嘱内服或外用抗过敏药物。

（4）穴位贴敷。根据患者疾病，上肢不遂在肩髃、手三里、曲池、外关、臑俞、合谷、臂臑等处进行贴敷；下肢不遂选择足三里、血海、环跳、浮兔、风市、涌泉、三阴交、阴阳陵泉进行贴敷。药物选择三七、干姜、丹参、肉桂、血竭、附子、当归、川芎、赤芍、地龙各20g，黄芪50g等，根据不同穴位选择不同体位，使药物能够贴敷稳妥。贴敷药物前应该对穴位进行定位，用温水将局部洗净，或是用乙醇棉球将局部擦净后再贴敷药物。换药时用消毒干棉球将皮肤上的药物擦干净再敷药。保留6~10h，停药2h后再贴敷药物，治疗20次。

（5）热敷作用。

①解痉：中药湿热敷利用中药的不同性味作用，经人体经络入脏腑，输布全身，直达病位所在，起到温经散寒、活血散瘀、祛风除湿通络的功效。温热作用可缓解肌腱、韧带和肌肉痉挛和僵直状态，促进肢体运动，改善肢体功能。同时，温热刺激可激活单核-吞噬细胞的功能，提高机体抵抗力，降低痛觉神经兴奋性，达到抗炎、消肿、镇痛、解痉的目的。中药湿热敷通过中药、穴位刺激、物理热力刺激等缓解肌张力增高症状，改善脑卒中后肌肉痉挛。

②促进肌力恢复，降低肌张力：用湿热敷和按摩相联合的方法，可诱发血管扩张，一定程度上改善脑组织缺血缺氧状态，尤其在缺血半暗带早期，短期内迅速恢复脑血流尤为重要，可限制神经元损伤、丢失，从而改善缺血脑组织的微循环。湿热敷与按摩联合使用，可促进肢体血液循环，刺激神经功能，减轻或防止肌肉废用性萎缩，促进肌力恢复。

③促进肢体活动功能恢复：中药湿热敷有助于脑卒中患者肢体活动功能和自理能力的恢复。其作用机理是通过中药湿热敷督脉，借助中药药性、物理热力、经络的共同作用，改善大脑对肢体运动功能的调节作用。

常用方药：中药湿热敷治疗脑卒中痉挛性偏瘫，常选用川芎、姜黄、乳香、没药以活血止痛；红花、牛膝、鸡血藤以活血化瘀，调经活络；独活、川乌、草乌、秦艽、豨莶草以祛风除湿；艾叶、桂枝、伸筋草、透骨草以温经散寒通络，祛风除湿止痛。中药湿热敷利用中药功效和温热效应，行气化瘀，养血补阴，使筋脉得养，脉络得通。

（6）足浴。下肢血管神经病变和脑卒中患者神经功能障碍的病因认识一致，均为阴阳失调，风、痰、瘀痹阻脉络所致。中药足浴在临床运用广泛，中药足浴能改善微循环、营养神经、刺激肢体感觉，在下肢血管神经病变和脑卒中患者神经功能康复方面疗效显著。

（7）穴位按摩。患侧上肢取穴：极泉、尺泽、肩髃、合谷等；患侧下肢取穴：委中、阳陵泉、足三里等。

（8）艾灸。患侧上肢取穴：极泉、尺泽、肩髃、合谷等；患侧下肢取穴：委中、阳陵泉、足三里等。

第八章　脑卒中后吞咽言语功能障碍的护理及康复

一、概述

脑卒中是指急性脑循环障碍所致的局部或全面性脑功能缺损综合征，是神经内科常见疾病之一。随着现代医疗技术的发展，脑卒中患者死亡率明显下降，但是大多数患者存有后遗症和并发症，对其自身生活造成严重影响的同时，也对社会与家庭造成了负担。对于脑卒中患者而言，吞咽障碍（Oropharyngeal Dysfunction，OD）是卒中后较为常见的症状，所占的比重为卒中患者的37%～78%。该类患者并发肺部感染的概率远高出吞咽正常者，其致死率高达50%。基于此，加强卒中后吞咽障碍者的早期康复治疗，最大限度地恢复吞咽功能，能够有效降低吸入性肺炎（aspiration pneumonia，AP）等并发症的发生，改善患者的生存质量。

二、吞咽、言语功能障碍护理

1. 言语功能障碍护理

（1）观察患者语言功能情况，建立护患交流板，从患者手势及表情中理解其需要，与患者共同协调设定一种表达需求的方法，无法用手势及语言表达的患者可利用物品或自制卡片，对于无书写障碍的失语患者可借助文字书写的方式来表达患者及亲属双方的要求。与患者达到良好沟通，对家属进行健康宣教，共同参与语言康复训练。

（2）鼓励患者开口说话，随时给予肯定，在此过程中，尽量减少纠正，更不应责难以增强患者的信心。对遗忘性患者应有意识地反复进行，以强化记忆。训练有关发音肌肉，先做简单的张口、伸舌、露齿、鼓腮动作，再进行软腭提高训练，做舌部训练，还有唇部训练，指导患者反复进行抿嘴、噘嘴、叩齿等动作。采用吞咽言语治疗仪电刺激发音肌群同时配合发音训练。

（3）配合康复治疗师进行语言康复训练。包括放松疗法、发音器官运动训练、呼吸训练及语言矫治等，初期可用手势或书面笔谈，加强沟通，进而从简单的字、音、词开始，单音训练1周后逐步训练患者“单词—词组—短句”发音。从简单的单词开始，然后再说短句；阅读训练及书写训练，经过1～2周时间训练，掌握一般词组、短句后即能接受跟读或阅读短文的训练。鼓励患者读书看报，适当听收音机。利用口形及声音训练，采用“示教—模仿方法",即训练者先做好口形与发音示范,然后指导患者通过镜子观察自己发音的口形,纠正发音错误。

(4)重视正念系统性语言护理的重要性。

2.吞咽功能障碍的护理

(1)协助医师进行吞咽试验以观察有无呛水、呛食等情况。

(2)有吸入性肺炎风险的患者遵医嘱做好留置胃管的护理。

(3)对轻度吞咽障碍以摄食训练和体位训练为主。可采用改变食物性状和采取代偿性进食方法如姿势和手法等改善患者吞咽状况,一般先用糊状或胶状食物进行训练,少量多次,逐步过渡到普通食物。

(4)对中度、重度吞咽障碍患者采用间接训练为主,主要包括:增强口面部肌群运动、舌体运动和下颌骨的张合运动,咽部冷刺激,空吞咽训练,呼吸功能训练等。

(5)保持环境安静、舒适,减少进餐时分散注意力的干扰因素,如关闭电视、收音机等,指导患者进餐时不要讲话,防止误吸。

(6)采用球囊扩张术,它是临床常用的吞咽困难康复的方法。球囊扩张术联合手法治疗能有效改善卒中后环咽肌迟缓所致的吞咽障碍。

吞咽障碍电刺激功能训练:吞咽障碍是脑卒中后常见的并发症,脑卒中急性期存在吞咽障碍,卒中后吞咽障碍常会引起进食困难、呛咳,引发吸入性肺炎、营养不良,严重影响患者的卒中后恢复。吞咽障碍的发病率高达30%~45%,不仅可导致误吸、脱水及营养不良等,还可引起窒息,同时易使患者产生悲观、失望的情绪,严重影响患者的生活质量,最终给家庭、社会造成沉重的负担。电刺激目前作为治疗吞咽障碍的重要手段被广泛应用,也是临床发展的主要方向之一。目前利用表面神经肌肉电刺激治疗吞咽障碍的主要形式是利用一定强度的、预设的刺激程序来刺激咽部肌肉,诱发肌肉运动或模拟正常的自主运动,以达到改善或恢复被刺激肌肉或肌群功能,从而治疗吞咽障碍的目的。针刺疗法可与电刺激功效互补,针刺具有类似或优于异化作用中的促进作用,针刺能反复将运动刺激信号传入大脑皮层,有加强促进的作用,另外也可以加强皮层功能区之间的协调和代偿作用,改善相应吞咽障碍。针刺穴位多选取颈咽部的穴位,直接刺激脑部通向咽部的经络穴位,以通经活络、利咽通窍。从神经系统的通路来说,针刺具有兴奋或调节咽部神经功能的作用,可加速吞咽反射弧的修复和重建。电刺激一方面通过刺激咽部肌肉群,引起咽缩肌、环咽肌等被动收缩,增强其肌力,有助于喉上抬,防止会厌返折不全引起误咽;另一方面可显著增加或调节大脑皮质血流量,促进吞咽器官血液循环,改善咽缩肌、环咽肌等咽部肌肉灵活性和协调性。吞咽治疗仪将电极放置于患者的颈部,通过输出中低频电流,对喉返神经、舌下神经、舌咽神经等与吞咽言语功能相关的神经进行刺激,缓解神经元麻痹,促进麻痹受损的神经复苏,从而加强吞咽肌群、构音肌群的运动,缓解肌群废用性萎缩,加强其功能,改善咽喉部血流,实现吞咽反射弧的恢复与重建。最终反复电刺激吞咽肌肉,兴奋大脑的高级运动中枢,能帮助恢复和重建正常的反射弧,促进新的中枢至咽喉运动传导通路形成。

球囊扩张术:球囊扩张术通过减小环咽肌的静止期压力和增加松弛的时间和程度,能显著缓解患者的吞咽困难。改良的球囊扩张治疗能提高单侧脑干卒中患者受影响的兴奋性。改良球囊扩张术对脑干卒中后吞咽障碍患者食管上括约肌功能治疗后,80% 以上的患者拔除了鼻饲管,吞咽水、浓流质及糊状食物时 UES 松弛残余压较治疗前明显下降,球囊患者治疗后 FOIS 评分均值较治疗前增加。环咽肌失迟缓患者经过导尿管球囊扩张联合门德尔松手法治疗后,饮水试验分级及摄食吞咽障碍程度分级明显改善。但使用球囊在操作时需注意:①可用棉签蘸丁卡因插入鼻腔旋转一圈,以降低鼻黏膜的敏感性,减缓插管时疼痛明显或打喷嚏等不适。②操作时向外牵拉球囊有落空感时迅速抽出球囊内生理盐水,防止球囊在气管与食管分叉处堵塞气管造成窒息。③球囊扩张治疗一般在饭前或饭后 30min 进行,预防胃内容物反流引起并发不适。

吞咽肌群训练(冷刺激):脑卒中是威胁人类生命与健康的常见病与多发病,我国脑卒中的发病率已达(120～180)/10 万人口。吞咽障碍是脑卒中常见并发症,轻者只有吞咽不畅感或出现误吸,重者出现水肿或营养摄取困难。吞咽障碍治疗目的是恢复或提高患者的吞咽功能,改善身体营养状况及因不能经口进食所产生的心理恐惧与抑郁,增加进食安全,减少食物误吸入肺的机会,减少吸入性肺炎等并发症的机会。常规的训练主要靠仪器的被动运动,为减少患者的住院时间,提高了患者的生存质量,在此基础上,采用主、被动的方式进行吞咽肌群康复训练,效果显著。

正常人吞咽运动分为 3 期:第 1 期(口腔期)主要有口轮匝肌、咬肌参与, 第 2 期(咽喉期)主要有舌肌、咽喉肌参与, 第 3 期为食管期, 脑卒中合并假性球麻痹所致的吞咽困难主要表现在第 1 期和第 2 期。根据吞咽障碍的不同程度采取对应肌肉群训练能显著提高舌头、口腔和咽喉功能, 直接进行肌肉的灵活性和协调性训练, 可防止咽部肌群发生废用性萎缩。康复训练中的冷刺激可激发吞咽反射。因此, 要改善吞咽功能障碍的程度, 必须加强对面部、舌、喉部肌群肌力和协调性的训练。脑卒中后存在吞咽功能障碍者, 只要采用适当的吞咽康复训练, 绝大部分患者的吞咽功能可在发病后 1 个月内得到完全或基本恢复。康复训练应尽早实施, 早期吞咽功能康复训练对脑卒中吞咽功能障碍的恢复、减少并发症和改善患者生活质量具有重要意义。

3. 正念系统性语言护理

语言是人们在社交、生活、工作和学习中的重要工具,是人们情绪表达的重要渠道,因此,语言障碍在很大程度上影响着人的情绪,并对人们的日常生活产生颠覆性的影响,脑卒中患者出现失语症会严重降低其生活质量。在校正年龄、性别和其他可能因素之后,脑卒中失语症患者的生活质量仅高于癌症和老年痴呆患者,属于生活质量较低的人群之一。目前,临床治疗脑卒中失语症患者仍然以疏通血栓或吸收瘀血等脑卒中治疗为主,中医则以针灸、中药等治疗,这些治疗虽然取得了一定的效果,但是脑卒中失语患者的抑郁、焦虑及躯体化得分较高,其心理障碍发生率高达 63.89%,这将影响患者的预后和生活质量,因此,对这类患者进行正念系统性的护理尤为重要。正念系统性护理是一种以现代护理观为指导,以护理程序为核心,将临床护理与护理管理的各个环节系统化的一种护理方式,它兼具完整性与合成性。对脑卒中运动性失语症患者开展正念系统性语言护理,可以减轻患者焦虑抑郁状态,较大程度改善患者的失语症状,对脑卒中运动性失语患者的护理具有实践性的指导意义。

正念系统性语言护理方法:脑卒中患者入院后,在出现失语的第一时间由责任护士通知小组成员,小组成员在患者病情稳定后对其进行失语症状评估,评估表为《中国康复研究中心汉语标准失语症检查量表》(Chinese Rehabilitation Research Center Standard Aphasia Examination,CRRCSAE),该量表包括两部分,第一部分12个问题,主要了解患者一般语言状况,第二部分由听理解、复述、说、出声读、阅读、抄写、描写、听写及计算9个项目构成。第一部分不计分,第二部分9个项目分别采用6等级(6~1分)计分,记录9个方面的得分。

具体方法如下:①构音肌训练鼓励患者尽早进行张口、伸舌、鼓腮、嗑瓜子等动作以进行舌的伸缩及口腔肌群的训练。②软腭抬高练习让患者最大限度地张大口腔,发出类似于"A"的发音或做出口型动作。③舌部伸缩运动指导患者反复进行舌部的伸缩运动,舌部在口腔内做出上、下、左、右的伸缩运动,或让患者的舌部沿着上、下牙齿进行左右运动。④唇部训练指导患者做出抿嘴、噘嘴动作。以上四步动作是构音器官的训练,指导患者在每天上午10点左右进行,根据患者身体状况,每日练习30~50min,患者熟练动作后可进行发音练习。发音训练可分为完全性失语发音训练和不完全性失语发音训练,对于完全性失语的患者,应指导患者从元音字母或者吹口哨开始训练发音,然后进行简单的单字练习,单字可选择日常用词,如吃、喝、走、睡、好等,再依次让患者练习双音词、短语、短句、句子等复杂的发音。对于不完全失语的患者,可根据患者的具体情况,进行双音词、短语、短句、句子等复杂发音的练习。发音训练是整个语言护理中的重要环节,在指导患者练习时可采取灵活的方法,如为让患者以放松的心情练习,可选择患者喜欢的音乐或者轻音乐,让患者哼出歌词,在训练过程中,可不断加大音量,让患者哼出声音;为加强患者的记忆力,可拿出食物卡片,让患者找出早上吃过的食物并说出来;患病前喜欢书法的患者可指导其进行书写练习,并让患者把书写后的单词、短语、短句、句子出声读出来等。

三、中医特色护理

1.穴位按摩

取廉泉、哑门、承浆、大椎、通里等穴位以促进语言功能的恢复。

2.耳穴压丸

传统医学认为:耳与脏腑不仅在生理上息息相关,而且在病理上也密不可分;腧穴是人体脏腑经络之气输注于体表的特殊部位,人体的腧穴—经脉—脏腑之间也形成了密切的联系。耳穴埋籽、穴位按摩是临床常用的中医护理措施,耳穴埋籽主要是通过持续性、机械性地刺激相应的穴位,使穴位深部的神经纤维兴奋,促进血液循环,增加语言功能区的血液灌注,从而起到改善语言功能的作用。而穴位按摩可起到疏通经络、活血化瘀、醒脑开窍、调节阴阳、促进循环的作用。百会穴为各经气会聚之处,能通达阴阳脉络,连贯周身经穴,对于调节机体的阴阳平衡起着重要的作用;通里穴为手少阴心经的络穴,中医认为,心气通于舌,舌为心之苗,言为心之声之说。刺激通里穴可改善脑部供血,重建言语活动的神经环路;同时激活了言语中枢功能低下的神经细胞和神经纤维数量,促进和加强了脑功能的代偿作用,从而使中风失语患者的失语得以康复。而按摩廉泉、风府、风池、哑门、天突等穴则可以起到疏风泄热、清音利喉、清咽利舌的作用;从现代医学神经解剖生理的观点,其机理包括三个方面的作用。

(1)通过皮层—丘脑—皮层调节,使特异性传导系统和非特异性传导系统相互作用达到平衡,重建言语活动的神经环路。

(2)迅速建立起脑血管侧支循环,促进损害部位的血流量增加,脑循环不全得以改善。

(3)激活了言语中枢功能低下的神经细胞和神经纤维数量,促进和加强了脑功能的代偿作用。在常规语言训练基础上采取耳穴埋籽加穴位按摩等中医护理干预,对促进脑卒中语言缺失患者听理解、命名、阅读及复述等功能的效果均明显优于常规语言训练。

四、延续护理

根据每位患者在住院期间的语言康复状况制定患者出院后的语言康复计划,以保证患者语言康复训练的延续性。在延续护理中,根据每位患者的身体条件和家庭条件进行门诊随访和入户随访,如条件许可的患者告诉其家属每3周带患者来院随访1次;门诊随访困难的患者采取入户随访,每周1次。住院期间干预4周,延续性护理12周,共16周。

第九章　脑卒中后肺部感染的护理及康复

一、概述

脑卒中患者因长期卧床缺乏运动能力、患者营养情况较差、身体虚弱等原因常会出现继发感染，其中以继发性肺部感染的发生率较高，临床实践表明，在脑卒中患者中肺部感染发生率为5%～30%。肺部感染是临床感染率较高的一种疾病，因为病情严重，患者神经系统受到损害，意识也出现障碍。脑卒中重症患者在患病期间很难将呼吸道内分泌物排出，而分泌物无法排出则会导致患者出现误吸、误咽分泌物，严重影响肺功能，继而引发肺部感染。

发生肺部感染后除应用抗感染治疗外，积极妥当护理也是治愈成功的关键一环。预防肺部感染发生，护理尤为重要。对于有下列情况者重视可能发生肺部感染的危险因素：

1.慢性呼吸道疾病

如慢性支气管炎、COPD、肺部肿瘤、支气管哮喘、肺心病、肺气肿等。

2.意识障碍

意识障碍在嗜睡以上，各种反射明显减弱或消失，排痰功能低下。

3.假性球麻痹

多次中风导致假性球麻痹，吞咽困难，自主咳嗽排痰困难，进食易呛咳。

4.年龄

年龄大，一般情况差，不能自己进食，需鼻饲饮食。

5.分泌物

多次吸痰，反复呕吐。应积极护理，患者应侧卧位或侧俯卧位，口角向下利于咽喉、口腔分泌物排出。持续吸氧。并每2h翻身，拍背。患者咳嗽时及时翻身拍背。

二、基础护理

1.病房温度

以18℃～20℃为宜，湿度保持在50%～60%，每日通风换气2次，避免对流，以防感冒。晨晚紫外线空气消毒2次。减少探视，避免交叉感染。

2.患者卧床

取平卧位，抬高床头15°～30°，头偏向一侧，以利于呕吐物及分泌物的排出，避免误吸。若患者出现呕吐，立即帮患者擦除呕吐物，并尽快清除口腔异物。

3.加强呼吸道护理

对于痰黏稠的,应氧气雾化吸入。雾化后给予间断吸痰,吸痰时注意无菌操作,动作要轻柔迅速,并且左右旋转向上提收,减少对气道黏膜的损伤。痰鸣音明显时应及时吸痰。翻身之前拍背,翻身之后拍背。对于长期卧床的患者,每2h翻身叩背1次,每次拍打5~10min,并注意拍打手势、拍打方法、力度,促进痰液排出。

4.积极治疗原发病

对于脑出血患者,可根据病情早期行血肿清除或血肿穿刺引流、脑室引流。大面积脑梗死患者可根据病情行去骨瓣减压术,使患者意识障碍好转,有利于咳嗽反射恢复。

5.积极抗感染治疗

反复多次行痰培养,针对性使用抗生素,对于感染严重的,尽早二联抗感染治疗。肺部感染发生后,换气功能减弱,可加重脑积水,加重意识障碍,咳嗽排痰更差,应进行低流量持续吸氧。对于血氧饱和度差的,应面罩给氧。

6.鼻饲饮食

对于不能进食的应尽早鼻饲饮食,防止呛咳。鼻饲饮食后易反流,每次鼻饲100~150ml,每日1500ml左右。鼻饲后短时间内尽量避免吸痰,以防止恶心、呕吐。鼻饲物可为奶粉、米汤、流质豆腐、水蛋等富含营养物质,以增强患者免疫力。鼻饲时,取半坐卧位,鼻饲后保持该体位30~60min,防止食物反流和误吸。

7.气管切开

对于肺部感染极其严重、黏稠痰不易吸出、持续高热,经积极治疗、护理无效者,应行气管切开,以利于排痰,气管切开后应严格按照气管切开护理。

8.口腔护理

口腔疾病是引起吸入性肺部感染的重要因素。患者每次进食后6min要及时漱口,保持口腔卫生。每日定时观察口腔黏膜有无溃疡及真菌感染,有牙龈炎的患者用淡盐水漱口,对口腔黏膜有溃疡者给予西瓜霜喷剂,对发生真菌感染者给予1%~4% NaHCO$_3$溶液漱口,或给予制霉菌素片外涂。对所有患者给予2~3次/d口腔护理,口腔护理包应严格消毒,专人专用,护士操作应仔细认真,特别应加强口腔深部清洗。

9.吞咽功能训练

吞咽功能的恢复,可以避免呛咳及误吸的发生,从而避免了肺部感染的发生,因此帮助患者尽快恢复吞咽功能尤为重要。护士嘱患者先进行吸吮动作练习,之后再练习咽喉吞咽动作。

10.运动训练

根据患者病情并征得医生同意,尽可能早期帮助病人下床活动,嘱患者做适度深呼吸运动,适度扩胸运动,增加患者肺活量。训练并指导患者用力咳嗽,帮助患者咳痰排痰,有助于患者肺部感染恢复。

三、预防感染

严格无菌操作和执行消毒隔离制度：①医务人员在气管切开、更换气管套管、吸痰时要严格无菌操作，实行手卫生制度。医务人员在接触患者前、后，侵入性操作前、接触患者体液或分泌物后等情况下均应使用快速手消毒液进行手的消毒；当医务人员手上有血迹或分泌物等污染物时也应及时洗手。②避免医源性感染，定时对吸氧、吸痰装置及墙式中心吸引器和吸氧连接口进行消毒。

四、排痰护理

1.治疗前的准备

（1）操作前，护士掌握患者的病史、心功能状况以及是否存在治疗禁忌证等，将排痰治疗的作用及意义向患者及其家属进行讲解，缓解其心理压力，从而积极配合治疗，并备好急救器材及药品。

（2）治疗前检查仪器的性能，并确认无误。根据X线检查确认患者病变部位及治疗体位和治疗范围。为避免因振动引起食物反流、恶心、呕吐等而导致误吸引起吸入性肺炎，通常在餐前2h或餐后2h进行排痰操作。

2.体位的摆放

患者取平卧位，频率选择20Hz，选用聚氨酯海绵式直径为90mm的治疗头，将排痰机叩击头在患者的前胸、侧面及后背部从下到上缓缓移动。患者体位的确定根据胸片和肺部听诊确定发生感染的叶段来决定，肺下叶感染的取俯卧位，肺上叶取半卧位，中叶取仰卧位。由患侧到健侧，频率及治疗头同上，肺部感染灶表面连续叩击2min，同时人工叩拍患侧胸壁感染灶的平面处，需注意手背隆起、手掌中空，频率为120次/min，注意利用腕部的力量；然后由肺底部移动叩击头至肺尖部，由外向内缓慢连续叩击3min。健侧仅用振动排痰机进行排痰，排痰时间为5min。双侧共10min；每日排痰2次，叩击后给予体位引流，时间为20min。

3.治疗过程的护理

（1）整个排痰过程中均密切监测生命体征及病情变化。考虑到老年患者体质较差，因此在操作时给予心电监护，并密切观察患者生命体征的各种变化，并据此及时调整叩拍的频率及力度。

（2）每次治疗后，应用听诊器听肺部啰音减少的情况，5min后进行吸痰，观察并记录痰液的变化，从而评估其排痰效果。

五、呼吸肌功能训练的护理

呼吸训练分为吸气训练和吐气训练两种：吸气是一种主动过程，需要靠主动收缩使胸腔扩大，使肺内压力降低；当肺内压力低于大气压时，空气便会吸入肺中。而呼气的机制与吸气一样是因为压力差的缘故,但呼气是因为肺内压力高过大气压。吐气呼吸训练对于体内气体交换的效率有显著的帮助。呼吸肌训练主要有腹式呼吸法、缩唇呼吸法、利用呼吸训练器具等方案。

1.腹式呼吸法

脑卒中合并肺部感染的患者在活动时易出现呼吸困难的症状,会逐渐养成胸式呼吸的习惯。但该种呼吸方式会导致呼吸效率降低,呼吸困难加剧,形成恶性循环。这时就需要患者采用高效率的呼吸方法。腹式呼吸可以扩大横膈活动范围,减少胸锁乳突肌等呼吸肌活动范围,提升潮气量、呼吸效率、动脉氧分压,降低呼吸频率、每分钟通气量。

具体操作如下:患者处于仰卧姿势,由第3人将其双手放于患者上腹部,要求患者在吸气时自觉鼓起腹部、呼气时收缩腹部,2~3次/d,10~15min/次,在患者能够自主进行腹式呼吸后可于腹部上增加重物来训练膈肌力量。在进行腹式呼吸锻炼时(尤其是在吸气过程中),在腹部加重物以对抗腹部膨隆,使腹部辅助呼吸肌及横膈的运动强度增加。

2.缩唇呼吸法

缩唇呼吸能够升高呼气时的气道内压,防止气道塌陷和气体陷闭,使每次通气量上升,呼吸频率、每分通气量降低,可调解呼吸频率。具体操作如下:要求患者在缩唇状态下进行深呼吸,同时在用力呼气时吹响口哨,2次/d,10min/次,3~5次呼吸/min。

3.使用呼吸训练器具

呼吸训练器具包括吸气训练器及吐气训练器,利用呼吸训练器具,在吸气时增加抵抗,训练吸气肌,改善呼吸困难等问题,提升心肺功能,进一步提升运动的效能。利用吐气训练器锻炼肺部肌肉可以改善呼气肌的强度和耐受力,增强肺活量,帮助并维持良好的身体健康状况,设有气道震荡机制,具有松痰及排痰的效果。

4.呼吸训练效果

(1)强化呼吸肌功能。胸式呼吸及腹式呼吸组膈肌肌电、氧利用率、呼吸力学数据均较未采取呼吸训练的患者要好,且腹式呼吸又比胸式呼吸更能训练患者的膈肌功能。表明呼吸训练能缓解患者疲劳程度,强化膈肌功能。进行常规呼吸训练,进行阈值压力负荷呼吸肌训练,与训练后相比呼吸肌强度、最大呼气压以及吸气压均有所改善。表明阈值压力负荷呼吸肌训练能显著增强膈肌等呼吸肌功能。

(2)缓解疲劳,增强运动功能。进行胸式呼吸训练与行腹式呼吸训练,疲劳严重度量表(FSS)评分较训练前低。Fugl-Meyer运动功能量表(FMA)、改良Barthel指数量表(MBI)评分均高于训练前。表明腹式呼吸训练更能明显减轻脑卒中后疲劳感,增强运动能力。肺康复用于早期脑卒中患者,进行呼吸训练等肺康复治疗的患者治疗后Barthel指数、6min步行距离均较治疗前明显上升。表明以呼吸训练为主的肺康复训练能增强患者的运动能力以及运动储备能力,有效改善其生活能力。

(3)提升肺功能。仅进行有氧运动锻炼,与在此基础上联合等速肌力训练的康复锻炼模式,仅进行有氧运动锻炼组训练后第1s用力呼气容积(FEV_1)、用力肺活量(FVC)、呼气流量峰值(PEF)三项肺功能指标均显著好于康复后的。等速肌力训练联合有氧运动能提升患者肺功能指标,改善呼吸能力。在进行常规康复治疗后,在此基础上进行呼吸肌训练,动脉氧分压(PaO_2)、FVC、FEV_1、每分钟最大通气量占预计值的百分比(MVV%)、峰值呼气流速(PEF)、最大静止吸气压(PI_{max})、最大静止呼气压(PE_{max})内比较,均明显高于治疗前,表明呼吸肌训练能改善患者肺功能。

(4)改善炎症反应,加速康复进程。在脑卒中并发肺部感染的患者在常规护理的基础上增加呼吸训练联合振动排痰的肺康复治疗,肺康复治疗组血清超敏C反应蛋白(hs-CRP)、外周血白细胞计数(WBC)、降钙素原(PCT)水平较低,正常体温恢复用时、肺部湿啰音消失用时、痰液消失用时、抗生素使用时长、痰菌培养转阴用时及住院时长均缩短。表明呼吸训练联合振动排痰不仅显著改善患者肺功能,改善其炎症反应,还能加速患者康复进程。表明呼吸训练能提升患者肺功能,减少抗生素用量以及住院时间,利于改善预后。

六、中医特色护理

1.中药

本病护理重点在于观察体温、分析热型,痰液的量、色、气味变化及是否易于咯出,留取标本送验;若痰黏稠不易咯出时,可遵医嘱给予竹沥水化痰,或中药鱼腥草雾化吸入,咯出无力者应及时吸痰;脓痰排出、体温降低后,患者食欲增进,脾胃功能刚刚恢复,饮食仍需给予软食、易消化富含营养的食品,可每日食豆浆、薏苡仁粥等;恢复期可逐渐增加清补养肺食品,如百合银耳莲子粥、雪梨炖百合、山药粥等,平时可吃些梨、枇杷、荸荠、柚子、藕、萝卜、蜂蜜等清凉润肺化痰食品,忌食油腻、辛辣、煎炸食物,戒烟酒。根据病情恢复和自身体力,选择适当项目进行锻炼,如气功、太极拳、散步等以增强体质,预防感冒。最后,还要注意脑卒中患者的心理护理,此类患者情绪低落、焦虑、紧张、自卑,针对不同患者不同心理特点,给予相应的心理护理,及时消除负性心理,减轻其心理负担,帮助患者树立积极向上、乐观豁达的心理状态。

2.穴位贴敷

脑卒中是我国居民高发疾病,约75%存活患者均遗留有不同程度伤残,对其日常生活、工作及学习均造成严重影响。肺部感染及呼吸功能障碍是脑卒中常见的并发症之一。中医学认为,肺部之病多在腑,腑病多选其募穴及背腧穴。穴位贴敷以中医的经络学说为依据,是"内病外治"方法的实际应用。穴位贴敷的药物主要以理气化痰、宣肺平喘为主,通过体表特定通道的渗透,进入血液循环从而增强机体功能。定喘是止咳化痰平喘的经验效穴,膻中为气之会穴,可宽胸理气,止咳平喘;天突、风门具有祛痰止咳的作用,能够通肺气。大椎、肾俞为强壮穴;丰隆为足阳明经络穴,利湿化痰,中脘为腑会,同时也是胃的募穴,通过调脾胃而治肺。药物对穴位的直接刺激直达脏腑,从而达到治疗的目的。脑卒中患者肺功能障碍是由于通气功能受限以及呼吸肌尤其是膈肌肌无力引起。膈肌是呼吸的主要动力肌,维持肺部正常通气。膈肌收缩每移动1cm可增加250~300ml肺通气量。因此进行横膈膜呼吸训练能改善、维持膈肌的功能,增加肺泡通气量,防止气道陷闭。呼吸训练可减少辅助呼吸肌的做功,有助于改善肺的换气功能。横膈膜呼吸和呼吸肌肌力训练,有效地改善呼吸肌群间的协调性,提高呼吸工作效率,维持呼吸平顺。同时呼吸功能训练能改善吞咽功能,减少吞咽误吸的风险。呼吸与吞咽互相影响,相互促进。咳嗽是人体清除呼吸道内分泌物以及异物的保护性反射。脑卒中患者中枢神经系统受损后,咳嗽反射不同程度地减弱或消失,对患者进行咳嗽训练能有效提高咳嗽反射功能,及时有效地清除呼吸道分泌物,减少分泌物潴留,降低误吸的风险,减少肺部感染的发生。肺功能的优化对患者整体康复、提高日常生活和活动能力有重要作用。常规康复治疗的基础上结合呼吸功能训练和穴位贴敷治疗,能有效防治急性期脑卒中患者肺部感染,提高肺功能,兼顾整体,进一步促进患者全面康复,值得临床中推广。

3.循经拍背法

脑卒中肺部感染患者病程长,痰液瘀结于肺,易感风邪;久病必虚,因而患者血行无力,积而为瘀,痰瘀阻结肺管气道,导致肺体胀满,张缩无力,不能敛降,从而出现痰瘀阻肺致肺胀。背部脊柱两侧旁开1.5寸为足太阳膀胱经,是运行气血、联络脏腑的通路。其中风门等6个主要穴位有祛风解表、宣肺降逆、调理肺气的作用。手太阴肺经主治肺系疾病,包括咳嗽、气喘、咽喉肿痛、胸痛及经脉循行部位的其他病证。临床实践表明,穴位组织结构中包含多种感受器,可以接受机械、光、磁、电、化学等多种形式的刺激。结合循经拍背法排痰,可利用排痰叩击头在患者双侧足太阳膀胱经、手太阴肺经进行自动拍打震动,其产生的定向治疗力可穿透皮层、肌肉、组织和体液刺激穴位,达到由表及里,内外沟通,具有协调各脏器机能的作用。循经拍背不仅能增强排痰的功效,还能增强患者的呼吸功能,使肺通气量、肺活量及耗氧量增加,明显减小气道阻力,促进呼吸道及肺泡内炎性物质的吸收,在促进患者排痰的同时也能起到一定的治疗作用,从而大大提高排痰效果,缩短患者住院治疗时间。

第十章　脑卒中后睡眠障碍的护理

一、概述

脑卒中后睡眠障碍(post-stroke sleep disorders, PSSD)是卒中患者最常见的并发症之一,以失眠、睡眠呼吸障碍、嗜睡或发作性睡病为基本特征,且入睡后多伴有自语、兴奋躁动、情绪欣快或强哭、愤怒发作类精神症状。睡眠障碍常延缓患者中风后神经功能的恢复,加重卒中后疾患复发的风险,严重影响着患者的生活质量。脑卒中患者中约98%伴有失眠或睡眠结构紊乱等症状。当前学术界对其病因及病因认识等尚不完全明晰,侧重于下丘脑或第三脑室侧壁受损、机体内在睡眠和觉醒系统受累、神经递质失衡、患者社会心理因素等方面。

脑卒中患者常见的睡眠障碍包括失眠、睡眠相关呼吸障碍、昼夜节律紊乱和睡眠相关运动障碍。这严重影响脑卒中患者的神经功能恢复,而且可能导致卒中复发和高血压等风险。睡眠障碍是指患者睡眠的数量、质量或者时间发生紊乱,可以出现在各个年龄阶段人群中并且严重影响患者的生活质量及身心健康。

二、基础护理

1.心理护理

脑卒中患者突然由健康的身体成了肢体不能活动的患者,在短时间内思想上不能接受,多数失眠的发生和持续与心理因素有很大关系,如果这种心理因素长期存在,失眠则会迁延形成慢性失眠。常见的心理因素有远离亲人的孤独寂寞感、对所患疾病的不认识及恐惧感、背离工作和家庭的挫折感、对治病的花费及内疚感。脑卒中患者除了受病理生理因素影响外,往往还担心自己的残疾给家庭带来负担,害怕子女嫌弃自己,从而造成焦虑、抑郁、悲观等情绪。护士这时应多与患者沟通,认真倾听患者的不适,对其心理状态进行了解,分析不良情绪的产生原因,分析患者睡眠障碍的原因,从精神上给予安慰和支持,并为其开展针对性的心理疏导,向患者讲解成功的病例,增加信心,从而积极配合治疗,鼓励患者以积极心态面对疾病,告知患者睡眠与疾病的关系,养成良好的睡眠习惯。

2.环境护理

患者从家里来到医院,从熟悉的环境来到陌生的环境,有许多的不适应,护士要帮助患者适应新环境,措施包括详细介绍病区环境、规章制度等,消除患者陌生感,使患者生活起居方便。要加强病区管理,减少探视人员,使病区环境达到清洁、安静、有序,有利于患者休息,根据患者诉求,及时调整病室的温度及湿度;保持病室内通风、氧气充足,睡前、睡后应开窗通风,睡觉时不宜关闭全部门窗;将治疗尽可能放在白天进行,夜间减少操作,将各种仪器音量调低,减少机械声音;医护人员在查房或者操作时做到"四轻"。争取为患者创造一个安静、舒适、整洁的病房,不要增加患者被动觉醒的次数,利于患者养病。

3.饮食护理

由于老年人神经性和体液性调节功能下降,消化系统功能减弱,夜间肾功能低下,再吸收能力下降,夜间排尿增加,可影响睡眠质量。患者的饮食习惯与睡眠障碍有关,鼓励患者进食有助于睡眠的饮食,避免吃刺激性食物,睡前可喝些热牛奶等,促进患者睡眠,严禁进食高热量、高脂肪及刺激性的咖啡、浓茶等兴奋性饮料。

4.睡眠护理

指导患者养成良好的睡眠习惯,白天除了午睡不要超过1h之外,其他时间尽可能不要睡觉,尽可能控制卧床时间。可与患者进行聊天,让其吃瓜子,病情允许时可去室外进行活动,可进行适当的康复活动,让其感觉白天有些微累。避免睡前过度兴奋,睡觉前不看刺激性书和报纸及电视,不谈论不愉快的事情,睡前可想些愉快的事情,以促进睡眠。指导患者及家属进行睡前温水泡脚,做好个人卫生,协助洗漱、排便,睡前将尿液排尽等。

5.并发症护理

脑卒中并发症如糖尿病、高血压、高血脂与睡眠障碍有一定关联,而高血压及糖尿病为脑卒中常见的危险因素,甚至会导致脑梗死或脑出血的发生。在充足睡眠与高质量的睡眠状态下,患者血糖控制良好;而存在睡眠障碍患者,其血糖控制不理想。长期的睡眠障碍而导致反复紧张焦虑,使大脑皮质功能失调,从而使小动脉血管收缩,周围血管阻力增加而导致血压升高。睡眠障碍不仅影响患者生活质量、身心健康及神经功能康复,还会导致脑卒中危险因素如高血压、糖尿病加重,致使脑卒中提前发生。因此,要定期监测患者血糖、血压、血脂变化,避免过度劳累和用力过猛,嘱患者按时按量服药,结合护理干预措施,协助患者尽早康复。

6.放松训练的护理

放松训练目的是帮助患者减轻身心紊乱的状态,尽快进入睡眠状态。教会患者松弛疗法的技巧,如放松呼吸,给予患者头部、脸部及四肢的按摩,进行温水洗脚按摩,教会患者有意识地去感觉主要肌肉群的紧张和放松,同时间接地松弛紧张情绪等,从而达到放松的目的,有利于睡眠。音乐放松疗法是放松训练的一种主要措施,如听优美的音乐,或听下雨的淅淅沥沥的雨声,让患者尽快进入睡眠状态。

7.睡前护理

肢体疼痛是造成睡眠障碍的常见原因。要求肢体摆放在功能位置,防止患侧肢体受压,如有肢体疼痛,可使用止痛药物,使患者能够在身体较舒适的情况下进行睡眠。肢体康复尽可能安排在白天进行,睡前可进行肢体按摩,进行放松训练,也可以进行情绪上的放松训练,达到睡眠目的。

脑卒中后神经功能缺损与睡眠障碍程度直接关联。经常失眠的脑卒中患者容易形成一种条件反射,一看到卧室和黑暗就害怕,一看到床就担心,不能入睡,一关灯就紧张,越急越不能入睡。对于这样的患者,可采取松弛自主神经的方法,如热水淋浴、想象过去美好的时光等,使患者心情舒畅,有利于睡眠。

如患者病情恢复较好,要叮嘱其尽量不要在非睡眠时间卧床休息,合理安排康复治疗、休闲活动,每日的午睡时间不应超过1h。晚餐不宜过饱,且要选择清淡、营养的食物,不可进辛辣、油腻、生冷类的食物,以免引发胃部、腹部不适,影响睡眠。每晚睡前要洗漱,使用温水泡脚,可喝半杯到一杯的热牛奶,有助于改善睡眠质量。也可对百会、涌泉、劳宫等穴位进行按压,并做好肌肉放松练习,均有益于入眠。

8.用药护理

药物治疗睡眠障碍具有见效快、效果明显等优势,其不足之处是长期服用,易产生认知功能损害、药物残留效应、潜在的成瘾性不良反应。因此,护士应耐心向患者讲解药物的作用及不良反应,严格根据医嘱用药,不得私自更改剂量或者停药,在临床护理中,对于镇静安眠药物要求护士遵医嘱按顿发放且亲自喂服于患者,以提高药物的安全性及有效性。

如患者有严重的睡眠障碍,可遵医嘱为患者使用镇静催眠药物,如患者伴有严重的焦虑、抑郁情绪,可指导其使用适量的抗焦虑或抗抑郁药物。如患者需要服用刺激神经兴奋的药物,要在上午服用,尽量不在下午和晚上服用,以免患者中枢神经兴奋过度而不能入睡。对于因肩手综合征所导致的肩痛、肢体疼痛者,要遵医嘱结合患者身体状况选择合适的止痛药物。

9.预防感染的护理

睡眠与机体的免疫功能有关,睡眠减少,可造成部分免疫球蛋白、补体和T细胞亚群有下降趋势,能增加患者感染的机会,加重病情,影响康复。因此,要让患者明确本病的病因和诱因以及感染的危害性,保持平衡的心态,合理膳食,增强机体抵抗力,从而促进患者快速康复。

三、中医特色护理

1.中药辨证护理

中药在改善中风后失眠方面具有独特的优势,吴茱萸贴敷涌泉穴配以穴位按摩治疗中风后失眠,是为了进一步发掘中药在临床护理中的重要协同作用。吴茱萸,性热,味苦寒;《神农本草经》:"主温中下气,止痛,咳逆寒热,除湿血痹,逐风邪,开腠理。"《名医别录》:"主痰冷,腹内绞痛,诸冷实不消,中恶,心腹痛,逆气,利五脏。"贴敷涌泉,以引肾上浮之火归源下行,改善失眠状态,同时刺激涌泉穴达到开窍醒神、引发人体正气之目的。使乏力、头晕等失眠相关的日间失调症状得以改善。

2.音乐疗法

脑卒中患者常常伴有不同程度的睡眠障碍,由于脑组织病变影响中枢神经递质,引起患者出现睡眠质量差、情绪异常兴奋等症状,严重影响其生活质量。临床常给予药物治疗,虽有一定效果,但患者长期服药易产生耐药性,且停药后患者失眠症状并无改善甚至加重。优质的护理对脑卒中睡眠障碍患者能产生积极影响。

中医认为脑卒中睡眠障碍属于"不寐"范畴,患者阴阳失调、心神不宁,护理治疗应以平衡阴阳、疏肝理气为主。五音特色护理是根据不同音调对患者脏腑各处郁结产生积极作用,改善失眠症状。脑卒中睡眠障碍患者多由于心理因素产生紧张情绪,对身体认知不良,在睡眠之前听音乐能缓解患者不良情绪,使其对自身情况能够正确认知;对大脑神经细胞起兴奋作用,提高神经功能活动,改变脑电波活动,兴奋迷走神经,降低心率及血压水平,使身体各系统处于平和稳定状态,促进睡眠周期形成,缩短入睡潜伏期,提高睡眠质量。根据对患者睡眠障碍分型,采用不同的音调,将徵、角、宫、羽、商五音分别与人的心、肝、脾、肾、肺相对应,徵调针对痰热内扰型患者养阳助心;角调针对肝火扰心型患者疏肝解郁;宫调安抚心脾两虚型患者健脾益气;羽调针对心肾不交型患者通肾利水。从根本上补虚调阴阳,安神定志,缓解患者焦虑情绪,使机体进入深度睡眠,减少觉醒次数。

五音疗法是以五行学说为核心,将宫、商、角、徵、羽五音分别与五行、五脏、五志相对应以调节身心的音乐疗法,具有调神、悦心、解郁等诸多功能。五音通五行,调五脏,即宫动脾、商动肺、角动肝、徵动心、羽动肾。心脾两虚型患者脾虚血亏,心神失养故配宫调式(土)音乐以健脾益气;痰热内扰型患者湿食生痰,郁痰生热,扰动心神故配商调式(金)音乐以清肺化痰;肝火扰心型患者肝郁化火,上扰心神故配角调式(木)音乐以疏肝泻热;心胆气虚型患者心胆虚怯,心神失养,神魂不安故配徵调式(火)音乐以益气养心;心肾不交型患者肾水亏虚,不能上济于心故配羽调式(水)音乐以补肾固摄。《黄帝内经》中的"五音疗疾"就是根据五种调式音乐的特性与五脏五行的关系选择曲目,以调和情志,调理脏腑,平衡阴阳,达到保持机体气机动态平衡、改善睡眠的目的。

音乐选择:不寐证型选用五行音乐。肝火扰心证配角调式(木)音乐,如《玄天暖风》《蓝色多瑙河》《江南丝竹乐》;痰热内扰证配商调式(金)音乐,如《晚霞钟鼓》《第三交响曲》《嘎达梅林》;心脾两虚证配宫调式(土)音乐,如《玉液还丹》《春江花月夜》《月光奏鸣曲》;心肾不交证配羽调式(水)音乐,如《梁祝》《二泉映月》《汉宫秋月》;心胆气虚证配徵调式(火)音乐,如《荷花映日》《溜冰圆舞曲》《闲聊波尔卡》。

治疗方法:给患者配备带耳机的MP3,MP3中根据证型储存相应音乐。每晚9:00患者平卧闭目,两脚张开比腰稍宽,手掌朝上,带上耳机聆听音乐,并用缓慢、柔和的语言指导患者深呼吸,先从双脚、小腿、大腿、臀部、腰部、背部、两肩、腹部到胸部全体放松;接着双上臂、肘部、前臂、手腕到每根手指放松;再头部全部放松,最后诱导患者全身肌肉放松,想象自己置身于大自然之中,使其不知不觉进入睡眠状态。音乐治疗每日1次,每次以30min左右为宜,10次1疗程,疗程间休息2d,共干预3个疗程。音量一般控制在40~60dB即可。治疗中不能总重复一首乐曲,以免久听生厌。

3.五行相胜护理

运用中医整体观念,按照"喜怒思悲恐"五志分别归属心肝脾肺肾五脏和阴阳五行生克规律,注意辨证分型,有目的地做好情志辨证。治疗时可遵循五行相克制化的规律,因人辨证选乐。运用音乐铺垫30min,仔细观察患者的情绪,根据情绪变化向患者讲述"怒伤肝、喜伤心、思伤脾、悲忧伤肺、惊恐伤肾"的道理,告知患者积极配合医生治疗的重要性,增强患者治疗疾病的信心。辨证运用"以情胜情"的施治方法:以悲克怒,对大发脾气的患者,用悲惨的事例经历劝其息怒,但不能过于伤感;以怒克思,对思虑过重者,提起微怒之事,使其注意力从思虑中解脱;以喜克悲,对悲忧的患者诉说喜悦之事,使其情绪好转;以思克恐,对于易惊患者,积极劝其镇静多思,给予心理支持;对大喜的患者,指出过喜的危害性,劝其冷静节制。心理干预每周1次,每次1h。良好的个体化心理干预治疗应贯穿康复的全过程,以唤起患者的积极情绪及主动性,发挥其心理防御机制,改善或消除疾病的负面情绪,使其增加社会交往,增强疾病康复的信心,尽快走出抑郁困境,更有利于疾病的康复与转归。

4.射频电疗

射频电疗仪通过输出脉冲刺激人体穴位以疏通经络,改善脑循环,促进神经功能修复。

射频电疗方法:保持病室整洁安静,温湿度适宜。检查患者头部两侧皮肤情况,评估患者感觉,排除感觉迟钝或障碍者。评估患者心理状态、体质及对温度的耐受情况。介绍治疗目的及配合要点,协助患者做好治疗准备并取舒适体位(根据患者耐受情况取坐位或仰卧位),注意保暖,暴露头部。正确连接导联线与电极片后放至患者头部太阳穴和风池穴。治疗结束后安置患者舒适体位。

5.磁刺激(TMS)

通过脉冲磁场改变大脑皮层神经细胞的膜电位,使之产生影响脑内代谢和神经电活动的感应电流。根据TMS刺激脉冲形式不同,将TMS分为4种模式,其中以固定频率和强度能够连续作用某部位的TMS,称之为重复经颅磁刺激(rTMS)。rTMS分为高频和低频两种,频率范围为1~50Hz。大脑局部皮层的兴奋度随着rTMS中的脉冲磁场的频率和强度而改变。通常情况下,刺激对相应皮层功能的影响随着rTMS的频率和强度增大而增大。高频rTMS(5~25Hz)对神经元具有兴奋作用,可瞬间提高运动皮质的兴奋性,而低频rTMS(≤1Hz)具有抑制神经元兴奋性的作用。rTMS可以改变大脑皮层的兴奋性,为治疗失眠提供了一种崭新的前景方案。

6.足浴

中医常说"养树需护根,养人需护足",足浴不但可以促进脚部血液循环,而且对消除疲劳、改善睡眠大有裨益,而足浴方中的磁石、菊花、夜交藤等具有镇静、清热、解郁、安神等功效,因此能更好地达到通经活络、宁心安神的作用。采用耳穴压豆和中药足浴治疗,简单易行,无毒副作用及依赖性,患者易于接受,值得推广。

中药足浴是选用经验方,配制成中药热水液,通过中药热水液对双足浸泡、浴洗,使中药有效成分通过皮肤吸收,从而达到安神的功效。该方法不经过胃肠吸收,保护了应激状态下的脑卒中患者消化道,减少药物副作用。并且足浴疗法可使双足经络得到疏通,使足部反射区得到良性刺激。

7.穴位按摩

穴位按压方法是基于中医基础理论,并在医师指导下,运用手法作用于人体穴位,通过局部刺激,疏通经络,调理阴阳,宁心安神,改善脑卒中后睡眠质量为目的的一种中医护理技术操作。穴位按压可通过局部刺激,疏通经络,行气活血,调整脏腑功能,调动机体抗病能力,从而达到防病治病、保健强身的目的。颈部取穴:大椎、风池等;上肢取穴:手三里、曲池、合谷、内关等;背部取穴:肝俞、脾俞、肾俞、气海俞、三焦俞等;下肢取穴:足三里、丰隆、阳陵泉、三阴交等。护理人员应遵医嘱准确取穴,按摩时采用适宜的手法和刺激强度,在操作中观察患者反应,若发现不适,及时对力度进行调整或停止操作,避免意外。

给予腧穴一定刺激,即可激活人体经络之气,以达到活络通经、通调人体机能、祛邪扶正之目的。涌泉穴为足少阴肾经之井穴,属阴为水脏,涌泉穴敷贴药物刺激,则引火归元,并滋养肾阴,虚火得以制约;百会属督脉,入络脑,百会与脑相联紧密,属调整大脑功能的主穴;印堂具有开窍醒脑、安神定惊、宁心益智、止痛疏风作用,协同百会可加强通督调神、定智安神之功;配合经外奇穴之安眠穴,加强防治失眠。多梦的常用效穴:内关、神门,二穴分属手厥阴心包经及手少阴心经,两穴合用可通调心经气血、宁心安神。以上诸穴联用,共奏疏通经络、平衡阴阳、调和脏腑、安神利眠之功效,充分体现了中医治病求本、标本兼治的治疗原则。

8.药枕

祖国医学认为"鼻为肺之资、气之口户,为诸经集聚之处"。人体鼻腔的黏膜面积大,其黏膜下层毛细血管极其丰富,鼻黏膜上的纤毛可使药物吸收的有效面积进一步增加。尤其是鼻腔黏膜具有多孔性及通透性强的特点,睡眠时药枕中一些辛香走窜的药物成分不断从枕内挥发出来,可通过鼻腔吸入、鼻黏膜的反射作用刺激有关部位,使药物有效成分向血液和组织渗透并进入体内循环,从而产生生理和治疗的效应。大多数的芳香类药物具有兴奋中枢神经、加快神经冲动传导、调节大脑兴奋和抑制之间的平衡等作用。中药药枕是针对缺血性脑卒中失眠的主要病因病机,以经络理论为指导,养心安神、滋养肝阴肾阴为治则,通过药物对经络的刺激发挥药物归经的作用,达到调整机体阴阳、改善睡眠的功效。

9.耳穴压丸

(1)取主穴神门、皮质下。肝火扰心配肝、胆穴;痰热内扰配心、脾、胃穴;心脾两虚配心、脾穴;心肾不交配心、肾穴;心胆气虚配心、脾、胆穴。

(2)操作方法:选准穴位后消毒,将药物贴敷在相应耳穴上,并稍加压力,使耳朵感到酸麻胀痛。每日按压5次,每穴按压30~60s,3d更换1次,双耳交替,治疗5周。

《灵枢·口问》中记载有:"耳者,宗脉之所聚也。"说明耳与人体经络联系密切,同时耳与脏腑也是紧密相关的,通过刺激与脏腑相对应的耳穴,可以调节各脏器的功能活动,使归于和。耳穴神门以镇静安神;皮质下以调节自主神经功能与内分泌,配合心、肾以交通心肾、养心安神。现代全息理论也认为身体各个部位在耳上均有相应的投影,刺激耳相应部位能通过经络传导调整机体机能。五脏通过经络与耳郭相连,取主穴神门、皮质下以镇静安神,并根据证型配相应耳穴以协调阴阳、调理脏腑,使阴平阳秘、脏腑调和,从而达到改善睡眠的目的。

10.八段锦

八段锦动作柔和缓慢,舒展大方,符合人体关节自然弯曲的状态。它以腰脊为轴,带动躯干四肢运动,动作路线带有弧形,如行云流水,使人神清气爽,体态安详,全身筋脉牵拉舒展,从而达到疏通经络、调畅气血的作用,实现了"骨正筋柔,气血以流"的目的。

八段锦对睡眠的改善作用,与八段锦的动作、招式息息相关。根据中医理论,心神失养、脏腑功能失调会导致睡眠质量下降,其中心肝脾肾功能失调与睡眠尤为相关。八段锦第五式"摇头摆尾去心火"对于因心火旺盛出现的失眠、多梦等有良好的改善作用;第一式"两手托天理三焦"与第四式"五劳七伤往后瞧"通过调畅气机,使肝脏的疏泄功能正常,对于心情抑郁、急躁易怒引起的失眠有很好的调理作用;《黄帝内经》有言"胃不和,则卧不安",八段锦的第三式"调理脾胃须单举",通过上肢一松一紧的上下对拉,牵拉腹腔,按摩中焦脾胃,使脾胃安则卧宁。

第十一章 脑卒中后癫痫的护理

一、概述

脑卒中后癫痫(PSE)是指脑卒中前没有癫痫病史,脑卒中后一定时间内出现癫痫发作并排除脑部和其他代谢性病变,一般脑电监测到的痫性放电与脑卒中部位有一致性。脑卒中后癫痫在临床上可以见到多种类型的发作,但部分性发作最为常见。脑卒中患者中3%~5%会发生癫痫发作,尤其是年龄>65岁以上的新发癫痫患者。这些卒中后有过癫痫发作的患者中有54%~66%发展为癫痫。癫痫发作可以作为卒中的首发症状出现,也可以是卒中的并发症。脑卒中后癫痫发作不仅影响患者的病程进展,而且影响预后,使卒中的致残和致死率明显增加,严重威胁着人类的生命和健康。

脑卒中后癫痫发作呈早发或迟发双峰特点,脑卒中后癫痫发作分为早发性癫痫与迟发性癫痫。脑卒中后2周内出现的癫痫发作称为早发性癫痫,早发性癫痫多见于48h内,卒中2周后出现的癫痫发作称为迟发性癫痫。而迟发性癫痫发作则绝大多数会反复发作,且需要抗癫痫药物的治疗。在缺血性脑卒中患者中,脑干梗死患者更容易发生癫痫。在出血性脑卒中患者中,基底核区外侧出血患者更容易发生癫痫。与缺血性脑卒中后癫痫患者相比,出血性脑卒中后癫痫患者的预后更差。随着我国人口老龄化趋势越来越明显,使得我国脑卒中后癫痫在临床中较为常见。

二、病因认识

癫痫其发病原因以及发病机理复杂,目前临床关于癫痫的诊断和治疗尚未形成明确统一的认识。不管何种原因引起的癫痫,其生理改变都是一致的,即大脑神经元异常放电产生的症状。脑电图是诊断癫痫最重要的辅助检查方法,可以有效反映癫痫患者的脑电波变化情况,为研究癫痫患者的病情提供了可靠依据。其早期机制可能与脑组织缺血、缺氧、水肿及电解质代谢异常导致的神经元异常放电有关,晚期机制可能是神经胶质细胞增生导致神经元兴奋性增高而形成的异常放电。影响癫痫发作的因素有遗传因素和环境因素、年龄、内分泌紊乱、睡眠、饥饿、饮酒、疲劳、代谢紊乱等。

三、卒中发生部位与癫痫发作的关系

卒中部位与PSE的发生有一定的相关性。其中,累及皮质的卒中是癫痫持续状态(ES)最具特征性的危险因素。额叶、顶叶和颞叶皮质区PSE发生率显著增高,多个脑叶受累的PSE发生率尤其高。

四、卒中继发癫痫发作的影响因素

1.内分泌紊乱

癫痫的发生与局部神经元内环境的改变有着密切关系。患者出现低血压、低血糖或高血糖更容易诱发癫痫发作,脑卒中患者由于应激反应,使机体激素水平发生改变,导致电解质及酸碱平衡被破坏,造成神经组织的兴奋性增强,抑制性阈值降低,引起癫痫发作。

2.发热

脑卒中患者由于发病急骤,来势凶猛,住院时间长,抢救时的侵入性操作、误吸等,容易引起肺部感染,同时患者会出现发热,脑卒中后发热所导致患者体温过高与致残率和病死率密切相关,故及时识别脑卒中患者发热原因极为重要。

3.睡眠障碍

脑卒中患者出现睡眠障碍临床较为多见,部分患者睡眠障碍继发于脑卒中之后,发病率高,患者非常痛苦。脑卒中患者常会出现失眠、嗜睡等状况,这些睡眠障碍会诱发患者在夜间入睡后发生癫痫,严重影响患者的康复及生存质量。

4.不良生活习惯

吸烟、酗酒、暴饮暴食等不良生活习惯极易导致患者继发癫痫的发作。因大量饮酒而导致继发癫痫的发生率呈逐年上升趋势。脑卒中患者经常熬夜、饮酒等不良生活习惯可诱发癫痫发作。

5.心理因素

脑卒中是突发疾病,患者多数都没有思想准备,很容易产生焦虑、自卑、悲观等心理反应,这些不良心理会容易诱发癫痫。脑卒中患者对"脑创伤"的认知度高,会认为脑卒中是一个很严重的创伤事件,患者的精神压力更大,不良的心理特征更显著,从而会加重病情,诱发癫痫发作。

五、基础护理

1.环境护理

为患者创建一个安静、舒适的住院环境,将温度调控在22℃～26℃范围,湿度控制范围为50%～60%,每日均要通风换气,按照规定做好清洁、消毒工作,以降低院内感染风险。护理人员与家属在走路、关门时均要保持动作轻缓,避免打扰患者休息。

2.体位护理

患者在癫痫发作时,要对其心率、意识、呼吸进行密切监测,并协助医师为患者采取有效的治疗措施,协助患者取平卧位,让头部偏向一侧,将衣领解开,确保呼吸通畅;为患者使用压舌板,避免其咬伤舌头;必要时可使用床护栏,以免发生坠床情况。

3.心理护理

待患者意识清醒后,由护理人员就脑卒中及癫痫疾病知识、康复锻炼知识等对患者进行宣教,让其对自身情况有个全面认知。患者因发病突然、活动受限、经济压力等因素,常有不良情绪,甚至是消极到抵抗治疗,护理人员要耐心与患者沟通,针对其焦虑、抑郁、自卑等负面情绪进行情绪安抚与心理疏导,为其列举恢复较好的病例,使患者对疾病治疗及护理更加配合、更具信心。

4.功能锻炼

待患者病情稳定以后,鼓励并帮助患者尽早下床活动。指导患者做床边移动、四肢伸展、蹲起等训练,促进肢体功能恢复,对于四肢及肌肉进行适当按摩,以免出现肌肉萎缩或肢体功能障碍。

5.生活指导

叮嘱家属为患者准备宽松、舒适的棉质衣物,及时更换被汗液浸湿的衣物,保持皮肤干燥、清洁;床铺要松软,多帮助患者翻身,预防压力性损伤。

6.饮食护理

要选择清淡、易消化的食物,注意补充维生素,叮嘱家属督促患者多饮水、多吃水果及蔬菜。指导患者自主完成穿衣、洗漱、梳头等动作,以提升其生活自理能力。

六、脑卒中急性期癫痫护理

1.正确摆放体位

脑卒中急性期患者应绝对卧床休息,不宜搬动患者,可取平卧位或侧卧位,去枕,将头放平。昏迷患者可将头偏向一侧,防止呕吐物导致窒息;将患者安排在舒适的环境中,空气流通,温湿度适宜;密切观察患者神志、瞳孔、生命体征、尿量等情况,若患者出现昏迷、双侧瞳孔大小不等、头痛加重,应该提高发生脑疝的警惕性,给予降低颅内压治疗,及时告知医生积极处理;意识模糊、躁动患者给予适当约束,并加护栏,防止坠床等意外发生,做好安全护理;注意患者有无肺部感染、消化道出血等并发症。

2.脑卒中类型、病变部位及范围

护士通过患者的CT检查报告以及医生的查房内容,及时了解患者脑卒中类型、部位及病变范围对继发癫痫发作的影响,护士做好各班次交接,加强护理观察,及早发现脑卒中继发癫痫的发作先兆,及时汇报医生处理,可减少继发癫痫的发生。

3.纠正内环境紊乱

治疗原发疾病,严密观察病情变化,保持呼吸道通畅,根据患者血压情况给予适当补液,记24h出入量;定时监测血糖情况,ICU患者随机监测静脉血糖2次,任意一次血糖值≤3.9mmol/L的患者为低血糖不良反应,遵医嘱用药,维持患者的标准血糖在6.1~8.3mmol/L。随机监测血糖≥11.1mmol/L,遵医嘱降糖,观察降糖后的血糖情况,遵医嘱定时监测血气分析、电解质等情况,遵医嘱正确补充电解质,及时纠正酸碱失衡情况。注意对原发疾病的治疗及控制,能有效改善电解质及酸碱失衡情况。

4.控制感染

降低体温,有痰患者给予及时吸出,保持呼吸道通畅,避免误吸引起窒息;遵医嘱给予对症抗感染药物,密切观察患者热型及持续时间,遵医嘱给予物理降温处理,观察降温疗效,禁止使用口温;脑卒中患者发热超过39℃时,给予低温脑保护,严密观察体温变化,及时采取对应措施。

5.提高睡眠质量

保持病室环境安静、温湿度适宜、光线良好,避免刺眼的光线;大多数治疗药物都会对患者睡眠质量产生一定的不良影响,要根据患者睡眠情况,尽量避免睡眠阶段用药,使用对患者睡眠质量无影响的药物,从而保证患者睡眠质量。要给患者创造良好的住院环境,室内的温度与湿度要调节到舒适的水平。室内的光线要柔和,避免强光刺激。为确保患者安全,病床两侧要加上床档,以防患者坠床。另外同病房不宜收治两个癫痫患者,以免病情发作时产生刺激导致互相影响。病房每天要定时消毒并开窗通风,保持病房的环境清洁、空气清新,为患者创造温馨、舒适的住院环境。病房床头桌上不放置暖瓶及玻璃杯等危险物品,在病室显要位置放置"防止跌倒""小心舌咬伤"的警示牌。随时提醒病人及家属做好防止意外发生的准备。

6.纠正不良生活习惯

告知患者要有规律进食,禁忌酗酒,暴饮暴食,可进食高热量、高纤维饮食,如鱼肉蛋类等,多食新鲜蔬菜、水果,保证营养供应;保持患者情绪稳定,养成良好的生活习惯,可以在睡前喝一杯温牛奶及热水泡脚,保证睡眠质量,避免熬夜、情绪波动、过度劳累等,尽可能消除和减少癫痫诱发因素。

7.做好心理护理

护士与患者建立良好的沟通关系,获取患者的信任并对患者进行心理疏导,让患者正确认识脑卒中相关疾病、生活方式及饮食习惯等因素导致疾病的发生。护理中要注意尊重患者,帮助患者控制住不正常的想法,充分应用社会家庭系统对患者的支持,促进患者得到良好的治疗,更好地进行患者心理干预,增加患者信心,减少癫痫的发生。患者的病情严重,给患者造成了较大的心理负担,患者常见的心理问题有焦虑、恐惧等,对此护士要仔细查找患者出现心理问题的主要原因,与家属取得沟通,让家属多关心患者,让患者感到家人没有抛弃自己,仍然是很重视自己的,这样患者的心理会感到很大的慰藉。护士平时要多与患者沟通,多开导患者,主动与患者取得联系,教给患者如何正确看待疾病,让患者将自己心中的顾虑说出来,护士尽量解决患者的困难,使患者心境开阔,主动配合治疗与护理。护士应仔细观察病人的心理反应,指导患者家属多理解患者,主动关心患者,多与患者沟通,使患者感觉到自己被家人的重视,发生矛盾时不要和他们争辩,应耐心地、心平气和地讲道理,给他们一个宽松的生活环境。鼓励患者主动表达自己的内心感受,坦然面对现实,以积极的心态配合治疗。

8.病情观察

癫痫发作时比较突然，护士要加强巡视，密切观察患者的情况，对于患者发生的细微变化都要及时发现。一般在发作前会有先兆症状如感觉异常、胸闷、恐惧等。应做到早期发现、及时处理以减少并发症发生，有效控制癫痫发作。要紧密监测患者的情况，查看患者的心率、血压、呼吸、瞳孔、神志等情况。发作过程中有无心率增快、血压升高、呼吸减慢或暂停、瞳孔散大、牙关紧闭、二便失禁等。观察发作的类型，若发作时眼球向左或向右凝视则可判断为癫痫部分性发作；如果患者的眼球向上翻或者是凝视则可判断是癫痫全面性发作。记录发作频率与发作持续时间。观察发作停止时患者意识完全恢复的时间，有无头痛、疲乏及行为异常。

9.肢体护理

护理人员还应对患者及其家属普及有关肢体锻炼方面的知识，提高患者及其家属的重视性以及配合度。并教会患者家属在患者发病时如何有效地护理：在患者病情突发时，首先要防止患者受到外伤，把患者周围物体移开，并使用软垫子垫在患者头部下方，使用压舌板保护患者舌头等，家属应一直守在患者身边，待患者意识清醒后安置好患者，并确保患者呼吸顺畅等。

10.饮食护理

护理人员为患者制定饮食方案，给予高蛋白、高维生素、易消化、富含钾、钙等食物。饮食以清淡为主，严禁食用发物类食物，多食新鲜的蔬菜与瓜果。每餐进食量不可过多，坚持少量多餐的原则进食，不要吃刺激性强的食物，有烟酒嗜好的患者要戒除烟酒。另外要注意少吃高锌的食物，因为癫痫发作与患者脑内锌的含量是有紧密联系的。通常癫痫患者血锌浓度比正常人要高很多，因此要控制锌的摄入。抗癫痫药或者是其代谢产物能和锌离子发生络合反应，从而使患者的血锌浓度下降，达到缓解病情的目的。护士要嘱患者如不重视控制锌的摄入量，疾病则会加重。

七、癫痫发作时的基础护理

1.安全护理

将患者安置在单人间或NICU，保持环境安静和温湿度适宜，避免强光及高分贝噪声刺激，持续心电、血压、呼吸、血氧饱和度监测，专人护理。发作时立即采取平卧位，尽量将患者的头偏向一侧，迅速解开其衣领、腰带等，取下活动假牙，用裹有纱布的压舌板放于患者上下臼齿间。抽搐大发作时，一手托住患者枕部，以阻止颈部后伸，一手按住下颌以对抗下颌过度紧张，肢体抽搐时要保护大关节，对抽搐的肢体不能用暴力按压，以免发生骨折、脱臼等，床旁加护栏，使用约束带予以适当保护，床边备好吸引器，详细记录患者癫痫发作时的情况。

认真评估患者的意识、瞳孔、生命体征、氧饱和度等，注意有无脑疝发生。患者抽搐发作以后，应立即按医嘱使用脱水剂以降低颅内压预防脑水肿，同时应测量体温、检测肝功能、肾功能、电解质及血糖等。了解患者有无糖尿病或肝肾功能不全等病史,如体温在39℃以上者应使用冰毯降温,注意保护脑细胞,严密观察体温变化及末梢血液循环,及时采取相应措施。

2.呼吸道护理

癫痫大发作时患者呼吸道分泌物增多,抽搐伴意识障碍,咳嗽反射减弱或消失,分泌物聚积,易造成呼吸道梗阻或发生误吸甚至窒息而危及生命,故保持呼吸道通畅至关重要。应密切观察患者发作时的表现并及时处理,及时吸出口腔内的分泌物,及时给予低流量氧气吸入,以缓解抽搐时心脑血管供氧不足。密切观察呼吸变化,听诊肺部体征,监测血氧饱和度,对出现呼吸过慢或$SpO_2<85\%$,经常规处理无法改善者,应立即气管插管或呼吸机辅助呼吸,必要时行气管切开术。但同时应避免高流量吸氧,如氧气流量过大,可引起脑部血管痉挛,诱发抽搐发作。

3.使用抗癫痫药物的护理

药物应用护理:迅速建立静脉通道,首选10~20mg静脉推注地西泮,速度要慢,不超过2mg/min,以防引起呼吸抑制,如发现呼吸困难加重,应立即遵医嘱停药及进行急救处理。地西泮3min可生效,最长药效可持续30min,可重复使用,必要时可将60~100mg地西泮溶于5%葡萄糖或盐水500ml中,以10滴/min缓慢静脉滴注。根据病情的改善随时调整药物浓度。注意水电解质和酸碱平衡。在发作期,护士需守护在床旁,直至患者清醒,并严密观察神志、瞳孔及生命体征的变化,警惕脑水肿及脑疝的发生。静脉注射安定对呼吸、心跳均有抑制作用,故注射时及注射后应行心电监护,严密观察心跳和呼吸。

4.肺部感染与呼吸衰竭护理

老年脑卒中患者误吸率高达50%,极易引起吸入性肺炎。如患者存在意识障碍、吞咽困难、吞咽呛咳等症状时,应及时予以鼻饲。为了避免反流,鼻饲时需少量多餐,床头抬高45°,鼻饲后尽量采用半坐卧位30~45min,必要时适量予以胃肠道动力药。留置胃管者均常规使用含漱液进行口腔护理,3次/d。严密监测患者的血氧饱和度,有严重低氧血症或高碳酸血症者为易于误吸高危人群,应考虑行气管插管或气管切开术。一旦患者出现体温上升、咳嗽、咳痰等症状时,需立即予以痰细菌培养,必要时吸痰,并予以祛痰、抗菌药物等对症治疗。

5.癫痫先兆及间歇期的护理

脑出血病灶范围大于一个脑叶是卒中后癫痫发作的危险因素,且脑出血患者早期癫痫的比例高于脑梗死患者。因此,对有脑出血的老年患者,在脑卒中后2周内需要密切注意观察癫痫的先兆症状,如出现头痛或头痛加剧、头昏、惊恐、幻觉、烦躁不安甚至谵妄状态等症状时,应予以重视,及时向医生汇报,并协助医生进行处理。患者住院期间,护理人员应遵医嘱给予患者抗癫痫药物,嘱其按时服药。合并有老年痴呆或智力下降者应告知其陪护人员药物的具体服用方法,吞咽困难者应定时经胃肠道给药。注意观察药物疗效及是否存在不良反应,如皮疹、造血系统与胃肠道反应、头晕、嗜睡、共济失调、易激惹等。

定期检查血常规、肝肾功能，监测抗癫痫药物血药浓度。

6.重视预见性护理

为防止患者抽搐时摔伤、骨折等，床旁应设置护栏，使用约束带予以保护；认真评估患者的意识、体温、脑电图、生命体征、血氧饱和度等，及时观察患者的病情并及时反馈给医生，防止病情进一步加重。尽量避免过强的光源和声源，保持环境的安静，以免刺激患者，诱发癫痫的发作。高热者根据具体情况进行预先物理降温或者药物降温等，以降低脑部耗氧量。同时，护士要密切观察患者的生命体征、意识、瞳孔及表情的变化，及时判断癫痫发作的前兆和诱发因素，提前通知医生进行处理。

7.心理护理

脑卒中治疗、康复期间癫痫发作使患者及家属认为大病未愈又添新病，从而产生恐惧、绝望心理。故应针对性做好耐心、细致的心理护理。关心、体贴、尊重患者，以娴熟的护理技术赢得患者的信任。定期向患者及家属讲解继发性癫痫的发病机理、发展、治疗、诱因及预后，提高他们对疾病的认识，消除紧张、恐惧等心理，树立战胜疾病的信心，积极配合治疗护理。

癫痫治疗失败最主要的原因是患者不按医嘱服药、突然停药、换药或私自减量导致抗癫痫药物血药浓度下降。因此，应为患者提供健康教育，提高治疗依从性。丙戊酸钠、卡马西平等抗癫痫药物均有肝肾损害等不良反应且其安全有效血药浓度范围不等，为确保药物治疗安全有效，要注意观察疗效及毒副作用并定期检查血常规、肝肾功能，监测抗癫痫药物血药浓度。对癫痫发作患者家属应予培训指导，对复发患者、出院回家的患者，出院前护士要认真做好培训指导。因多数卒中继发癫痫的患者不能完全自理，要告诫患者家属在医生指导下用药，不可自行停药、换药、加量、减量，以免癫痫复发或出现癫痫持续状态；家属要注意患者发作规律及周期，避免诱发因素，如周期性发作者，则在相应的时间内做好预防发作的准备和学会必要的处理。在治疗期间，家属要对整个治疗方案做到心中有数，与医生合作，加强对患者治疗监督，同时注意对患者日常生活、饮食、二便照料和关心，避免由于照顾不周形成发作诱因或造成患者生命危险事件的发生。

八、癫痫发作期的护理措施

1.保持患者呼吸道通畅

癫痫发作时当患者出现意识丧失、口鼻腔分泌物增多有窒息的危险，应即刻将患者置于平卧位头偏向一侧；松开衣领、解开衣扣；取下活动假牙，清除口鼻腔分泌物，防止误吸；必要时用舌钳将舌拖出，防止舌后坠阻塞呼吸道；备好床旁吸引器，及时吸出口鼻腔分泌物，吸痰时，要注意无菌操作。

2.安全护理

由于癫痫发作是比较突然的，在发病的时候患者的意识模糊，因此患者很容易发生自伤或者他伤等现象，对此，护士必须要做好患者的安全管理措施。在患者癫痫发作的时候，为患者进行任何操作都要动作轻柔，避免外伤与骨折、脱臼的情况发生；防舌及口腔、颊部咬伤。注意保护好患者的关节，背后垫上柔软物体，尽快进行处理，减缓症状，确保患者的安全。肢体抽搐非常严重时，要保护好患者的大关节，病床两侧安置护栏，必要时约束。尽快控制抽搐避免诱发因素，遵医嘱立刻缓慢静注地西泮，快速静滴甘露醇，注意观察用药效果，呼吸减慢或暂停等不良反应。

3.用药护理

向患者及家属仔细讲解用药原则对治疗的重要性，讲明坚持用药与疾病控制的利害关系。嘱患者一定要遵医嘱用药，坚持长期用药。向患者说明擅自停药、改变药量等不良方式带来的严重后果，让患者及其家属明白正确合理的用药不但取决于医生，更重要的是患者的遵医行为，并嘱患者家属要监督患者用药，及时提醒患者按时用药，只有这样长期坚持正确用药才能保证治疗的顺利进行，取得较好的治疗效果，避免疾病加重或反复。强调服药的遵医行为，长期甚至终身服药的重要性。告知患者应遵医嘱坚持长期、规律用药，如若突然停药、减药、漏服药及自行换药，尤其在服药控制发作后不久自行停药，均有可能导致癫痫发作或发生癫痫持续状态的危险。

4.疾病知识指导

护士要向患者及其家属讲解脑卒中继发性癫痫发生的具体原因、临床症状、预防与治疗护理方法等相关内容，这样患者及其家属就对疾病有了具体的了解，不再感到盲目。护士告诉患者要养成良好的生活习惯，规律作息，不要熬夜，注意不要劳累，情绪放松。告知患者外出活动时随身携带写有病区、姓名、所患疾病等情况的联系卡，教给患者家属在癫痫发作时候正确的紧急处理措施、发作时出现的症状、如何预防、治疗疾病的方法和药物，合理护理。养成良好的生活习惯，早睡早起，合理安排生活，注意劳逸结合，心情放松。避免劳累、强烈声光刺激、饮酒、便秘、睡眠不足及情绪激动等诱发因素。

九、癫痫持续状态的护理

（一）疾病概述

癫痫持续状态是指持续频繁的癫痫发作形成了一个固定的癫痫状况，包括一次癫痫发作持续30min以上或连续发作，发作间歇期意识不恢复者。各种癫痫发作都可诱发癫痫持续状态，其中以强直-阵挛持续状态最常见。癫痫持续状态发作常伴有不同程度的意识障碍、运动功能障碍，严重者可有脑水肿和颅内压增高的表现。

（二）护理评估

1.健康评估

既往史、现病史、用药史、过敏史等。

2.临床表现及分类

（1）全身惊厥性癫痫持续状态。包括全身强直-阵挛性癫痫持续状态、强直性癫痫持续状态、阵挛性癫痫持续状态和肌阵挛性癫痫持续状态。其中最主要、最常见的是全身强直-阵挛性癫痫持续状态。临床表现为反复的全身强直-阵挛发作,两次发作期间意识不清,或一次发作时间持续在30min以上。发作时全身抽搐、呼吸停止,可造成脑缺氧、充血、水肿,重则形成脑疝甚至死亡。病死率与致残率均较高。

(2)全身非惊厥性癫痫持续状态。主要有小发作持续状态,表现为持续性不同程度的意识障碍达30min以上,多见于儿童。轻者可貌似"正常",或仅为工作或学习"缺乏效率",多表现为嗜睡、反应迟钝、自发动作及言语减少,较重者呈昏睡状态。可伴有肌阵挛或自动症等表现。脑电图呈广泛的3Hz棘慢波综合持续发放。

(3)简单部分性发作持续状态。主要有简单部分性运动性发作状态,表现为身体某一部分持续不停抽搐,达数小时、数天甚至数月,但无意识障碍,可发展为继发性全身性癫痫,发作终止后可遗留发作部位的瘫痪。

(4)复杂部分性发作持续状态。表现为长时间的精神错乱状态或仅有模糊记忆,可伴有自动症,持续数日或数月。有时可紧跟在一次全身强直-阵挛发作之后出现,易误诊为全身强直-阵挛性癫痫持续状态。脑电图可见在颞叶或颞额叶局限性痫样放电。

(5)肌阵挛性癫痫持续状态。表现为数小时、数日连续肌阵挛发作,常无意识障碍,有时也可伴意识障碍。

(6)偏侧性癫痫持续状态。多见于婴幼儿,表现为半侧阵挛性抽搐,常伴有同侧偏瘫,称为半身惊厥-偏瘫综合征。

(7)新生儿期癫痫持续状态。其发作形式往往有别于成人,临床表现极不典型,多呈轻微抽动,肢体呈奇异的强直动作,发作形式不固定,常由一肢体或一肌群转移至另一肢体或另一肌群,或呈半身型抽搐发作。发作时呼吸暂停、意识不清。脑电图改变也具有特殊性,呈1~4Hz慢波、夹杂棘波,或呈2~6Hz节律性棘慢波综合,强直发作时呈δ波,阵挛发作时有棘、尖波发放。

3.并发症

并发症主要是呼吸道感染、不同程度的脑水肿、呼吸性酸中毒、急性肾功能衰竭等,还可能伴有急性早幼粒细胞白血病、脑中风、精神抑郁等。

4.辅助检查评估

(1)常规EEG、视频EEG和动态EEG监测可显示尖波、棘波、尖-慢综合波、棘-慢综合波等痫性波型,有助于癫痫发作和癫痫状态的确诊。

(2)心电图检查可排除大面积心肌梗死、各种类型心律失常导致广泛脑缺血、缺氧后发作和意识障碍。

(3)胸部X线检查可排除严重肺部感染导致低氧血症或呼吸衰竭。

(4)必要时可行头部CT和MRI检查。

(三)病情观察

1.生命体征的观察

密切观察患者生命体征、瞳孔、意识、面色及SpO_2。尤其观察病人的意识,抽搐起始部位,眼球偏向何方,瞳孔大小,有无大、小便失禁及整个发作过程持续时间,对间歇期病人即神志模糊或处于浅昏迷状态病人,应注意观察肢体活动及尿量。观察是否突然发作、有无先兆,是否张口尖叫,有无大、小便失禁情况。

2.其他指标的观察

(1)监测动脉血气、血生化,维持内环境的稳定。

(2)监测药物反应。静脉注射安定、氯硝安定对呼吸、心脏均有抑制作用,故注射时应严密观察呼吸、心跳、血压等情况。

(3)观察发作类型、部位、持续时间、间隔时间及发作时的症状表现和发作后情况。

(四)护理措施

1.护理常规

了解发病前驱症状、诱因、服药史。

2.急性发作期护理

(1)保持呼吸道通畅,严防窒息:置牙垫于臼齿间,以防损坏牙齿和咬伤舌头;患者昏迷喉头痉挛,分泌物增多,随时吸痰,防止窒息,每次吸痰不超过15s,以免引起反射性呼吸心跳停止;检查患者的牙齿是否脱落,有假牙应立即取下。

(2)给氧:发作期可加大氧流量和浓度,以保证脑部供氧,随时检查用氧的效果;必要时可行气管插管或气管切开,予以人工呼吸。

(3)防止受伤:加用床挡,专人守护,切勿用力按压病人身体;按压时注意力量强度,防止关节脱臼或骨折;按压的着力点放在患者的关节处,加上海绵垫防止皮肤损伤,防止自伤或他伤。

(4)控制发作:遵医嘱二人操作,缓慢静注抗癫痫药,密切观察病人意识、呼吸、心率、血压的变化。

(5)严格记录出入量,发作间期,发现有脑水肿及心力衰竭的先兆反应立即通知医师。

(6)药物护理:严格遵医嘱准确、按时给药。迅速建立静脉通路,立即按医嘱缓慢静脉注射地西泮,速度不超过2mg/min,必要时可在15～30min内重复给药;也可用地西泮100～200mg溶于5%葡萄糖或生理盐水中,于12h内缓慢静脉滴注;用药中密切观察病人呼吸、心律、血压的变化,如出现呼吸变浅、昏迷加深、血压下降,宜暂停注射。异戊巴比妥钠0.5g溶于注射用水10ml静注,速度不超过每分钟0.1g,每日限量为1g,用药时注意有无呼吸抑制和血压下降。

(7)降温:患者若伴有高热,随时可能发生呼吸、心力衰竭、急性肺水肿而死亡,应严密监测,采取积极措施降温。

3.一般护理(间歇期护理)

(1)少刺激:置患者于单人房间,窗户用深色窗帘遮光,床旁备急救设备和药物。

(2)活动与休息:间歇期活动时,注意安全,注意观察间歇期意识状态,出现先兆即刻卧床休息;必要时加床挡。

（3）饮食营养:清淡饮食,少进辛辣食物,禁用烟酒,避免过饱。

（4）体温测量:选择测肛温或腋温。禁止用口表测量体温。

（5）服药要求:按时服药,不能间断。

（6）口腔护理:3次/d,口唇涂甘油,防止干燥开裂,湿纱布覆盖口唇,保持口腔湿润。

（7）留置胃管:第2d开始给患者置胃管行鼻饲,以38℃流质50ml/次,6次/d为宜;注意有无胃出血现象,防止应激性溃疡的发生。

（8）预防压疮:加强皮肤护理并垫上海绵垫,保持床单清洁干燥,有大小便污染应及时更换。

（五）健康教育

1.环境宣教

嘱患者家属在患者发作期禁止探视,保持病房绝对安静。避免声和光的刺激。

2.心理护理

做好癫痫患者的心理护理,病人易出现自卑、孤独的异常心态,鼓励病人树立战胜疾病的信心,保持情绪稳定。

3.先兆和诱发因素

（1）向患者及家属讲解癫痫持续状态的先兆和诱发因素,癫痫发作的因素复杂多样,应尽量避免诱因减少其发作。过饥过饱、暴饮暴食、偏食、挑食、饮用兴奋饮料、睡眠不足、便秘、过度劳累、情绪激动以及各种一过性代谢紊乱均能诱发癫痫发作。嘱患者生活工作有规律,密切观察药物毒副作用,禁止患者参与攀高、游泳等一些危险活动。

（2）正确对待癫痫发作的先兆,如患者出现眼肌抽动、烦躁,可按压人中、合谷、足三里穴阻止其发作。如未缓解,及时拨打120急救电话。

4.注意事项

（1）高热惊厥引起的癫痫持续状态日后可能还会惊厥,指导家属掌握预防惊厥措施。尤其是3岁以下患儿高热易引起惊厥,发热时及时控制体温,可预防惊厥复发。定期复查。监测血常规,血小板,肝、肾功能和血药浓度。

（2）外出时,随身携带有注明姓名、诊断的卡片,以便急救时参考。另外有癫痫病史患者应禁用某些可诱发癫痫发作的药物,如雷米封。

（3）指导病人适当参加体力和脑力活动。

十、中医特色护理

脑卒中后癫痫发作以头部神经受损为本,脏腑功能失调为标,由痰、火、瘀为内风触动致气血逆乱,清窍蒙蔽所致。脏气不平,阴阳偏胜,神经受累,元神失控是其病机所在。《医林改错》指出:"抽风不是风,乃属元气虚,血管无气,停而为瘀。"中医治疗以中药、针灸等方式较为多见,并在临床治疗上取得了较为满意的疗效。采用定痫冲剂(僵蚕、地龙、龙齿、茯神、当归、白芍、炙甘草）加减治疗缺血性脑卒中后癫痫，表明中药治疗具有较高的安全性。除此之外，针灸也是治疗脑卒中后癫痫较为常见的方法。《太平圣惠方》指出"神聪四穴，理头风目眩，狂乱疯痫，针入三分"，即指百会、四神聪穴可熄风止痫；水沟穴为止痫、急救要穴，研究指出，采用捻转泻法强刺激水沟穴可开窍启闭以醒元神；上星、神庭、内关可调气血、安心神；风池以平熄内风；曲池、合谷清热泻火，调和营卫；阳陵泉可舒缓筋肉，解痉止抽；足三里、丰隆、太冲等可平熄肝风，和胃降浊，清热化痰；三阴交可熄风止搐，养血柔筋。其中百会穴属督脉，为百脉之会，百病所主，可调督定痫。针灸以上诸穴，可达到清热化痰、熄风止痫的作用。

在临床应用上，采用中医综合治疗法治疗脑卒中后癫痫以综合各治疗方式优势等特点，较单纯应用一种治疗方式疗效更为明显。采用耳穴压豆联合中药汤剂治疗脑卒中后癫痫，取得了较为明显的疗效。除此之外，针灸及中药治疗脑卒中后癫痫症状，可取得更明显的临床疗效。采用针灸刺激百会、内关等前述诸穴治疗的同时，配合中药治疗脑卒中后癫痫，取得了更为满意的临床疗效，且患者脑电改善情况更明显。采用中医综合治疗的方式——中药、方剂与针灸联合应用治疗脑卒中后癫痫，中药僵蚕辛咸，气味俱薄，可熄风解痉、散风止痛，可抗惊厥；蜈蚣、菖蒲、远志开窍熄风；琥珀、青礞石定痫安神；胆南星、法半夏、陈皮化痰降逆。诸药配合针灸治疗，共奏调理气血、豁痰开窍、熄风止痫之功效。经综合方式治疗后，对患者临床症状的改善更明显。

第十二章　脑卒中后静脉溶栓的护理

一、概述

深静脉血栓(DVT)是指血液在深静脉内不正常凝结引起的静脉回流受阻。常发生于下肢,血栓脱落可发生肺栓塞,常见症状为患肢肿胀、疼痛,活动后加重。如不能有效控制,可能会导致残疾和死亡。深静脉血栓是脑卒中患者的严重并发症,其中住院患者发生DVT约25%死亡。静脉血栓多由于血液滞缓、静脉壁损伤和血液高凝状态三个因素造成,偏瘫患者在卧床期下肢缺乏运动,血管和血液循环状况较差,极易发生静脉血栓。

二、DVT病因认识

1.血管内皮损伤

缺血性相关疾病可引起脑卒中患者血管内皮损伤及炎症的发生,感染又加重了血管内皮的损伤,另外一些侵入性操作或手术也同时会损伤血管内膜,继而血液中血小板黏附、聚集后形成血栓。

2.动脉血管粥样硬化

高血压、高血脂、糖尿病、冠心病等疾病可造成血管内皮功能障碍,而血管内皮功能障碍又是动脉粥样硬化的高危因素。动脉粥样硬化后出现动脉缺血坏死,动脉增厚变硬、管腔狭窄引起血液流动速度减慢。

3.血流缓慢

卒中后患者往往出现肢体瘫痪、活动障碍、翻身困难、血管受压等因素影响使血流减慢,另外,脑卒中后机体出现应激反应,释放儿茶酚胺,儿茶酚胺导致血小板聚集增加,进一步加重血流减慢。

4.血液高凝状态

脑卒中患者在应用脱水剂治疗时机体脱水,患者出现昏迷状态限制饮水引起液体摄入不足,血液浓缩后久之出现高凝状况。

三、下肢DVT危险因素

1.危险因素

脑卒中合并下肢深静脉血栓发生的危险因素有:性别、年龄、长时间卧床、既往DVT史、下肢静脉曲张、BMI高、活动性癌症、高血压、糖尿病、充血性心力衰竭等。

2.脑卒中专科相关因素

蛛网膜下腔出血、下肢肌力≤3级、下肢肿胀、深静脉穿刺、肢体偏瘫及偏瘫的程度、并发肺部或尿路感染、脱水治疗及卧床而又未接受抗凝治疗等。

四、脑卒中DVT护理

1.常规护理

(1)加强功能锻炼。对脑卒中患者瘫痪肢体进行被动活动,或自主踝泵功能锻炼预防下肢静脉血栓形成。卧床患者的下肢部位开展按摩干预,要从患者的跟腱部位开始,由下而上地为患者开展比目鱼肌部位和腓肠肌部位的加压操作,并且协助患者的足踝部位开展被动运动。适当静力性收缩股四头肌与踝泵运动,监测患者血清D-二聚体水平,并根据水平变化调整活动量,即水平越高活动量越少;D-二聚体水平在500~800μg/L,活动量可适当增加。

以循序渐进的方式对患者患侧进行主被动活动、下肢关节牵拉与神经肌肉电刺激等治疗。进行主被动活动治疗时,注意确保踝、膝、髋屈曲角度<45°,并禁止剧烈活动或挤压腘窝与大腿内侧,30min/次,1次/d,持续治疗10d。神经肌肉电刺激治疗时,治疗部位为股四头肌外侧、内侧、小腿前外侧胫前肌与踝背伸肌下支持带部位,电极上下与左右并置,以患者可耐受为宜,1次/d,20min/次,持续治疗10d。治疗期间,每间隔3d检测1次D-二聚体水平,若该项指标恢复正常且症状好转,应及时下床活动。

(2)保护静脉。避免进行患肢或下肢静脉输液,防止损伤血管。在为患者开展深静脉导管留置操作过程中,应当尽量选择患者的颈内静脉血管组织和锁骨下静脉血管组织,要尽量避免在患者的下肢部位开展浅静脉或者是深静脉穿刺操作和采血操作,避免因对患者的下肢静脉血管组织开展外源性侵袭操作,诱导患者在临床中获得发生下肢深静脉血栓形成并发症的临床危险性。

(3)密切观察下肢动脉搏动、皮温、颜色等变化。高危患者每日进行下肢周径测量,如两侧肢体相差1cm以上,立即汇报医生采取相应措施。

(4)饮食护理。昏迷或吞咽功能障碍者可行鼻饲疗法以增加水分摄入,能自主进食者,给予高热量、高蛋白、低脂易消化食物。

(5)心理护理。当患者诉腿部肿胀疼痛应及时处理,发现有血栓迹象时立即抬高患肢20°~30°并告知医生采取治疗。

2.物理疗法

(1)应用弹力袜来促进下肢静脉回流,通常白天患者穿戴弹力袜或弹力绷带保护下肢,夜间防止影响睡眠脱掉弹力袜,并抬高下肢20~30cm促进下肢静脉回流。选择弹力袜时应根据患者的身高体重选用合适的尺寸,以达到最佳的使用效果。

(2)下肢间歇充气加压装置使下肢静脉血液回流速度增加。气压治疗仪的作用原理是在机械原理基础上进行治疗,脉动气流经管道进入气囊后形成压力,刺激下肢的深部肌肉,促进血液与淋巴液回流,随着气囊内气体压力的上升与下降,间歇性对肢体进行按摩与降压,加压时促进静脉血管排空,减压时下肢静脉迅速充盈,提高下肢血流速度;迅速挤压时双下肢静脉血流是无挤压时的175%~366%,降低血液瘀滞表现,在骤然减压时确保静脉血液迅速充盈,提高血流速度,增加局部流经血液,促进营养成分的供给,加速吸收渗出液,排泄病理产物,促进新陈代谢,预防血栓形成。通过对下肢的周期性加压、减压的机械作用加速下肢静脉血流速度,促进瘀血静脉排空,防止血栓形成。当患者已经确诊DVT时,应立即停用物理疗法防止栓子脱落。

3.药物护理

(1)使用甘露醇等脱水药物时,医务人员应注意避免脱水过度增加DVT风险并密切观察患者表现。

(2)药物预防:目前临床对高危患者常用药物主要为普通肝素(UFH)和低分子肝素(LMWH)及磺达肝葵钠等药物。肝素用于预防非出血性脑卒中DVT发生率可降低80%,用药前应详细了解患者有无出血性疾病,治疗期间密切观察凝血机制,检查穿刺点、皮肤、胃肠道等部位有无出血倾向,有无失语及意识模糊。

五、DVT健康宣教

1.相关知识宣教

(1)患者入院后,护理人员为其讲解有关脑卒中的相关知识、治疗方法、日常需要注意的事项及进行预防下肢深静脉血栓形成的重要性等,使其了解自身的病情,缓解其紧张、焦虑等负性情绪,提高其对治疗和护理的配合度。

(2)讲解关于脑卒中后下肢DVT的原因、预防、预后等相关知识,向家属及患者宣传讲解,并对患者病情进行评估,依据患者发生DVT的危险级别将患者划分为不同的组,针对性进行护理干预。

(3)此外高危患者还应采用抗凝剂,指导患者低盐、低脂饮食。密切观察患者下肢皮肤温度、颜色等,若出现下肢肿胀立刻报告给医师,争取及早确诊并给予治疗。静脉血栓形成机制的三要素:血管壁损伤、静脉血流滞缓和血液高凝状态,三个要素往往同时存在、相互作用。脑卒中患者住院期间,机体处于应激状态,促进全身血管收缩,血管内促血栓物质水平明显高于正常人。医护人员应该掌握脑卒中住院患者的潜在危险因素,提前预防,减少DVT发生。积极采取健康宣传讲座,鼓励患者及其家属学习DVT基本知识,同时可在相应病区设立宣传展板。

2.肢体的锻炼

(1)指导患者进行康复训练,密切监测患者的生命体征,一旦发现异常需立即报告给医生,并协助医生对其进行相应的处理。告知患者及其家属预防下肢深静脉血栓的必要性。

(2)对于低、中危患者由护理人员及家属配合按摩偏瘫侧下肢肌肉,并协助患者对健侧肢体的锻炼,包括足踝关节屈伸、膝关节屈伸,并进行深呼吸训练,促进血液循环。高危患者应在护理人员或家属的协助下定时更换体位,并于患者膝下垫枕防止过度屈髋。指导患者尽量穿戴宽松的衣物,监测患者血液循环,对既往存在血栓疾病及凝血功能异常患者可辅助充气泵对患者下肢进行定时按摩。

六、肺动脉栓塞的护理

下肢深静脉血栓,肺动脉栓塞是最严重的并发症,如果不能对肺栓塞情况进行及时有效治疗,最终将会导致患者死亡。下肢深静脉血栓患者出现肺栓塞的概率在20%～50%范围内,可见其存在较高的发病率。

肺栓塞情况主要在血栓形成的1～2周出现,主要原因在于疾病早期栓塞存在不明显的临床症状,病情严重时缺乏特异性的临床表现,因此容易出现误诊、漏诊情况。在临床中,对肺栓塞进行鉴别诊断的主要症状包括咯血、胸痛及呼吸困难等,部分患者伴有腹痛症状,因此,除了对下肢深静脉血栓的形成进行有效预防以外,护理人员还需要密切观察患者的临床症状,观察患者是否存在胸痛、呼吸困难等相关症状,在疾病治疗早期,需要告知患者绝对卧床休息,休息时间为2～3周,同时对患者实施高流量吸氧治疗,若患者存在肺水肿状况,应当给予患者加压给氧治疗,将20%～30%的酒精加入湿化瓶中,从而促进患者的通气功能得到显著改善。

七、DVT中医护理

DVT可归属于脉痹、瘀血流注等疾病范畴,乃卒中后正气渐虚,鼓动无力,血液的气化功能失调,营卫稽留于经脉之中,致经脉壅遏不通,或正虚外感风、寒、湿邪,损伤经脉而脉痹血凝、阻塞脉道,或因中焦运化失司,清阳不升,浊阴不降,水湿停聚,郁而化热,湿热下注,瘀阻脉络而成。

1.中药熏蒸

中药熏蒸是中医特色护理技术,是防治DVT的有效措施,中药熏蒸能有效预防脑卒中恢复期下肢DVT,提高患者的生活质量,延长患者的生存期,有利于脑卒中的康复,但疗效缓慢,疗程较长。所以临床上常采用中西医结合的综合措施对脑卒中后DVT进行防治。中药熏蒸方中黄芪益气行血,桂枝温经通络,艾叶温经散寒止痛,乳香、没药活血消肿定痛,泽兰活血利水消肿,大黄凉血解毒、逐瘀通经,丹参、红花散瘀通络,川芎、延胡索活血行气止痛,丝瓜络祛风通络、活血。全方共奏益气活血、利水消肿、散瘀通脉之功。

2.温针、电针、艾灸联合疗法

祖国医学认为下肢静脉血栓属于脉痹、瘀血、肿胀、股肿等范畴,在《黄帝内经》《血证论》《备急千金药方》等医学专著中均有论述,虽然关于其病机仍有争议,但多数认为其病机是脉络血凝湿阻,热毒内蕴是主要致病因素,血瘀热壅是病理损害的物质基础,瘀热互结是发病的关键,治疗中宜以活血化瘀、清热解毒、利湿消肿为基本治则。

（1）温针疗法：选择血海、三阴交、气海、阳陵泉、足三里、太冲配伍，血海为调血气、活血化瘀的要穴，三阴交可健脾统血、活血，针刺血海和三阴交可活血化瘀通络。气海主全身气机，可疏导任脉，调理全身之气，气为血之帅，血为气之母，气畅则血流通畅；针刺气海能助阳化气、温通血脉。阳陵泉、太冲可平熄肝风、气血和畅；足三里补益气血。现代医学指出温针可加强瘀血消散，加速血液循环，促进致痛物质的排出，加速炎症消退，缓解血栓之疼痛、肿胀症状。

（2）艾灸：能活血化瘀、畅通血脉、调和气血。

（3）电针疗法：能加强经络刺激强度，进一步改善局部血液循环，促进侧支循环的建立。将温针与电针疗法结合起来应用发挥协同作用机制，能温经通络、活血化瘀、舒筋活络、调和气血。温针联合电针疗法治疗中风后下肢静脉血栓疗效确切，有助于促进患者临床症状缓解，促进血栓的溶解，提高下肢静脉血流速度，控制炎症反应，提高患者生活质量。

八、脑卒中患者 DVT 的基础预防护理

1.基础预防

（1）戒烟，避免因大量尼古丁刺激血管引起静脉收缩。

（2）保持大便通畅，养成定时排便的习惯，避免用力排便、腹压增高导致下肢静脉血液回流受阻。

（3）长期卧床的患者应及早使用空气压力波治疗。

（4）抬高下肢，穿长筒袜子，进行下肢肌肉功能性电刺激训练。

（5）静脉输液宜选健侧，禁止下肢静脉输液，因下肢静脉血栓发生率是上肢的3倍。静脉注射禁止使用对血管有刺激的药物，禁止在同一静脉多次穿刺。

2. 被动和主动活动

（1）进行下肢的主动和被动活动，不能下床活动者，应鼓励患者在床上进行主动屈伸下肢运动、足踝的旋转运动，同时被动按摩下肢腿部肌肉，促进血液循环。膝下垫枕，避免过度屈髋，以免影响下肢静脉血液回流。

（2）保证机体摄入水量充足，避免脱水。

（3）每2h翻身1次，平卧位时抬高下肢（20°～30°），膝关节微曲，双下肢充分保暖，定时变换体位，可解除受压肢体受到的压力，促进下肢静脉的回流。

（4）被动运动。①按摩下肢：患者平卧位，从小腿胫骨远端依次按摩至膝上10cm处，然后将患者膝关节屈曲45°，将足底撑在床面上，依次按摩小腿腹侧至腘窝上10cm处，每次5～10min，每天至少3次。②下肢关节活动：进行下肢髋关节和膝关节被动运动，抬起患肢后，一手扶腘窝，一手抵住足弓做膝关节及髋关节的屈伸运动、外展内收运动、内旋外旋运动，关节活动从小范围开始逐步加大幅度。③踝泵运动的被动运动：模仿主动踝泵运动时的足背屈、跖屈、踝关节环转动作，这时股静脉所产生的最大血流速度虽不及主

动踝泵运动,但这时血流速度较静息状态时明显提高。

(5)主动运动。鼓励尽早下床活动,不能下床活动者可进行踝泵运动。

①踝泵运动方法:患者平卧,膝部伸直,足部向远端最大限度伸直,保持10s,放松5s,足部向近端最大限度上勾,保持10s,放松5s,以踝关节为中心,做360°环绕动作,活动范围、频率、持续时间应由小到大,由少到多,以不引起明显疼痛与疲劳为原则,每小时练习4~5次,每天练习10~12次。

②踝泵运动原理:胫骨前肌、小腿三头肌在收缩时,如同泵一般将血液和淋巴液挤压至肢体近心端,肌肉放松时,肌肉段的静脉压降低,促进肢体远端血液回流。踝泵运动方法简单,容易掌握,无经济支出,可行性较高,但患者的依从性直接影响踝泵运动的效果。

九、药物预防护理

肝素、低分子肝素钙、华法林及利伐沙班临床上均有使用,应用最广的是低分子肝素钙。低分子肝素钙从肝素中提取,与肝素比较出血倾向要小,半衰期较肝素长,皮下注射后可利用的程度也更高,缺点是需皮下注射,不宜患者带药,且注射局部易产生皮下出血,导致瘀斑。利伐沙班是一种新型的口服抗凝药,其抑制了内源性及外源性的凝血过程,抑制凝血酶的产生,从而抑制血栓的形成,与华法林相比无需监测凝血功能,患者所摄入的食物对其药效影响不大,影响易于被患者接受,但费用较高。危重症患者基础预防及物理方法可能达不到DVT最佳预防效果,这时就需使用药物预防。但抗凝药物虽能降低血栓风险,但也可增加出血风险。

十、机械预防护理

1.弹力袜

逐级加压弹力袜(Graduated comporession stockings,GCS)是通过下肢远端至近端依次递减的压力梯度促进下肢静脉血液的回流,预防下肢静脉血瘀滞,脚踝部的压力是最大的,向上压力循序降低。有膝上型和膝下型两种款式,结合患者舒适度,膝下型GCS优于膝上型,膝下型GCS更为舒适,穿着正确率更高,患者更偏爱膝下型GCS。

使用方法:根据患者的腿长及腿围选择合适尺寸的弹力袜,每天晨醒后穿上弹力袜,晚上睡觉前脱下并抬高患肢。该方法使用地点不受限制,在院及出院后均可使用。存在问题有,GCS卷边造成的印痕及皮肤损伤,如有下肢肿胀时难以观察局部皮肤情况,意识障碍者穿戴GCS困难,GCS是消耗品,其弹性会随着使用时间和次数的增加而降低,长时间穿戴导致患者床上活动不便,影响睡眠。

2.间歇充气加压装置

间歇充气加压装置(Intermittent pneumatic compression,IPC)是利用空气压缩泵,将空气泵入套筒,通过反复的充气与放气,使套筒内的压力逐级增强,按摩下肢肌肉、血管及淋巴管，促进下肢的血液循环。款式有多种：足底泵、小腿型气压泵及下肢型气压泵。下肢型IPC使用后下肢静脉回流是最佳的，但小腿型和下肢型IPC在DVT预防的效果观察无显著差异。因套筒大小和长短型号有限，不能对所有患者适用，且套筒过紧或局部不透气容易潮湿导致不适，患者倾向于选择小腿型IPC。

使用方法：评估患者病情、肢体情况，依据患者腿长及腿围，结合患者意愿，选择合适腿套，固定腿套，松紧为刚好在腿套与腿之间可伸进1～2个手指，连接电源，打开机器开关，观察机器工作运转情况，做好记录。禁忌证包括：局部皮炎，坏疽，严重动脉硬化或其他缺血性血管病，腿部大范围水肿，充血性心力衰竭引发的肺部水肿，腿部严重畸形，疑似已出现DVT者。

3.神经肌肉电刺激

神经肌肉电刺激（Neuromuscular electrical stimulation，NMES）是使用低频电流通过电刺激特定肌肉群使局部肌肉收缩或抽搐，达到治疗目的。电极刺激下肢腓总神经可引起胫骨肌、腓骨长肌、侧腓肠肌的收缩，从而小腿静脉系统产生类同于等长收缩后产生的压力。Williams将NMES与IPC进行比较，NMES在腿部血液循环方面优于IPC，其血流速度改变比IPC更加接近人体活动时的生理改变，NMES可增加患者自身肌肉的活动，而IPC的效果依赖于被动压缩局部肌肉。其缺点是可能会出现局部不适、发热及潜在的腓总神经麻痹。更加适用于其他机械预防方法禁用的患者。

第十三章 脑卒中介入溶栓治疗护理

一、概述

脑卒中的溶栓治疗,是指使用溶栓药物(目前最主要的溶栓药物是阿替普酶重组人组织纤维蛋白溶酶原激活剂以及尿激酶)恢复血流和改善组织代谢抢救半暗带组织,避免局部坏死。溶栓治疗是目前最重要的恢复血流的措施。

有效抢救半暗带组织的时间窗为:使用尿激酶溶栓应在6h之内,使用重组人组织纤维蛋白溶酶原激活剂应在4.5h之内。急性缺血性脑卒中是由脑动脉闭塞所致脑组织梗死继而产生的一系列急性临床症状,其发病率、致残率、死亡率均较高,缺血性脑卒中占全部脑卒中的80%以上。及时开通急性缺血性脑卒中闭塞血管,恢复脑血流灌注是其治疗的前提。目前临床上治疗急性缺血性脑卒中的常用方法包括静脉溶栓、动脉溶栓、介入治疗、血管内溶栓联合机械取栓等。

二、静脉溶栓治疗护理

1.适应证

(1)年龄18岁以上。

(2)临床明确诊断缺血性脑血管病,并且造成明确的神经功能障碍(NIHSS>4分)。

(3)症状开始出现至临床干预时间<180min。

(4)对于3~6h内患者,在充分影像学信息支持下,可考虑静脉溶栓。

2.禁忌证

(1)CT有明确的颅内出血证据。

(2)临床上怀疑为SAH无论CT有无阳性发现。

(3)神经功能障碍非常轻微或迅速改善。

(4)此次卒中过程中有明确的痫性发作。

(5)既往有颅内出血史、动静脉畸形史或颅内动脉瘤史。

(6)最近3个月内有颅内手术史、严重的头部外伤史、卒中史。

(7)最近21d有消化道、泌尿系统等内脏器官的活动性出血史。

(8)最近14d内有外科手术史。

(9)最近7d内有腰穿史。

(10)最近7d内有动脉穿刺史。

(11)明确的颅内出血倾向(PLT<100×10⁹/L)。

(12)48h内接受肝素治疗,且APTT高于正常上限。

(13)最近接受抗凝治疗,并且INR>正常的1.5倍。

(14)血糖<2.7mmol/L;血压难以控制在180/90mmHg以下。

(15)CT显示低密度>1/3MCA区域(MCA区脑梗死)。

3.并发症

(1)出血:最常见、最危险的并发症,常见部位有颅内、皮肤、黏膜、泌尿道、消化道等。

(2)再发梗死:病情恶化,出现颅内出血。

(3)再灌注损伤。

4.静脉溶栓前护理

(1)首先护士需要掌握患者相关资料,包括患者发病原因、用药史、常见并发症等,同时向患者说明溶栓治疗的目的、方法等,使患者对于疾病治疗有更进一步认识,消除顾虑。告知患者在溶栓治疗过程中需要注意事项,提高患者配合度。对于高度紧张以及抑郁的患者需要做好心理疏导,提高护理依从性。建立静脉通道,密切监测心电图情况,保持患者呼吸道通畅,及时清除口腔分泌物。准备好抢救药品及器械,比如气管插管用药、除颤仪、呼吸机等,为后续治疗做好充分准备。

(2)密切监测患者生命体征,注意肌力以及语言恢复情况,在应用rt-PA过程中以及应用24h后,需要注意动脉血压情况,因血压过高提示有出血的倾向,血压降低明显可能加重缺血症状。给药过程中密切注意患者是否出现不良反应,比如头痛、呕吐以及呼吸慢而深等情况,判断是否为脑出血并及时汇报医生处理。

5.静脉溶栓护理流程

见图1。

三、动脉溶栓治疗护理

1.动脉溶栓适应证

(1)年龄18岁以上。

(2)明确诊断缺血性脑血管病,且造成较明确的神经功能障碍(NIHSS>4分),同时症状持续超过1h。

(3)起病至干预在3～6h内(对于前循环6～12h内,后循环6～24h内的患者,在充分影像学支持的情况下,可考虑动脉溶栓)。

(4)影像部分:CT/MRI未见异常或不符合排除标准。

(5)DSA发现与临床神经功能障碍相一致的血管分布区血栓证据。

(6)DSA的TICI分级<2级。

2.动脉溶栓禁忌证

(1)昏迷或NIHSS评分>25分。

(2)腔隙性脑梗死,神经功能障碍迅速改善。

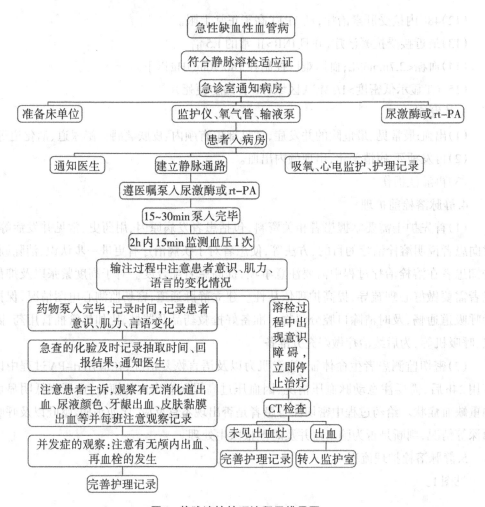

图1 静脉溶栓护理流程思维导图

（3）卒中起病中有明确的痫性发作。

（4）由介入治疗脑动脉瘤、动静脉畸形等引起的缺血性卒中。

（5）临床高度怀疑SAH。

（6）伴发脑动脉瘤或动静脉畸形等。

（7）怀疑为细菌性脑栓塞。

（8）急性心肌梗死后心包炎。

（9）既往有脑出血、SAH、脑肿瘤病史。

（10）近3个月有脑外伤史；近6周内有卒中史。

（11）近30d内有怀孕、分娩、泌乳史。

（12）近10～30d内有手术史、实质脏器活检史、腰穿史、外伤史、内脏损伤史、溃疡形成史，有活动性出血史。

（13）遗传性、获得性出血体质。

(14)有对造影剂过敏史。

(15)SBP>185mmHg或DBP>110mmHg;或经过积极治疗(静脉给药)血压仍未降至185/110mmHg以下。

(16)严重的肝肾疾病:伴发其他严重疾患,预计生存年限<1年。

3.动脉溶栓治疗护理思维导图

见图2。

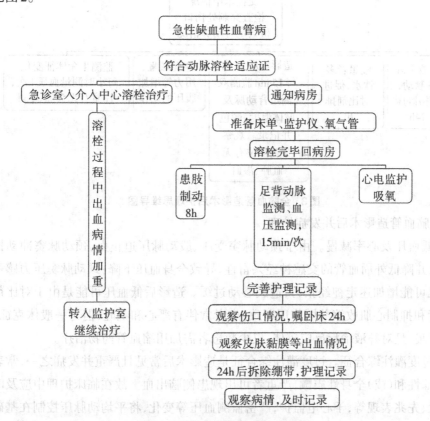

图2　动脉溶栓治疗护理思维导图

四、数字减影全脑血管造影(DSA)

数字减影全脑血管造影是评估颅内外血管病变最为准确的诊断方法。通过导管或穿刺针将含有碘的显影剂注入选定的动脉或静脉,把需要检查部位的影像数据分别输入电子计算机的两个存储器中。随即给予减法指令,电子计算机将从造影后的数据中减去造影前的数据。经模-数转换系统成为只显影血管影像的减影片图像,消除周围软组织和骨质等干扰。根据对比剂注入动脉或静脉的途径不同,可分为动脉DSA和静脉DSA两种方式。目前,以动脉DSA常用。

1.全脑血管造影术后护理思维导图

见图3。

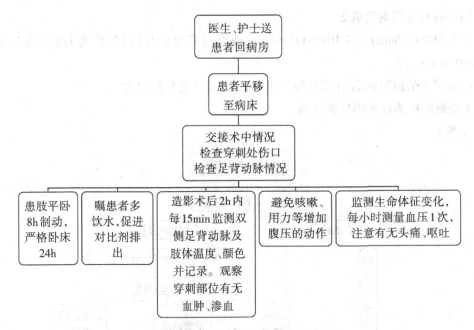

图3 全脑血管造影术后护理思维导图

2.全脑血管造影后并发症护理

（1）低血压及心率减慢。由于颈动脉窦受压、股动脉压迫止血，颈动脉窦冲动抑制交感神经元并降低外周血管的交感神经兴奋性，导致全身血压下降；颈动脉窦压力感受器受到刺激也可能增加迷走神经张力，造成心动过缓。造影后低血压可能是由于对比剂扩张外周血管和抑制心肌收缩共同作用所致，患者常伴有恶心和呕吐，但与一般休克征不同，其四肢温暖，且对补液治疗反应较佳，仅少数患者需加用缩血管药物治疗。

（2）过度灌注综合征。过度灌注综合征是造影术后常见且严重并发症之一，常表现为头痛、局部性和（或）全身性震颤，严重者可出现患侧脑出血。故在临床护理中应及时观察相应症状、先兆表现等，予心电监护，严密监测血压等变化，将平均动脉压控制在基础血压水平以下10%～20%。做好患者与家属的心理疏导和解释工作，以取得合作。

（3）急性脑梗死。术后脑梗死常因栓子脱落、栓塞致支架内血栓形成而造成，在护理时应严密观察患者的神志、瞳孔、言语及肢体活动等情况，加强巡视，及早发现及时处理，为溶栓治疗赢得时机。

（4）脑血管痉挛。颈动脉分叉上方的颈内动脉对机械性刺激非常敏感，在介入治疗中，当颈动脉极度迂曲的情况下，支架远端对血管弯曲处的刺激常导致血管痉挛，带来严重后果。护理中应密切观察患者的神志，询问有无头痛、头晕等症状，有利于判断脑血管痉挛是否存在，为配合医生处理，积极做好准备。一般临床对血管痉挛常规采用预防性用药，通常以尼莫地平1mg/h微泵推注，在用药过程中应严格掌握速度及监测血压的变化。

（5）造影剂肾病。造影剂在药物中毒所致的肾功能不全仅次于氨基糖苷类抗生素，通常以血肌酐升高≥20%～50%为标准，可引起血尿、蛋白尿、少尿等情况。因此术后指导病人多饮水,遵医嘱予以补液治疗,以利造影剂从肾脏中排泄。同时应经常询问患者有无腰酸腰胀痛的症状、有无全身水肿等,并观察尿色、尿量的变化,准确记录出入液量。协助医生定期监测肾功能。

(6)下肢动脉血栓形成。由于术后患肢制动、穿刺处加压包扎、血流缓慢等均可导致血栓形成,如出现肢端苍白、腿刺痛、麻木、皮温下降,则提示动脉血栓的可能。因此,护理中应密切观察足背动脉搏动及穿刺侧肢体温度和色泽,加压包扎的松紧度要适宜,既要达到止血的目的,又要避免血栓形成。

(7)出血的可能。术中、术后常规使用抗凝药,对于凝血功能差的患者极易引起出血。因此,术后应密切观察有无头痛、呕吐、血压升高、呼吸、脉搏变慢等颅内出血、颅高压等症状。还应密切注意有无局部出血倾向,观察有无鼻出血、齿龈出血、大小便颜色及皮肤、黏膜有无出血点、瘀斑等。协助医生定期监测凝血功能和血生化。

五、动静脉溶栓治疗后护理

1.病房安置

安置患者到监护病房,实行24h专人护理,安排家属每天探视1次,避免家属或其他人影响到患者情绪。指导患者保持绝对卧床,安静休息。

2.血压监测

持续心电监护,严密监测患者血压变化情况,24h内血压监测≥30次,即溶栓治疗开始后前2h监测,每次15min,其后22h的监测,每次60min,若患者血压>185/110mmHg,及时报告医生,并遵医嘱给予降压治疗。便秘者及时通便处理,避免导致患者血压升高的因素。如果出现血压>180/110mmHg及时汇报医生处理,溶栓治疗后24h,禁止动脉穿刺,减少局部继发性出血风险。溶栓后30min内部放置导管。告知患者溶栓治疗结束后需要注意事项,保持情绪稳定,减少因情绪干扰治疗结果并引起血压升高等不良现象。溶栓过程中,护理人员应以熟练的抢救技能配合医生完成各项救治工作,要合理控制输液速度及静脉灌注量,用药期间定期进行血压和神经功能检查,溶栓治疗中及结束后2h内,每15min测量血压和神经功能评估,之后每次30min,持续6h,最后每次1h,直至治疗后24h。应密切监测患者情况,若出现异常现象,应及时告知医生给予有效处理,在用药治疗期间要做好患者的安抚工作,确保患者情绪稳定,避免不良情绪影响救治效果。

3.抗凝药物护理

严格把握药物剂量,密切观察患者意识和血压变化,定期评估患者神经功能改变情况,监测出凝血时间,观察皮肤、黏膜有无出血、消化道出血情况、有无血尿、齿龈有无出血、皮肤青紫瘀斑情况。做好用药前的告知宣教工作,及时签知情同意书,并做好护理记录与观察。

4.扩血管药物护理观察

应用钙通道阻滞剂时因产生明显的扩血管作用,松弛血管平滑肌,使脑血流量增加,可导致患者头部胀痛、颜面部发红、血压降低等,应监测血压变化,注意滴速,出现不适及时通知医生。

5.应用脱水药物的观察

输入前应评估患者有无甘露醇过敏情况,警惕过敏反应。甘露醇过敏反应少见,偶有致哮喘、皮疹,甚至致死。评估液体性质、外观,有无结晶、絮状物。甘露醇用药要求250ml液量宜在20min内滴入,应将输液器开至最快速度。对于脑血管疾病伴心功能不全者用甘露醇应慎重,以免因输入过快或血容量增加而诱发心力衰竭。必要时遵医嘱应用输液泵控制速度。输入过程中避免药物外渗致局部肿痛,甚至组织坏死。观察皮肤情况及注意患者主诉。输入后监测水、电解质变化,应定期观察并及时调整,切勿将由于严重内环境紊乱导致的脑功能恶化,误认为脱水不足而继续使用甘露醇,造成严重医源性后果。肾功能损害表现为用药期间出现血尿、少尿、无尿、蛋白尿、尿素氮升高等,对原有肾功能损害者应慎用。非必要时用量切勿过大,使用时间勿过长。用药期间密切监测肾功能并及时处理。一旦出现急性肾功能衰竭,应首选血液透析,经一次透析即可恢复。静脉炎及时发现并处理,应用增强型透明贴膜外敷或硫酸镁外敷。

6.心理护理

对患者心理状态予以全面评估,结合评估结果为患者制定有针对性、个性化的心理护理方案,在护理工作期间关注患者情绪变化,并结合心理变化对护理对策做出相应的调整,针对严重心理障碍患者积极进行心理干预。建立良好沟通关系,对患者实施一对一心理疏导,了解患者的心理需求,主动询问患者,鼓励患者表达自己的心声,提升治疗依从性。

(1)细听倾诉。耐心倾听患者主诉,查找原因,及时解决。支持与鼓励建立良好的医患关系,给予同情安慰,动员和指导家人及朋友在各个方面关心、支持、帮助患者。如肢体语言康复训练,使其功能得到最大限度的恢复,并运用自理理论,指导患者在现有状态下建立自理能力。

(2)说明与指导。通过图片、讲解等方法让患者了解疾病常见的原因、病理生理过程、临床表现、治疗方法及其预后,提高对疾病的认识,消除误解与顾虑,提高自信心,克服自卑感。

(3)培养信心。指出患者的优点、问题的可解决性,同时纠正患者的不良应对方式并承诺给予支持,以培养患者战胜病痛的信心。

(4)梳理心情。感受性耳机音乐治疗,住院期间每位患者床头配备耳机,白天播放患者喜欢的音乐或一些能振奋精神、舒肝解郁、节奏明快的乐曲,晚上睡前播放一些能镇静安神、平心静气、旋律轻柔的乐曲,每日2次,每次30min。

7.进食安全管理

通过洼田饮水试验、反复唾液吞咽试验、容积-黏度吞咽测试(V-VST)等全面评估患者的吞咽功能,根据评定结果指导家属准备适当稠度的食物。饮食以低脂低盐为主,避免进食辛辣刺激性食物及骨头等坚硬食物。家属送来的食物,由护士评价为恰当后,根据患者的自理能力给予喂食或指导患者自行进食。提升进食安全性,预防误吸及牙龈出血。

8.减少穿刺次数

静脉输液选择比较粗、直、大的血管,以提高穿刺的成功率。拔针需延长按压时间,避免在刚拔针的肢体测量血压,拔针后观察穿刺点有无渗血。

9.动态进行神经功能评估

溶栓后2h内,每小时进行神经功能评估,持续6h,以后每3h评估1次,直至治疗后18h,以及时发现病情变化,及时报告医生处理。

10.生活自理能力训练

指导患者做力所能及的事情,如梳头、穿脱衣服、进食等。

六、预防并发症护理

出血是动静脉溶栓治疗的最常见的并发症,严密监测患者有无颅内出血、牙龈出血、泌尿系统出血、皮下出血等并发症的发生,主动询问患者有无头痛、头胀、恶心、呕吐等,以及时发现脑出血征兆;给予口腔护理,避免刷牙不当引起牙龈出血;观察排尿情况,出现尿潴留及时予诱导排尿,如听流水声、热敷膀胱区等,并给予屏风遮挡,以减轻患者的紧张情绪,尽量避免留置尿管。注意观察尿液颜色,如出现血性尿液及时报告医生并送检。鼓励患者做力所能及的事情,如梳头、穿脱衣服、进食等。

七、康复训练的护理

溶栓后密切观察患者生命体征变化,做好环境改善、感染和压力性损伤预防、保持呼吸道通畅、心理疏导、饮食干预等护理。此外,待患者生命体征平稳且无并发症发生时采取康复训练。训练内容主要包括从健侧到患侧进行大小关节的被动性训练,并根据患者身体恢复情况逐渐增加至主动性训练,同时逐步添加语言功能训练及生活活动能力训练,训练强度要根据患者的耐受性而定。

第十四章 心理障碍

一、概述

脑卒中发病后引起的偏瘫、失语等功能障碍对患者的精神打击巨大,加之对疾病预后的恐惧极易导致患者发生心理障碍。心理障碍是脑卒中最常见的并发症之一,其中卒中后焦虑和抑郁最常见。对合并焦虑、抑郁情绪的脑卒中病人施以心理护理,可以最大限度地减轻病人的心理负担,促进病人身心康复。若不能及早干预治疗,将直接影响本病的疗效及预后。

二、脑卒中心理护理的重要性

脑卒中患者因起病急,患者对突发的疾病一时无法适应,尤其预后不良,遗留有偏瘫、失语等不同障碍的患者,约有50%以上伴有不同程度的心理障碍,以抑郁和焦虑为主。急性脑卒中偏瘫患者病情初期即进行康复治疗和心理护理,可明显改善脑局部血液循环,避免患肢关节挛缩,防止肩手综合征的发生,并能促进神经细胞再生。所以脑卒中患者保持良好的心理状态,配合早期康复训练,不仅可缩短治疗时间,还可最大限度地促进功能恢复,降低致残率、复发率。

心理护理措施包括:

1.行为认知干预

认知行为疗法是心理护理的重要组成部分。认知行为疗法是一组通过改变思维或信念和行为的方法来改变不良认知,达到消除不良情绪和行为的短程心理治疗方法。

主要包括:①评估病人心理状态,帮助病人正视自身的认知和行为偏差。②积极对病人进行健康宣教,制定康复训练的计划,采取消退法、自我控制法、情绪宣泄法、认知游戏、专家讲座等方法帮助病人形成正性自我概念,矫正认知偏差。③巩固和强化正确认知。采用认知行为疗法可以帮助病人建立对疾病的正确认知,改善病人心理应激状态,其肢体运动功能、日常生活能力提高,焦虑和抑郁水平均降低。

2.支持疗法

支持疗法是心理干预的一部分,是心理护理的基础。脑卒中病人的心理健康状况与社会支持有一定的相关性,即社会支持越高,其焦虑、抑郁的程度越轻。社会支持主要包括主观社会支持、客观社会支持和支持利用度,家庭成员、社会团体、医护人员等均是支持的提供者。支持疗法可以减轻病人脑卒中后焦虑抑郁的水平。因此,护理人员必须重视社会支持对病人的影响,引导病人积极应对疾病,同时帮助病人寻求社会支持并提高支持的利用度;鼓励家属主动关心病人,随时关注病人的心理变化,让病人感觉到关爱;护士自身要做病人的倾听者,密切关注病人的疑惑情绪,及时解决病人出现的疑难问题。

3.心理分析疗法

心理分析疗法是以"精神分析"为理论基础,了解患者深层次的内心活动、潜意识的动机、欲望和心理动态,帮助脑卒中患者了解自己心理状态,改善患者行为适应障碍,学会接受现实的心理机制。该治疗方法特别强调情感与欲望是行为的主要原动力,如何纠正更改其感觉、情绪和情感乃是治疗的焦点。这种心理疗法一般在脑卒中康复的中后期应用。

4.音乐疗法

音乐疗法是通过生理和心理两个方面的途径来治疗疾病。一方面,音乐声波的频率和声压会引起生理上的反应。当人处在优美悦耳的音乐环境之中,可以改善神经系统、心血管系统、内分泌系统和消化系统的功能,促使人体分泌有利于身体健康的活性物质,可以调节体内血管的流量和神经传导;另一方面,音乐声波的频率和声压会引起心理上的反应。良性的音乐能提高大脑皮质的兴奋性,可以改善人们的情绪,激发人们的感情,振奋人们的精神,同时有助于消除心理、社会因素所造成的紧张、焦虑、忧郁、恐怖等不良心理状态,提高应激能力。临床上常作为一种辅助心理疗法。脑卒中后抑郁症患者加强心理疗法及音乐疗法,有利于消除脑卒中后抑郁症状、减轻和降低脑卒中后抑郁的发病率,能促进患者康复及提高患者的生活质量。

5.人际关系疗法

包括团体治疗、家庭治疗或婚姻治疗等。团体性心理疗法可以使脑卒中患者在患有相同疾病的群体中得到心理支持。家庭治疗可以帮助患者获得更多家庭支持,减少脑卒中患者病后因缺乏家庭支持而产生心理问题,影响康复。婚姻治疗是针对有婚姻问题的患者,并且因婚姻问题对康复有严重影响的脑卒中患者所采用的一种心理疗法。团体性心理疗法能明显改善脑卒中患者的抑郁情绪,提高其日常生活能力,纠正认知障碍,缓解躯体症状,提高生活质量。

6.放松疗法

放松疗法是一种通过各种训练有意识地控制自身的心理生理活动、降低唤醒水平、改善机体紊乱功能的心理生理治疗方法。音乐疗法、肌肉放松训练、腹式深呼吸、娱乐活动等均是常见的放松疗法。音乐疗法主要包括被动音乐疗法、主动音乐疗法及即兴音乐疗法。脑卒中病人由于伴有其他功能障碍,更适用被动音乐疗法,但是对于音乐治疗的音量、时间安排、持续时间等均存在争论。五行音乐中的角调能缓解脑卒中病人抑郁情绪,增强其自主性,因为角调音乐属木,通于肝,木曲生发舒展,既能分散抑郁又能平狂怒。肌肉放松训练应在安静放松的环境进行,通常伴随舒缓的音乐,结合呼吸运动,采取平卧位,先使肌肉处于紧张状态,再放松,顺序为从面部至下肢的各肌肉关节。深而慢的腹式呼吸对身体有放松效应,可以防止机体呼出过多的二氧化碳,从而避免焦虑样症状。参加娱乐活动,如下棋、看电视、读报、聊天等均可以转移病人注意力,从而起到降低病人焦虑、抑郁水平的效果。

三、中医护理

中医五行音乐疗法属于中医情志疗法中的音乐治疗范畴,《黄帝内经》首次在医学层面引入了五音的相关概念,基于传统的中医治疗理论融合其中的精粹思想如天地人形神融合归一,五行相伴相生相互转化,阴阳辨证论治学说、分形观、循证观等相关思想与音乐这一艺术形式相融:五行的木、火、土、金、水分别对应于五音阶的角、徵、宫、商、羽等,进而把五行、五音等配属用于音乐治疗实践。五行音乐对喜、怒、思、忧、恐五种情志的变动具有独特作用:和悦乃健康长寿之基,音乐正是通过意识情感的作用,用音乐"雪其躁心,释其竞心",追求"淡泊宁静,心无尘翳",达到调护之目的。

(一)中医情志护理

1.以情制情

通过与患者交流、临床护理等方式收集患者现有的情志因素,给予精神安慰。护理人员主动做好生活护理,讲解脑卒中治疗的规律,可邀请治疗效果较好的患者进行现身说法,保持患者乐观健康的心态,从而可增强其战胜病魔的信心。

2.借情

保持室内温度适宜、阳光充足,结合患者的爱好及性格特征,选择与五行相对应的音乐进行情志刺激,以调节和激发生活兴趣,舒缓抑郁情绪。以五行相生相克为理论基础,进行针对性护理。

3.以情易情

加强病友间的沟通,相互鼓励,相互扶持,调动患者的康复积极性,构建温馨舒适的住院环境,鼓励患者积极参与社交活动,避免过度将注意力集中于疾病本身。

4.安神静志

指导患者通过静坐、静卧、静立等自我控制法来祛除负面情绪,增加自我控制感和心理安全感。

(二)情志调理

1.语言疏导法

运用语言,鼓励病友间多沟通、多交流。鼓励家属多陪伴患者,家庭温暖是疏导患者情志的重要方法。

2.移情易志法

通过戏娱、音乐等手段或设法培养患者某种兴趣、爱好,以分散患者注意力,调节其心境情志,使之闲情怡志。

3.五行相胜法

在情志调护中,护士要善于运用《内经》情志治疗中的五行制约法则即"怒伤肝,悲胜怒;喜伤心,恐胜喜;思伤脾,怒胜思;忧伤肺,喜胜忧;恐伤肾,思胜恐"。同时要注意掌握情绪刺激的程度,避免刺激过度带来新的身心问题。

情志护理是以中医基础理论和辨证施护为指导,以良好的护患关系为桥梁,应用科学的护理方法,通过良性影响,消除其不良情绪状态,从而达到治疗目的。

卒中后抑郁及焦虑在祖国医学中属"中风""郁证"的范畴。其既存在中风特点,又有气机郁滞、情志不舒等郁证特点。认为情志内伤是卒中后抑郁的重要病因。而情志护理要求在患者入院早期就建立良好的护患关系,提供良好的治疗环境,取得患者及家属的信任。随后以热情的服务态度、亲切的语言,缓解患者紧张甚至恐惧的心理。并针对患者病情进行健康教育,根据患者心理状况,通过开导式、情胜式、转移式及暗示等对患者给予循循善诱,给患者治疗上的进步给予鼓励,使其感受到温暖,纠正其产生焦虑及抑郁心理,从而激励患者产生战胜疾病的信心。

第十五章 认知障碍

一、概述

我国脑卒中的发病率正以8.7%的速度上升,卒中后患者的康复是患者、家属乃至社会的关注焦点,目前对于脑卒中患者的功能康复不再局限于肢体运动功能,卒中患者认知功能障碍的恢复日益受到重视。卒中后认知障碍的患病率在24%~39%,美国的研究显示卒中后轻度认知障碍的发病率可高达41%,痴呆患者达12%,我国的数据范围在21.8%~80.97%。卒中后认知障碍不仅影响患者的智能及情绪,且不利于肢体功能的恢复,甚至影响患者的吞咽功能。卒中后肢体功能受损越严重,NIHSS评分越高,认知功能受损越严重。但对于那些NIHSS评分较低、运动功能损伤较轻的卒中患者早期进行认知能力评估显得尤为重要,对于这部分患者进行早期发现、早期干预,可以显著提高患者的生活质量。一般认为血管性因素引起的痴呆是不可逆的,但不到痴呆程度的血管性认知障碍早期治疗可以逆转疾病,虽然缺血性卒中患者的认知功能随着时间的推移有所改善,但对于急性期认知功能的变化特点却没有细致的探索。随着人口的老龄化以及糖尿病、高血压、心脏病、高脂血症的发病率增加,脑卒中发病率也逐渐增高。脑卒中不仅可以引起躯体功能障碍,还易引起认知功能障碍。脑卒中后认知障碍(PSCI)是脑卒中后神经退行性病变与血管损害的相互作用,可影响脑卒中患者神经功能的全面康复。PSCI指急性脑血管病导致的各种类型和程度的认知障碍,是血管性认知障碍(VCI)的重要组成部分。并非一定存在记忆力障碍,伴某些认知域的功能下降,即使无记忆力障碍,亦可定义为认知障碍。

1.神经系统损伤

大脑中动脉区梗死以失语和忽略为主,大脑前动脉区梗死以无动性缄默和淡漠为主,大脑后循环区梗死以遗忘、失计算和失认为主。皮质下缺血型血管性痴呆是PSCI最为多见的类型,表现为上运动神经元受损、步态不稳易跌倒、排尿控制差等。

2.认知障碍异常

轻度表现为注意力和定向执行功能障碍,随着病情加重,可出现语言障碍、记忆力下降、反应迟钝、不能完成简单计算及视空间技能、思维概括能力下降。最常见的特征为额叶-皮质下功能损害,患者的抽象思维、概念形成和转换、信息处理速度等执行功能损害突出,这是PSCI特征性表现。患者难以选择并执行与活动相关的目标,不能组织解决问题的办法。

3.精神行为异常

出现情感和人格障碍,如抑郁、情感淡漠、情绪不稳等。

二、基础护理

早期认知护理干预能提高患者自理水平,改善认知功能,很大程度上阻止脑卒中后认知障碍的发展,从而提高患者的生活质量。

1.定向力训练

在训练时采取反复强化、定时指导、按时执行的原则帮助患者逐步掌握时间感,在规定的时间让患者反复强化一件事,让患者对事物的性质及时间产生定向,如训练时间定向时,制作日常生活时间表,嘱患者按时睡觉、起床、吃饭等,由护理人员定时督促,并给予手表、日历等工具帮助患者逐步掌握时间感。

2.注意力障碍训练

注意力的改善是其他认知障碍训练的前提。护士根据不同患者的特点,制定针对性、个性化的护理训练计划。可采用视觉跟踪、猜测游戏、删除游戏、电脑游戏等方法进行训练。原则:①以功能活动为训练内容。②从安静的环境逐步移到正常的环境中执行。③逐步增加训练的时间和任务难度。④教会患者主动观察周围环境,训练患者集中精神。

3.记忆障碍训练

临床上最常用的治疗措施是补偿性策略,可以使用图像再生、日常生活活动记忆法、地图作业、彩色积木排列、短文复述、背数、倒背数字、词语配对、记日记及非说教式干预小组法等锻炼患者的记忆能力,指导患者利用联想法、编故事法、方位法、分段法等记忆技巧提高记忆效果。鼓励患者从主动参与到独立完成日常生活活动。记忆不只是认知的过程,与情感交流过程也是密切相关的。有氧运动操的互动训练,不仅可以与患者有效沟通,赢得信任,更可以使患者身心舒畅,对提高记忆能力有积极意义。

4.执行功能障碍的训练

通过对执行功能的自我管理策略进行研究,发现患者的自我学习、自我管理、对特殊任务及一般功能的计划、问题的解决、目标的制定及自我控制能力均有提高。可安排与日常生活有关的问题让患者解决,如分蛋糕、行程安排等。

5.解决问题能力障碍的训练

(1)注意任务或活动。

(2)评估来自环境和记忆中的信息。

(3)组织。

(4)计划。

(5)判断。

训练时常用方法有:指出报纸中的消息、排列数字、问题状况的处理、从一般到特殊的推理、分类和做预算等。可采用设计一些与日常生活有关的问题让患者进行计算,如模拟在超市买东西、点菜等训练方法。

6. 安全因素的干预

PSCI患者常合并某些导致眩晕的老年性疾病,如心血管疾病,听觉、视觉和平衡功能障碍等,另外,环境因素如地面、光线和病房设置不合理等,在PSCI患者活动时均能诱发跌倒而造成软组织损伤、骨折等意外伤害。因此安全护理对PSCI患者具有重要意义,应给予高危跌倒连续性评估,以及细致周到的生活照顾,做好安全措施保护,加强巡视,重点交接,保证患者的安全。

7. 一级预防

减少血管危险因素,适度降低血压、预防脑卒中能减少认知障碍和痴呆的发生。如提高受教育水平、改变不良的生活方式、戒烟、戒酒、合理安排饮食结构、加强智能锻炼、积极治疗原发病等。

8. 二级预防

预防PSCI的关键在于早期识别和控制血管性危险因素,预防脑卒中的复发。凡有高血压、脑动脉粥样硬化、脑血管病的患者,均应进行记忆力与智力的检测,进行早期筛查、识别。对基础疾病及脑血管病进行积极治疗。

脑血管病的处理:①急性脑卒中的治疗(常规处理、溶栓、抗凝、血管扩张剂、降低脑水肿等)。②防止复发的治疗(抗血小板聚集和抗凝治疗,血压、血脂与血糖管理、健康宣教和短暂性脑缺血发作的干预)。脑卒中后期认知护理能提高PSCI患者出院后的自理水平,提升生活质量,在较大程度上阻止脑卒中后认知障碍的发展。目前开展的认知康复方法主要有作业疗法、电脑辅助和虚拟认知康复,即通过互联网进行远程控制的认知康复、内隐记忆康复、无错性学习、认知神经心理康复,以及电针疗法等。

9. 健康教育

健康教育的对象不仅仅是患者本人,在PSCI患者的护理中,家庭成员和陪护者是必不可少的教育对象。

(1)饮食护理。宜食低盐低脂、高蛋白、粗纤维、易消化、营养丰富的清淡食物。多食新鲜水果和蔬菜,少食动物内脏及腌制食品。

(2)心理支持。与患者进行交流,消除患者的紧张、焦虑情绪。同时向患者说明情绪对病情的影响,嘱患者保持心情舒畅,避免情绪激动,掌握控制自我情绪的方法。

(3)改变不良生活方式。如戒烟、戒酒,禁饮浓茶、咖啡等刺激性饮料,控制体重。

(4)适度运动。鼓励患者进行慢跑、散步及太极拳等有氧运动,以无不适主诉为宜。

(5)服药干预。定时监测血压变化,按时服药,积极治疗原发病,预防脑卒中的复发,定期复诊。

10. 重复经颅磁刺激

重复经颅磁刺激是指利用磁电效应反复刺激大脑的特定区域产生感应电流,从而增加脑组织供血量、刺激兴奋前额叶、调节离子动态平衡等,促进突触可塑性和脑内重组的脑神经调控技术。rTMS能作用于神经元不应期,兴奋更多的神经元,目前rTMS已用于研究网络功能重建。

11.经颅直流电刺激

经颅直流电刺激(Transcranial direct current stimulation,tDCS)是一种由直流微电刺激器、阴阳极电极组成的非侵入性的脑神经调控技术,刺激器一般输出的直流电为1~2mA,一部分电流作用于头皮和颅骨,另一部分电流作用于大脑皮质,从而影响认知行为。tDCS通过提高谷氨酰胺的含量以及增加脑供血量,改善神经元功能和脑细胞代谢,从而提高疗效。

12.脑电生物反馈

脑电生物反馈是指通过脑电活动反馈心理情况后,患者用自我意识控制相关的神经活动,并建立新的行为模式的神经心理干预方法。脑电生物反馈通过脑电波反映患者心理的变化,核心是强调身体和精神的放松能对抗应激引发的心理变化,阻断焦虑和抑制交感神经兴奋,控制意识,达到治疗PSCI的目的。

13.其他疗法

(1)高压氧:增加脑部损伤区域的含氧量,为修复大脑提供必要的能量和促进毛细血管的形成,利于重建或恢复神经功能。

(2)娱乐疗法:根据患者的病情、兴趣爱好并结合当地的娱乐环境制定富有娱乐性的治疗方法,通过放松身心来达到改善认知状态的目的。

(3)音乐疗法:舒缓的音乐能放松身心,影响机体的脑电波、呼吸和心率等,从而改善认知。

(4)心理干预:及时疏导患者卒中后出现的不良情绪,使其积极面对病情并配合治疗。

三、中医护理

传统中医学认为,PSCI的病位在脑,隶属于"痴呆""脑髓消"等疾病范畴,发病的基础是脑髓空虚、肾亏精虚、痰瘀蒙窍、窍闭失神、元神失用,病性本虚标实,本虚表现在心、肾、肝、脾等脏腑功能虚损,标实表现在痰、瘀增多,治则以开窍醒脑、化痰祛瘀、补肾通络为主。PSCI中药治疗坚持辨证论治的原则,即根据病机选择适合的方剂进行治疗,病机为脑髓空虚应选择健脑益智的方剂,如当归健脑抗衰合剂等;病机为肾亏精虚应选择补肾的方剂,如补肾益智颗粒等;病机为痰瘀蒙窍应选择豁痰开窍的方剂,如加味温胆汤等。此外,治疗PSCI的方剂应根据患者的症状以及病情的变化,灵活加减中药,加快病情的恢复。

1.药物治疗

(1)内服中药。①中药与西药的服药时间应间隔1~2h,肾气亏虚证中药宜温服,肝火亢盛证宜凉服。②眩晕伴有呕吐者宜姜汁滴舌后服,并采用少量频服。③遵医嘱服用调节血压的药物,密切观察患者血压变化情况。

(2)注射给药。静脉滴注扩血管药应遵医嘱调整滴速,并监测血压、心电图、肝肾功能等变化,指导患者在改变体位时要动作缓慢,预防体位性低血压的发生,如出现头晕、眼花、恶心等应立即平卧。

2.五音疗法

根据不同证型选择不同的音乐,肝火亢盛者,可给予商调式音乐,良好制约愤怒和稳定血压作用,如《江河水》《汉宫秋月》等;阴虚阳亢者,可给予羽调式音乐,其柔和清润的特点可有滋阴潜阳的作用,如《二泉映月》《寒江残雪》等。

3.饮食指导

(1)指导患者正确选择清淡、高维生素、高钙、低脂肪、低胆固醇、低盐饮食。

(2)肾气亏虚证:饮食宜富营养,如甲鱼、淡菜、银耳等,忌食煎炸炙烤及辛辣烟酒。日常可以黑芝麻、核桃肉捣烂加适当蜂蜜调服。

(3)痰瘀互结证:少食肥甘厚腻、生冷荤腥。素体肥胖者适当控制饮食,高血压患者饮食不宜过饱,急性发作呕吐剧烈者暂时禁食,呕吐停止后可给予半流质饮食。可配合食疗,如荷叶粥等。

(4)肝火亢盛证:饮食以清淡为主,宜食山楂、淡菜、紫菜、芹菜等,禁食辛辣、油腻及过咸之品。

(5)阴虚阳亢证:饮食宜清淡和富于营养、低盐,多吃新鲜蔬菜水果,如芹菜、萝卜、海带、雪梨等,忌食辛辣烟酒、动物内脏等。可配合菊花泡水代茶饮。

4.特色技术

(1)中药泡洗。

(2)穴位贴敷。

(3)耳穴贴压。

5.八段锦

(1)八段锦可以改善脑部的血液供应,加强营养和滋润作用,使脑组织得以修复。

(2)八段锦的动作以腰为主宰,腰部命门是其主要锻炼之处,命门相火旺盛,肾气则充溢,从而改善肾精亏虚。

(3)八段锦还能调整脏腑功能,使肺、脾、肾、三焦运化水湿功能得以协调,改善痰湿体质。因此,八段锦可以有效改善轻度认知功能障碍(MCI)患者的症状,从而提高患者日常生活活动能力。八段锦具有舒经活络、活血化瘀、强身健体、强筋壮骨的功效,能有效减轻躯体疼痛程度,提高患者生活质量。

第十六章　压力性损伤

一、概述

"褥疮"一词来源于拉丁文,意为"躺下","褥疮"是一种形象的命名,把压力性损伤的发生与长期卧床联系起来,是一种传统习惯的称法。

近年来研究发现,压力性损伤不仅发生于卧位,只要在9.3kPa压力下组织持续受压2h以上,就能引起组织不可逆损伤,事实证明,只要施加足够的压力,并有足够长的时间,任何部位均可发生压力性损伤。2016年4月8～9日在芝加哥的专家会议上提出,此次会议有400名专家参会。来自弗吉尼亚大学的Grey教授引导分期小组及参会者在相互讨论与投票后达成一致。在会议上,参会者同时还以图片的形式确认了新的术语。

压力性损伤是发生在皮肤和(或)潜在皮下软组织的局限性损伤,通常发生在骨隆突处或皮肤与医疗器械接触处。可表现局部组织受损但表皮完整或开放性溃疡,可能会伴疼痛感。损伤是由于强烈和(或)长期存在的压力或压力联合剪切力导致。软组织对压力和剪切力的耐受性能会受到微环境、营养、灌注、并发症以及软组织情况的影响。

二、定义分析

(1)明确了压力性损伤发生的主要原因为压力、剪切力或摩擦力的单独或联合作用。

(2)明确了压力性损伤的好发部位,即"骨隆突处的皮肤和皮下组织"。

(3)明确了损伤的性质为局限性损伤。指出有很多相关因素与压力性损伤的发生有关,说明压力性损伤是一个多因素综合作用的结果。

三、易发部位

(1)仰卧位:枕骨、肩胛骨、手肘、髋骨、足跟、足趾。

(2)俯卧位:手肘、下颌、额部、胸前、生殖器官、膝盖、足趾。

(3)半卧位:枕骨、肩胛骨、骶骨、坐骨、足趾。

(4)侧卧位:足踝、耳翼、膝内侧、肩膊、手肘外侧、股骨粗隆、足跟。

四、压力性损伤的分期

1.分为 Ⅰ～Ⅳ期及不可分期

(1)Ⅰ期压力性损伤:指压不变白红斑,皮肤完整。

局部皮肤完好,出现压之不变白的红斑,深色皮肤表现可能不同;指压变白红斑或者感觉、皮温、硬度的改变可能比观察到皮肤改变更先出现。此期的颜色改变不包括紫色或栗色变化,因为这些颜色变化提示可能存在深部组织损伤。

(2)Ⅱ期压力性损伤:部分皮层缺失伴真皮层暴露。

部分皮层缺失伴随真皮层暴露,伤口床有活性,呈粉色或红色,湿润,也可表现为完整的或破损的浆液性水疱。脂肪及深部组织未暴露。无肉芽组织、腐肉、焦痂。该期损伤往往是由于骨盆皮肤微环境破坏和受到剪切力,以及足跟受到的剪切力导致。该分期不能用于描述潮湿相关性皮肤损伤,比如失禁性皮炎、皱褶处皮炎,以及医疗黏胶相关性皮肤损伤或者创伤伤口、皮肤撕脱伤、烧伤、擦伤等。

(3)Ⅲ期压力性损伤:全层皮肤缺失。

全层皮肤缺失,常常可见脂肪、肉芽组织和边缘内卷。可见腐肉和(或)焦痂。不同解剖位置组织损伤的深度存在差异;脂肪丰富的区域会发展成深部伤口。可能会出现潜行或窦道。无筋膜、肌肉、肌腱、韧带、软骨和(或)骨暴露。如果腐肉或焦痂掩盖组织缺损的深度,则为不可分期压力性损伤。

(4)Ⅳ期压力性损伤:全层皮肤和组织缺失。

全层皮肤和组织缺失,可见或可直接触及筋膜、肌肉、肌腱、韧带、软骨或骨头。可见腐肉和(或)焦痂。常常会出现边缘内卷、窦道和(或)潜行。不同解剖位置组织损伤的深度存在差异。如果腐肉或焦痂掩盖组织缺损的深度,则为不可分期压力性损伤。

(5)不可分期:全层皮肤和组织缺失,损伤程度被掩盖。

全层皮肤和组织缺失,由于被腐肉和(或)焦痂掩盖,不能确认组织缺失的程度。只有去除足够的腐肉和(或)焦痂,才能判断损伤是Ⅲ期还是Ⅳ期。缺血肢端或足跟的稳定型焦痂(表现为干燥、紧密黏附、完整无红斑和波动感)不应去除。

2.深部组织损伤

持续指压不变白,颜色为深红色、栗色或紫色,完整或破损的局部皮肤出现持续的指压不变白深红色、栗色或紫色,或表皮分离呈现黑色的伤口床或充血水疱。疼痛和温度变化通常先于颜色改变出现。这种损伤是由于强烈和(或)长期的压力和剪切力作用于骨骼和肌肉交界面导致。

五、附加的压力性损伤定义

1.医疗器械相关性压力性损伤

医疗器械相关性压力性损伤是指由于使用用于诊断或治疗的医疗器械而导致的压力性损伤,损伤部位形状通常与医疗器械形状一致。这一类损伤可以根据上述分期系统进行分期。

2.黏膜压力性损伤

由于使用医疗器械导致相应部位黏膜出现的压力性损伤。由于这些损伤组织的解剖特点,这一类损伤无法进行分期。

六、皮肤安全管理

1.建立皮肤安全预测干预制度

(1)建立皮肤护理网络。

(2)严格管理制度。

(3)严格交接班制度。

(4)严格登记汇报制度。

(5)责任感及素质教育。

2.皮肤安全预测干预措施

(1)成立小组科学规范护理。

(2)建立三级监控体系。

(3)制定培训学习计划。

(4)借助评估工具 Braden 评分表。

(5)个性化。

(6)护理计划的执行。

七、压力性损伤的预防护理

1.评估与警示牌的建立

设立压力性损伤风险告知书、床头警示牌、翻身卡、压力性损伤评估/护理记录表；责任护士完成压力性损伤风险的初步评估24h内由科护士长进行审核，检查预防措施的有效性，提出指导意见；每班严格交接，仔细检查并记录患者皮肤及相关情况，责任护士针对患者病情变化动态评估皮肤情况，对护理措施进行调整；护士长除早查房外，不定期对高危压力性损伤患者进行重点查房并予以督导。

2.局部组织受力的减少

尽量减少局部组织受力（包括压力、剪切力、摩擦力）是预防压力性损伤发生的关键。Braden 评分13～14分2h协助患者翻身1次，≤12分者1h 1次，仰卧位和左右侧卧位交替进行，平卧位需抬高床头时应<30°，并尽量缩短时间；侧卧位倾斜30°，髋部、肩胛骨、膝下垫枕。有条件者使用气垫床，不具备条件者则以透明贴或自制糜子垫垫于骨隆突部位。翻身或更换被服时应将患者托离床面，禁止推拉拖拽；使用便器时避免硬塞、硬拉；随时保持床单平整干燥，无碎屑及皱褶。

3.皮肤保护

注重对患者的皮肤保护，有出汗或分泌物时及时以柔软的棉布织物擦干，每日温水擦浴2次，大小便后及时清洗、擦干；受压部位涂以凡士林、赛肤润，起到缓解压力、减少摩擦的作用，保护皮肤。小便失禁者使用改良的接尿袋，并在便后清理干净于腹股沟、阴囊扑以爽身粉；大便失禁者使用卫生棉条肛塞或造口用集便袋，便后清理干净，于肛周涂抹鞣酸软膏或氧化锌软膏。避免使用酒精擦拭皮肤以及用粗纤维材料制品频繁清洁,受压部位禁止按摩和烤灯照射。

4.营养支持

加强营养支持,根据患者营养状况评估结果采取个体化饮食指导,少食多餐,在保证热量的基础上合理供给蛋白质、脂肪、维生素及微量元素。吞咽功能障碍者给予摄食训练、改变食物性状、指导进食体位,不能经口进食者鼻饲营养液或匀浆饮食。必要时可通过静脉补充氨基酸、白蛋白,或输注血浆等措施提高患者的整体营养水平。

5.健康教育

健康教育,以发放宣传手册、集中讲座、多媒体演示等方式对压力性损伤的基本知识(发生原因、发生时间、好发部位及表现、危险因素)、检查重点(皮肤颜色、温度、完整性)、护理要点(皮肤护理、体位与翻身、减压方法及用具选择、营养支持)等进行宣教。相对固定一名主要照护者实施床边教育,由其协助进行压力性损伤预防护理,讲解要领、示范操作、解答具体问题,有利于消除错误认识,学会正确的护理方法;责任护士不定时抽查,了解知晓及掌握情况并予以督促。

八、压力性损伤基础处理

1.压力性损伤原因的消除

首先应积极消除产生压力性损伤的原因:勤翻身,每2h更换1次卧位。有条件者可睡气垫床,降低患者整个躯干的受压程度。对于能够坐立的患者使用防压力性损伤坐垫,以此来有效降低患者自身坐骨结节处的受压力度。但仍应坚持翻身,尽量减少创面受压,及时更换污染、汗湿的衣服、被服。经常整理并保持床单位清洁干燥、无渣屑。

2.对症处理

对于压力性损伤局部护理应视情况不同而给予相应的处理:局部红肿、热、触痛,可在红肿部涂50%红花乙醇液,同时也可应用水胶体透明敷料、液体敷料进行保护;也可采用如意金黄散调液状石蜡外敷,每日1次。

3.水泡的处理

局部水泡形成者,根据水泡的大小给予相应的处理,小水泡表皮未破者,尽量让其自行吸收,大水泡可用无菌注射器抽吸泡内液体,用生理盐水消毒,再用水胶体透明敷料外敷,每日根据渗液情况更换敷料。

4.清创处理

压力性损伤程度较重,深达肌肉或更深,则必须清创,即剪除坏死组织,也可用生理盐水清洗干净后,用橡皮生肌散调麻油外敷,达到拔毒祛腐生肌作用。对压力性损伤,要定期做分泌物细菌培养和药物敏感试验,以利于选择有效抗生素治疗。

5.特殊病变的处理

(1)有部分脑血管患者的压力性损伤久治不愈,可能并发糖尿病,应检查血糖、尿糖情况,并注意蛋白情况,应合理膳食,注重营养的补充,以促进创口的愈合。

(2)负压封闭引流技术(VSD)是用特殊材料覆盖创面,再用特殊薄膜敷料覆盖密封后,进行持续负压引流,可消除组织腔隙、减少创面分泌物,有利于创面保持清洁,促进肉芽组织生长,从而达到加快伤口愈合的目的。

九、各期压力性损伤处理原则

1.Ⅰ期压力性损伤的处理建议

(1)整体减压。

(2)局部保护。

(3)Braden计分并上报。

(4)预防其他部位压力性损伤。

(5)动态观察效果,根据结果调整措施(整体干预+预警+零缺陷)。

2.Ⅱ期压力性损伤的处理建议

(1)Braden计分并报告。

(2)查找高危因素和影响愈合因素。

(3)减压措施和班班交接。

(4)生理盐水清洗伤口、碘伏消毒周围皮肤,红色伤口选择有泡沫敷料或水胶体敷料。

(5)压力性损伤伤口的评估:部位、面积、深度分期、渗出液、基底颜色、周围皮肤、疼痛等。

3.Ⅲ期、Ⅳ期压力性损伤的处理

创面基底为红色组织,渗液不多时:内辅料——水胶体膏剂填平创面,外辅料——水胶体片状辅料覆盖,5～7d换药;也可选用凡士林纱布外用纱布覆盖,3d换药。

创面基底为黄色腐肉,渗出较多时:内辅料——藻酸盐或亲水纤维,外辅料——水胶体片状或泡沫类辅料覆盖,3～5d换药;或选用高张盐水纱布湿敷,外用纱布覆盖,1～2d换药。

十、中医特色护理

1.艾灸疗法

《名医别录》中记载"艾味苦,微温,主灸百病,利阴气,生肌肉,辟风寒"。艾灸具有温经通络、活血化瘀止痛、收敛生肌作用。对Ⅰ～Ⅲ期压力性损伤外涂儿茶酊联合艾灸协同促进创口的愈合。将艾灸技术配合清凉膏治疗Ⅰ、Ⅱ期压力性损伤患者,在压红边缘的完整皮肤上点数点清凉膏,一边回旋灸,一边用拇指按摩施灸点的清凉膏至均匀,依次逐点施灸,直至整个压力性损伤部位被清凉膏覆盖(避开破损和水泡部位),再包扎,时间15～20min,每天2次。艾灸可产生红外辐射,抑制创面细菌,可改善局部血液循环、促进新陈代谢,利于疮面的愈合。艾灸还可以促进致痛物质的排出和炎性渗出物的吸收,减轻疼痛。艾灸在压力性损伤的预防方面也有良好的效果。在压力性损伤治疗方面多数联合中药干预,治疗多为Ⅰ、Ⅱ期压力性损伤患者。

2.中药熏蒸

选用毛冬青、虎杖、大黄、地榆等活血通络的方剂,通过熏蒸的方法作用于受压部位,一方面通过活血通络减轻局部受压组织的炎症反应,另一方面通过热力的作用扩张局部组织微血管,从而增加血液循环,更好地将药物吸收,压力性损伤的发生率明显降低。

3.中药涂擦

将红花、当归、赤芍、紫草浸泡于75%的酒精,然后倾倒少许红花酒精于手掌中,在手掌大小鱼际处外周做压力均匀的向心性按摩,使压力性损伤的发生率显著降低;酒精易挥发,能够保持皮肤干燥,红花、当归、赤芍活血化瘀,促进血液循环,能够很好地预防局部受压组织压力性损伤的发生。

4.中医饮食调护

中医的饮食调护基于辨证施护理念,针对热毒浸淫、疮毒炽盛的实证患者,以易消化、清淡、高营养饮食为主。而气血亏虚证及收敛期患者,宜食高热量、高蛋白、高维生素食物。针对辨证为气滞血瘀型的压力性损伤病人,在压力性损伤常规外科换药的基础上加用药膳护理,选用三七、黄芪、乌鸡加水炖煮,每天早晚服用鸡肉与鸡汤,食疗方起到活血化瘀、益气养血、促进肉芽生长、加速疮面愈合的作用。

5.中药外用法(养阴生肌散、三黄膏、玉红膏等)

中医治疗压力性损伤在辨证虚实、标本兼治基础上,采用具有活血化瘀、清热解毒、去腐生肌、抑菌抗菌的中药外用。临床一般使用中成药和配方药单独外用或联合西药及其他物理疗法。这些中成药或配方药中多含有黄连、黄芩、黄柏、乌贼骨、龙血竭、三七、冰片、红花、紫草、地榆等成分。

使用湿润烧伤膏联合艾灸对Ⅰ、Ⅱ期压力性损伤患者进行干预。对Ⅰ、Ⅱ期压力性损伤患者直接局部外涂三黄中药水(黄柏、黄芪、黄连为主);对Ⅲ、Ⅳ期创面先用生理盐水彻底清洗,去除坏死组织和脓性分泌物,有痂皮者去除痂皮及脓液,最后在创面上涂抹三黄水,与普通伤口清创结果对比,压力性损伤结痂时间、住院时间明显缩短。将黄连、黄柏、姜黄、当归、生地黄等制成黄纱条用于Ⅲ、Ⅳ期压力性损伤患者,观察创面愈合时间及面积减少量明显好于纱条治疗。湿润烧伤膏及三黄系列中药的主要成分均含有黄芩、黄柏、黄连,这些药物具有清热解毒和镇痛生肌的疗效,也有一定抑菌作用,促进组织修复。紫草油具有抗感染、促进上皮组织生长,外用换药时与伤口不粘连。玉红膏出自《外科正宗》,由甘草、白芷、当归、紫草、虫白蜡、血竭、轻粉等熬制而成,长期临床实践证明此方具有活血止痛、祛腐生肌、解毒敛疮之效。针对Ⅲ期老年压力性损伤患者,用枯矾乌贼骨散外敷创面对比使用敷料安普贴膜,PUSH评分明显下降,治愈时间显著缩短。枯矾性酸,有收敛固涩之功,具有蚀恶肉、解毒、收敛防腐、定痛等作用;乌贼骨又名海螵蛸,具有生肌收口、消肿止痛、收湿敛疮之功效,能促进创面愈合。云南白药粉剂加入甲硝唑联合红外线治疗,治疗效果优于庆大霉素。云南白药中含有三七、冰片、麝香等成分,具有止痛、活血化瘀、去腐生肌作用。现代医学倡导压力性损伤"湿性愈合理念",即在半密闭或密闭性的环境下,使创面保持适宜的湿度和温度,能够促进创面的愈合。而外用的中药多为油膏制剂,可以起到隔离作用,提供潮湿的、利于创面生长的微环境,符合湿性愈合理论。

十一、延续性护理

1.资料的收集及评估

患者出院前收集其详细信息,并对其进行评估,告知患者及家属压力性损伤好发位置、预防方法,指导患者正确翻身,多进行功能锻炼等。

2.访视工作

(1)患者出院后护理人员按照患者留下信息每隔7d电话、视频随访1次。听取患者意见,解答患者疑惑,鼓励患者尽快下床活动。语音或视频指导进行早期功能锻炼,根据每次随访结果调整锻炼内容。开导与安慰患者,鼓励患者与家属、朋友、护理人员沟通,寻找合适方法释放负性心理。询问患者日常营养摄入情况,指导患者家属调整营养供给,保证患者营养吸收。强调基础护理,家属做好基础护理工作。

(2)指导患者家属在家护理压力性损伤,使用柔软的床垫与枕头,每隔2h更换患者体位1次,按时松弛患者肌肉,活动患者四肢关节。

第十七章 二便护理

一、概述

二便排泄障碍是脑卒中后常见的并发症之一，包括大小便失禁、便秘等临床类型。脑卒中急性期尿失禁发生率高达32%~79%。而且随着患者年龄增大，脑卒中患者尿失禁的发生率也相应升高，这主要与年龄增长导致膀胱骨盆结构改变以及因年龄增加所致的各种疾病及各种用药影响膀胱功能有关。便秘是脑卒中常见的并发症，脑卒中患者便秘的发生率为30%~60%。多采用美国国立卫生院脑卒中量表（NIHSS）评分、格拉斯哥昏迷评分（GCS）、指数记分法（BI）量表指数等进行全面评定。

二、二便失禁

二便失禁指患者不能随意控制大小便的排出。

大便失禁（fecl incontinence）指肛管括约肌失去对粪便及气体排出的控制能力，属于排便功能混乱的一种。大便失禁可分为完全失禁和不完全失禁两种。

大便完全失禁:不能随意控制粪便及气体的排出。

大便不完全失禁:能控制干便排出，但不能控制稀便和气体排出。

尿失禁（incontinence of urine）指膀胱括约肌损伤或神经功能障碍而丧失排尿自控能力，使尿液不自主地流出。尿失禁又可分为:

1.真性尿失禁

逼尿肌过度收缩，尿道括约肌松弛或麻痹，使膀胱失去贮尿功能。多见于膀胱结石、结核、肿瘤等。

2.假性尿失禁

下尿路梗阻致慢性尿潴留，使膀胱过度膨胀，膀胱内压升高，尿液被迫溢出，也称遗尿。

3.压力性尿失禁

尿道括约肌松弛，当患者咳嗽、大笑、打喷嚏时，使腹压突然升高致使少量尿液不自主排出。多见于老年人尿道括约肌退行性变，青壮年妇女功能性尿道括约肌松弛或肿瘤压迫膀胱等。

三、二便失禁的护理

1.皮肤护理

脑卒中患者因肢体功能活动受限，使用气垫床减轻皮肤受压力，每2h翻身1次，并按摩皮肤受压部位。保持床单位整洁干燥,无碎屑,床单位平整,室内通风良好,温度适宜,避免汗出,保持尿道口、会阴部及肛周的干燥。

2.饮食护理

由于患者有高血压、冠心病病史,且吞咽功能较差,采用双途径进行营养支持,一方面给鼻饲患者低盐低脂、高维生素、高蛋白饮食,另一方面遵医嘱使用18种氨基酸、脂肪乳、白蛋白等进行静脉营养,给患者补充足够的热量和蛋白质,提高血浆胶体渗透压,保持电解质平衡,增强机体免疫力,防止并发症的发生。适当增加患者膳食中食物纤维的含量,因为食物纤维不会被机体吸收,可增加粪便的体积,刺激肠蠕动,有助于肠道功能恢复,增强排便的规律性,有效改善大便失禁状况。

3.肛周与尿道口护理

由于患者二便失禁,大便对肛周皮肤的刺激使周围皮肤破溃,污染留置尿管,出现尿路感染。首先应做好肛周皮肤的护理,常规用无香味、无刺激性、接近皮肤pH的清洗液(也可以是温开水)进行尿道口及肛周清洗,每日2次,清理大便时使用棉质纸张轻拭,便后用温开水进行清洗,待干后涂抹润肤剂或保湿剂(如可选用赛肤露、玉红膏等)保护肛周皮肤,对于皮肤破溃处无发红或感染者可用28℃ 0.9%生理盐水冲洗,皮肤破溃处发红或感染者可使用刺激性小的皮肤消毒剂进行消毒处理,再均匀涂抹玉红膏或其他护理敷料。

4.心理护理

患者出现排斥治疗、厌食、哭泣等症状,应鼓励家属多陪伴,运用亲情温暖和关怀去克服患者负面情绪。护理人员根据患者的病情、文化程度,不同时期的心理状态变化展开针对性的护理,给患者建立自信心,使其能在封闭的、消极的、痛苦的情绪中解脱出来,重新看待自身的疾病,列举成功康复的典型病例,从而度过排斥期。利用所学的知识分析发病原因,总结发病规律,制定康复训练措施,运用多种沟通技巧鼓励其放下思想包袱,树立信心,积极配合治疗。

5.饮水排尿计划的护理

饮水量控制在1500~2000ml,三餐前每次400ml水(包括饭汤),餐后2h左右饮水300ml,对于意识清楚的患者一般给予1~3个月的饮水计划护理和间歇导尿护理,以提高患者的依从性和盆底肌的功能。

四、康复功能训练的护理

1.大便失禁的功能训练

功能锻炼是增加肠道蠕动、提高胃肠道消化吸收功能的重要措施。如指导患者适当翻身,定期进行膈肌、腹肌和提肛运动。具体方法:

(1)指导患者进行腹式深呼吸和提肛运动,每天早、中、晚各1次,每天不少于200次。

(2)进行腹部按摩或穴位按摩,将左手放在患者的腹部,右手叠放在左手上,用手掌的大小鱼际肌在腹部做顺时针方向环形按摩,每天早晚各1次,每次不少于150圈。另外,可用中指或拇指按摩脐周或足三里、合谷等穴位,以促进肠蠕动,减轻肠胀气,帮助排便。

2.小便失禁的功能训练

先观察患者排尿时尿液的排出量与泄漏量及平均排尿间隔时间,然后选择适宜的排尿间隔时间,从30~60min开始,要求患者按规定的间隔时间排尿,并指导患者排尿过程中有意识放慢排尿速度或中断排尿3~5次。20~30min做阴部肌肉收缩和放松训练,每次持续3s以上,2周为1疗程。同时指导患者锻炼尿道括约肌,使其收缩力增强,使患者对尿急刺激感觉逐渐恢复。

五、中医特色护理

穴位贴敷治疗历史悠久,自古以来都是我国中医治疗疾病的一种常见方法。当药物贴敷于穴位之上时,通过药物的刺激,可以起到活跃经脉的作用。此法具有方便、效果佳、价廉、不良反应小等特点。在穴位的选取上根据疾病诊断,以脏腑经络学说为基础,通过辨证论治选取相应经络的腧穴。脑血管疾病引起的失禁为应激性失禁,是中风患者的并发症之一,也是临床护理中常见的问题,特别是老年女性患者,大便失禁容易引起尿路的感染,肛周皮肤容易遭受大便刺激而红肿、破溃,反复的侵蚀,使肛周皮肤难以愈合,感染难以控制,所以治疗的关键是让患者恢复控制大小便的能力。现代医学已经证明,中药可以从皮肤吸收,通过角质层的转运和表皮深层转运而被吸收,进入动脉通道促进血液循环,穴位贴敷治疗法的特点就是将药物直接作用于体表穴位,达到活血化瘀、加速血液循环的效果。此外,药物还能通过穴位渗透到腠理,起到沟通表里、畅通血脉的作用,正如《理瀹骈文》所言:"切于皮肤,彻于肉里,摄入吸气,融入渗液。"穴位贴敷途径直接,作用迅速,通过药物直接作用于患处,并通过透皮吸收,使局部药物浓度明显高于其他部位,作用较为直接,直达病所,直接发挥药效,作用较强。二便失禁方药取自独圣散和丁桂散,采用五倍子、肉桂、丁香组成方剂。五倍子和丁香止腹泻;肉桂治濡泻不止;利用此方药的功效,结合关元、气海、三阴交主治泄泻的功效,运用穴位贴敷的传统方法。

六、便秘

便秘是一种比较常见的临床疾病,指的是粪便在患者肠腔内滞留时间过长,粪便中的水分过度吸收,导致粪便硬结、干燥,进而引起排便困难的症状。

中风后便秘是一种较为常见的临床症状。患者由于日常饮水较少,有便意时可能无法及时排便,进而引起排便冲动消失,长期积累难以排便,进而引起习惯性便秘。对于脑梗死便秘患者的治疗,在传统治疗方法的基础上,运用中医推拿方法理论,采用胃肠按摩保健法进行治疗,能够取得更为理想的疗效。在实际治疗中,按照中医推拿手法,围绕肚脐外,从右下腹部开始,沿顺时针方向进行大圈按摩,能够发挥良好的通便作用。胃肠按摩保健法具体起到的作用,主要是扶助正气、调理脾胃、生气化血、行滞通腑、滋阴通便,通过中医手法按摩,对患者肠道产生良性刺激,通过经络传导反射,刺激胃肠蠕动及消化液分泌,进而促进粪便顺利排出肠道。按摩时指导患者采取腹式呼吸,腹部肌肉交替紧张和松弛动作,能够促进局部肌肉毛细血管收缩舒张交替,加快血液循环速度,使供氧能力大大提升。通过胃肠保健按摩还能够帮助调节患者全身器官,促进胃肠功能恢复,加快机体代谢物排出,对习惯性便秘也有良好的预防作用,采取胃肠按摩保健法,能够有效缓解便秘的症状,利用特定的按摩手法,对胃肠管径改变及胃肠运动加以促进,改变内容物运动情况。同时使胃肠蠕动力量、蠕动速度增加,对胃肠内容物排出加以促进。另外,按摩会产生良性刺激,经由神经及经络传递反射,使胃肠蠕动和腺体分泌得到强化,因而对于老年便秘有良好的治疗效果。在脑梗死便秘患者的治疗中,采用胃肠按摩保健法进行治疗,能有效提高治疗效果,缩短排便间隔时间。长期卧床的患者容易导致便秘,所以改变患者的饮食习惯也很有必要。如适当增加高纤维素食物,平常多吃香蕉、橘子,还可适当给患者喝一些淡盐水或蜂蜜水以润肠通便。

七、尿潴留

脑卒中是指以脑部缺血及出血性损伤症状为主要临床表现的疾病,常见于老年人,具有较高的致残率和致死率。虽然过去十年中死于脑卒中的人数有所下降,但脑卒中仍是主要的致死病因。我国脑卒中发病率仍居高不下,尿路障碍在脑卒中患者中较为常见,主要包括排尿困难、尿失禁及尿潴留等。尿潴留为脑卒中急性期出现的症状,表现为膀胱充盈、小腹胀痛、无法自行排尿。

目前国际尿控协会将中枢神经损伤后膀胱功能障碍的治疗分为三线治疗:一线治疗为药物和行为疗法,二线治疗为膀胱内注射肉毒素,三线治疗为手术治疗。

对于发生尿潴留的脑卒中患者,留置导尿管是最常见的治疗方法,但是可能增加尿路感染发生率或影响康复和日常活动。间歇导尿是改善膀胱防御机制和减少细菌尿发生率的另一种方法,但实行起来比较困难,且可能还会导致尿道损伤和膀胱结石形成。α受体阻断剂可有效促进膀胱排空,但体位性低血压这一不良反应则可能会影响患者的康复。目前国内评估中医针刺治疗对脑卒中后尿潴留的效果,取得了一定的成果。

1.药物疗法

尿潴留可以通过药物控制,包括α受体阻断剂和胆碱能药物。然而体位性低血压这一不良反应可能会影响患者的康复。口服胆碱能药物的有效性尚未被证实,肌肉注射或静脉用药则具有一定的疗效。在α受体阻断剂和胆碱能药物无法控制的情况下,发生耐药的患者预后较差。因此,临床医生应该教会具有耐药性尿潴留的患者在出院前使用间歇导尿管,尤其是那些功能状态较差的患者。

2.间歇性导尿

间歇性导尿是不将导尿管留置患者膀胱,仅在需要时规律地插拔导尿管以排空患者膀胱内尿液的方法。其被证实能降低尿路感染发生率,促进患者膀胱功能恢复,被广泛应用于脊髓损伤及截瘫的患者,并取得了良好的疗效。间歇性导尿能促进脑卒中后尿潴留患者康复,减少并发症发生率。

3.膀胱功能训练

耻骨上区轻叩法:用手指有节奏地叩击膀胱区10～20次,然后使患者身体前倾,快速呼吸3～4次以延长屏气增加腹压的时间;再做1次深呼吸,然后屏住气,用力做排尿动作,重复以上动作3～5次,直到没有尿液排出为止。此种方法适用于逼尿肌无力尿潴留型。

4.盆底肌生物反馈电刺激

生物反馈电刺激是比较新颖和有效的技术,既能够通过电刺激传递神经兴奋,也可以配合盆底肌力训练。能够依据训练者自身情况适时调节电刺激强度,保证患者的肌肉训练达到最优效果。

5.中医特色疗法

针灸疗法可能对患有膀胱不完全排空的脑卒中患者存在积极影响,并可能是改善泌尿功能的一种安全的方式。经针刺法配合膀胱功能训练治疗能明显减少中风后尿潴留患者的残余尿量,效果明显优于膀胱功能训练,治疗后患者能基本排空尿液。此方法简单易行,适宜在临床推广。针刺为治疗改善中风幸存者尿潴留的有效性提供了临床证据。

第十八章 脑卒中患者的营养支持及护理

一、概述

脑卒中为脑血液循环障碍性疾病，又称脑血管意外，发病突然，有着较高的致残率及致死率，而脑血栓、脑栓塞、脑出血、短暂性脑缺血等都称作脑卒中。脑卒中疾病极为难治，给人类健康与生命安全造成严重危害，全世界每年有近1500万人患急性脑卒中，脑卒中目前已然成为世界公共卫生首要问题。引发成年永久性残疾的常见原因就是脑卒中，不少患者由于有各种后遗症遗留，使其正常生活受到制约。所以，临床普遍公认卒中后早期给予合理营养支持，是至关重要的环节。

二、脑卒中患者营养支持的重要性

脑卒中患者表现为病情危重、神志异常、认知不清，常合并吞咽困难，无法正常进食，使其恢复效果受限。此类患者因颅脑损伤严重，在严重应激反应下易产生各种全身代谢反应，如能量消耗明显、需求增加，在发病3~6d即可达到消耗高峰；加之患者吞咽困难，蛋白质、热量、氨基酸、脂肪酸及微量元素等营养素摄入不足，极易导致营养不良、免疫低下，进而增加感染机会，造成患者死亡；此外，应激性疾病会打破肠道微生态平衡状态，导致机体营养摄入不足，影响神经系统功能的恢复，甚至诱发感染、多器官衰竭等并发症。因此，对脑卒中患者，应尽早进行营养支持，以提供机体所需营养，改善预后。

对脑卒中患者及早进行营养支持，对改善机体免疫功能、减少并发症的发生具有重要的意义。肠外营养支持是营养支持的重要手段，能够满足患者的营养需求，但具有较多的液体量，对胃肠功能的恢复效果不显著；而肠内营养支持可使胃肠准确吸收所需的营养物质，促进胃肠功能的快速恢复，利于改善患者预后。脑卒中患者的恢复期较长，卒中后脑损害的恢复缓慢，期间还会受到诸多因素的干扰，而机体营养状态对于卒中转归有着重要的影响。脑卒中患者会出现意识障碍、吞咽障碍、抑郁等症状，影响其正常进食。而急性脑损伤后的高应激状态，则会加快体内营养和能量的分解代谢。机体在大量消耗营养和能量的同时，却不能及时予以补充，进而形成营养不良，增加了疾病风险。在脑卒中患者的临床护理中，需要将营养管理作为重点，采取肠内营养支持方法，改善患者的营养状态，促进其良好恢复。

急性缺血性脑卒中为脑动脉闭塞引起的脑组织梗死，患者常伴少突胶质细胞、神经元和星形胶质细胞损伤，是造成患者致残、致死的主要中枢神经系统血管事件。急性缺血性脑卒中患者病发后常伴不同程度的中枢神经功能缺损情况，易因特殊部位血栓引起神经内分泌紊乱,产生感染、进食困难和消化功能紊乱等情况,加重机体消耗,增加营养不良发生的风险。营养不良作为急性缺血性脑卒中的常见并发症,可导致机体抵抗力降低,出现感染等不良后果,干扰患者治疗和康复,影响临床结局、预后。临床急性缺血性脑卒中并发营养不良机制发现,机体摄入不足、机体需要量增加、胃肠道的消化吸收功能紊乱是营养不良发生的主要机制。同时,脑卒中后患者脑干、下丘脑、脑皮质和垂体功能受损、紊乱,可直接造成代谢增加、食欲减退及消化吸收减慢,减少营养成分摄入,增加机体消耗,诱发营养不良。

部分急性缺血性脑卒中患者由于意识障碍需要接受禁食管理,可导致胃肠道因欠缺食物刺激而影响胃肠道血液动力学,减弱胃肠道消化吸收功能,重者胃肠道消化吸收能力消失,促使机体营养物质吸收不足而出现营养不良;当胃肠动力学减弱,胃肠内压增高,加之局部缺血对胃肠道黏膜结构造成的损坏,导致胃肠道内大量细菌、毒素进入血液,引发全身感染、中毒症状,使机体消耗加重,继发营养不良。

营养支持作为临床治疗营养不良的常用方法,能经肠内和肠外途径补充、提供维持机体必需的营养素,增强机体免疫力,降低并发症发生,减少患者住院时间和医疗支出。急性缺血性脑卒中患者存在较高的营养不良发生风险,且营养支持率较低,需及时对患者营养状态进行评估,在治疗过程中,加以重视,并给予相应的营养支持。

年龄、吸烟、饮食不规律、饮酒、入院时营养不良、吞咽障碍、胃肠外并发症、NIHSS评分、胃肠功能差属于急性缺血性脑卒中患者并发营养不良的独立影响因素,究其原因可以发现,高龄患者由于机体各器官相关生理功能减退,机体营养物质吸收障碍、口腔黏膜病变、睡眠不足、胃肠道消化功能减弱和机体免疫力降低等因素影响,导致患者产生食欲减低、进食困难和食量降低等情况,增加营养不良发生风险;且因高龄患者的活动量减少,常伴关节活动障碍和关节肿痛情况,导致机体对热量需求降低,减少热量摄入,患者出现营养不良。吸烟可引起味觉功能障碍和食欲减退,长期吸烟的人,味蕾会逐渐被破坏,导致味觉缺失,产生了食欲减退,从而减少了营养的摄入,增加了营养不良的发病风险。长时间的饮食不规律还会严重影响到肠胃健康,打乱胃肠消化的生物钟,直接影响到人体对各种营养的摄取,出现营养不良的情况。长期饮酒会导致营养不良,这是因为酒能使胃的蠕动和排空能力降低,造成继发性恶心,使嗜酒者丧失食欲,减少进食量,增加患者营养不良的发生风险。而针对营养不良、吞咽障碍患者,由于对食物和其他营养物质的摄入减少,机体消耗增多,易并发营养不良。NIHSS评分越高,神经功能缺损程度越高,患者通常伴肢体活动障碍、面部肌肉瘫痪、吞咽障碍、咽喉部肌肉瘫痪、言语功能减退、咀嚼肌瘫痪、感觉异常和认知功能障碍等症状,可使患者食欲降低、自主摄食能力减弱及进食困难,重者产生进食行为异常及拒绝进食情况,增加营养不良发生风险。同时,因急性缺血性脑卒中患者病发后机体处于负氮平衡相关应激状态,胃肠功能较差,营养物质摄入不足,诱发营养不良。

三、营养支持的功效

脑卒中的致病因素多由高血压和(或)动脉粥样硬化导致脑血管受损,中老年人为主要患病群体,有着较高的发病率与致残率,给中老年人的健康造成严重影响。以下因素与脑卒中有着紧密关联性:肥胖、吸烟、酗酒、高血压、糖尿病、心脏病、血脂代谢紊乱、暂时性脑缺血发作、血液流行学紊乱等。重症脑卒中患者身体机能偏弱,极易有难以进食与吞咽障碍的表征,从而引发营养不良。而营养不良会连续削弱患者的身体免疫功能。

四、营养不良的危害性

1. 合成蛋白质能力的影响

营养不良会减少机体合成蛋白质的能力,从而降低机体中免疫蛋白的水平。

2. 细胞的影响

营养不良会削弱机体内粒细胞的趋化能力,从而减少机体中免疫细胞灭菌能力。

3. 脂肪酸的影响

营养不良会致机体缺少脂肪酸,而脂肪酸是免疫调控物质合成所必不可缺的物质,脂肪酸缺乏就会制约机体的免疫调节功能。

为此,除了应用药物治疗脑卒中外,合理饮食也会对恢复健康带来重大影响。一般来说,脑卒中患者伴有肾功能不全,终末期肾病患者不良结局同营养不良存在密切关联。脑卒中患者预后不良的独立危险因素就是营养不良,所以,及时有效地营养支持十分利于改善预后。

五、营养支持护理时段

早期48h内行肠内营养的患者,感染概率与病死率都低于延迟48h内行肠内营养的患者。据此可知,对于重症脑卒中患者,早期尤其是发病48h内,给予积极的营养支持治疗极为关键。

六、营养支持路径

营养支持是治疗重症脑卒中的重要方法,可以较好地转变卒中后机体高能消耗状态,放缓蛋白分解速度,大力预防胃肠应激性溃疡出血,有效改善预后。

营养支持治疗分成肠内营养(EN)、肠外营养(PN)、肠内外联合营养(EN+PN)。

肠外营养:就是经由外周静脉或中心静脉输入营养物质至机体,提供机体所需能量。

肠内营养:就是胃肠道供给营养物质的方式,包括由口摄食营养补充(ONS)、管饲喂养两种路径,ONS为人体正常生理的营养支持路径,通常为首选营养支持路径,然而对于意识障碍、严重吞咽困难、精神与认知功能障碍者,此方法不适用。

1. 肠外营养支持

肠外营养支持是以静脉输注的方式补充机体所需营养素的方法。肠外营养制剂按照科学营养配比，通过对患者行早期肠外营养支持，可促使机体获得足够的氨基酸、维生素等物质，以此改善患者的营养状况及免疫功能；同时，早期肠外营养支持有助于机体完全吸收所需营养，便于控制营养的供给量。但肠外营养支持不符合正常解剖功能，会破坏肠道菌群及屏障功能，甚至加重心脏负担，影响肠道功能的恢复。

对于脑卒中重症患者，患病早期的应激反应，以及频繁呕吐，致过度丢失体液，这样短时间内急剧增加机体所需能量，PN可以短时间内迅速向机体提供能量，保持机体必需营养物质的良好运转。而长时间PN会引发胃肠黏膜萎缩，降低生理性蠕动，减少肠腔内分泌型IgA，损伤胃肠黏膜机械、生理、免疫与化学屏障，肠道内许多毒素与大量细菌发生移位，导致机体无法有效吸收与代谢营养物质，短时间内血糖水平快速上升，电解质平衡被打乱，从而增加PN治疗的并发症风险。脑卒中患者主要为中老年人群，合并高血压与心脏基础疾病，或潜在心功能不全，经由静脉输入大量营养物质至机体，会对血流动力学带来影响，提高出现心力衰竭概率，给患者大脑功能恢复带来不利影响。长时间置管于中心静脉或四周静脉会引发静脉血栓或局部感染，乃至全身感染，或发生肺栓塞，这就制约PN的应用。慢慢地，临床把营养支持路径从PN向EN转变。

2. 肠内营养支持

管饲喂养包括两类：鼻饲管（NG）、经皮胃镜下胃造口术（PEG），鼻饲管流程便捷，成本低，死亡率低，得到临床普遍推崇，然而长期应用NG会增加呼吸道感染风险，长时间置入管道会引发不适感，管道长时间摩擦或压迫管壁，从而引发严重并发症，即黏膜溃疡、食管炎、食管瘘等，这些就制约NG的长时间应用。对于长时间需要或预期长时间需要应用肠内管道营养的患者，可以应用PEG，此方法可以防止患者产生不适感，减少发生呼吸道感染概率，然而以上两种管饲喂养手段都无法有效应对脑卒中后的误吸风险。

早期肠内营养支持经鼻饲输注营养元素，符合人体正常的生理解剖结构，可维持正常的肠道菌群，提高肠道黏膜屏障防御功能，减少胆汁淤积的发生；同时，可维持内脏稳定的血流动力学，阻断肠道毒素的吸收途径，预防感染、脏器衰竭等并发症；此外，还可促进肠道吸收机体所需的营养物质，提高胃肠道蠕动功能及机体免疫能力，为疾病恢复提供必需的营养支持。早期肠内营养支持能恢复结肠对水分、电解质的吸收能力，加强胃肠蠕动、排泄功能，减少便秘、应激性溃疡等并发症的发生；同时，还能改善患者的免疫功能，加快恢复速度，缩短住院时间，降低感染、褥疮等并发症的发生风险。

脑卒中患者发病72h内实施早期胃肠营养支持，可以有效改变各项指标，改善预后，转变患者营养状况与免疫情况。

3. 肠内营养支持治疗的优势

（1）肠内营养与人体正常生理需求相吻合。在血流动力学稳定的条件下，通过胃肠道供给营养物质，对胃肠黏膜产生直接刺激，加速胃肠蠕动，增加胃肠激素分泌，释放免疫球蛋白,以保持胃肠道黏膜结构的完整性,降低致病菌定植与细菌毒素发生移位,有利于推动生理、生化或病理屏障。

(2)细菌与毒素移位下降。降低并发症风险,减少肠道感染与应激性溃疡风险,最终防止发生多脏器功能障碍综合征(MODS)。对比EN与PN治疗,EN可以有效调节患者营养情况,降低肠道感染、肺部感染、出现褥疮的风险,EN出现心力衰竭、应激性溃疡的风险比PN要低;同时EN可以减少住院时长,降低住院费用,延长患者生存时间,提升存活概率。

4.肠内外联合营养支持

肠内外联合营养支持可以有效调节脑卒中患者的营养状况,减少并发症,改善预后,促进患者康复。早期肠内外营养的并发症率远低于肠外营养,早期肠内外营养支持可以有效转变脑卒中患者机体的营养指标,减少并发症发生率,减少住院时长及费用。

5.其他营养支持手段

依据脑卒中患者的实际病情,选择合理的治疗方法。选择低脂型肠内营养剂加米粉,可以预防治疗脑卒中患者多种因素所致的腹泻问题。高蛋白肠内营养制剂可以转变老年脑卒中患者的营养状况,降低发生低蛋白血症风险;同时主张脑卒中患者多进食含有高钾、高镁、高钙、类黄酮与番茄红素、优质蛋白的食物,转变不良饮食习惯,有利于保护大脑功能,加快修复神经细胞与恢复功能。治疗期间,脑卒中患者饮食应当以清淡为主,遵循少食多餐原则,不宜吃得太饱,多吃低胆固醇、低盐、有营养且易消化的食物,多吃富含纤维素的粗粮,适当进食精纤维素或水果,以保持大便通畅,减少便秘引发颅内压上升而致疾病复发的风险。

七、营养支持并发症的护理

1.肠内营养的胃潴留

通常指24h胃残余量>100ml,脑卒中患者胃肠调节机制被损伤,拉长了胃排空时间,太快注射营养物质,吸收不顺,从而引发胃潴留。为此,需要采取解决措施:

(1)调节输注速度,最初速度控制在10ml/h,如果患者可以承受,酌情提升速度,最高上限80ml/h。

(2)将床头抬高30°~45°,呈右侧卧体位,每隔4h抽取胃潴留液,严密监测病情,若有胃肠不耐受表征,如腹痛、腹泻或腹胀,或抽吸胃潴留液体量超过200ml,就要应用药物治疗。在胃潴留液超过500ml,就要暂停肠内喂养。

(3)药物治疗,应用促胃动力药物调节胃肠承受力,如吗丁啉、胃复安等。

2.食道反流、误吸引发的吸入性肺炎

(1)处理此类并发症方法是管理气道,规范鼻胃管置管的流程,采取严格措施防止管道发生堵塞与脱管,若以上措施的效果不佳,可以应用肠管或是PEG。

(2)长时间置管于中心静脉或四周静脉引发产生静脉血栓或局部感染,严重会导致全身感染或肺栓塞,必须严格遵循无菌操作原则,若有需要应用抗凝治疗。

八、基础护理

1.护理评估

患者入院后,护理人员首先对其病情、意识障碍、吞咽反射、胃肠道功能等情况进行评估,严格掌握早期肠内营养支持适应证及禁忌证。

2.护理措施

(1)健康宣教。护理人员为患者详细讲述脑卒中病因、表现、诱发因素、早期肠内营养支持方法及注意事项等,加深患者对脑卒中及早期肠内营养支持的了解,促使其积极配合治疗。

(2)心理干预。护理人员及时与患者沟通交流,倾听其主诉,掌握患者负性情绪产生原因,并通过讲述成功案例、分散注意力等方法针对性疏导其负性情绪。

(3)意识障碍护理。患者意识障碍严重时咳嗽及吞咽反射减弱,易出现唾液、血液及胃内容物误吸入气管内,护理人员于患者鼻饲前先帮助其吸痰、翻身以降低误吸发生率。

(4)体位护理。护理人员协助患者床头抬高35°左右,鼻饲中及鼻饲后1h内患者体位保持相对稳定,避免吸痰、翻身、叩背等操作。

(5)胃内残余量监测。定时反抽胃内残余量,当一次性抽出150ml以上胃内残余量时,需暂停或延迟营养液输注,常规予以胃动力药,预防胃潴留引起反流。

(6)康复训练。护理人员根据患者具体情况针对性指导其进行康复训练,首先由床上被动训练,逐渐过渡至主动训练、下床、步行、上下楼梯训练,并鼓励患者尝试依据自身力量进食、洗漱、穿衣、洗澡等,促进患者康复。

(7)出院指导。患者出院前,护理人员为患者详细讲解用药、饮食、锻炼方法及注意事项,并嘱咐患者定期回院复诊,避免疾病复发。

九、营养支持护理

1.肠内营养支持

给予静脉补液、肠道持续减压、肠外营养等,后期根据患者情况逐渐将肠外营养支持减少,同时给予止血、脱水、激素、水电解质紊乱纠正、抗感染及消化道应激性溃疡治疗。在基础上给予早期肠内营养支持。

2.肠内营养支持

(1)先对患者咽喉部、鼻腔进行清洁,防止分泌物堵塞呼吸道引起窒息、咳嗽症状。

(2)鼻饲前需对患者进行插管,患者保持平卧位姿势,使头部保持向后仰,将管道插入后,托起患者头部,使下颌与胸骨柄靠近,使咽喉部通道拉长,再继续插入胃管。

(3)让患者保持左侧卧姿势进行鼻饲,使床头抬高角度保持在30°左右,以防止出现食物排空及食物反流情况。

(4)鼻饲过程中营养液速度应由慢到快,初始速度应保持在50ml/h,后期再根据患者情况速度调整为125ml/h,营养液温度可调整到38℃。

十、早期肠内营养护理

最佳的营养支持方式是早期采取肠内营养,包括鼻胃管、肠管、空肠造瘘等方式。

(1)在实施肠内营养之前,必须确保患者确实存在吞咽困难,实施的时机在发病24～72h以内。在发病后24～48h内给予肠内营养,通过鼻饲补充营养液能够较好地改善病情。

(2)糖尿病合并脑卒中后吞咽障碍的患者早期肠内营养护理方法。选择置管长度在45～55cm之间,通过适当增加长度能够确保鼻胃管最末的侧孔进入患者胃内,防止营养液发生反流,置管长度控制为60cm效果好;置入长度控制在120～130cm之间,可以通过影像学手段了解鼻肠管的位置,更好地保证早期营养效果。营养液通过重力或者泵入的方式给予,初始速度控制为50ml/h,根据患者的耐受情况逐渐提高到120ml/h;第1d给予2090kJ(500kcal)的营养液,未出现不良反应的情况下逐渐增加,直到能够满足患者的需要。长期置管接受营养支持的患者可能出现胃部感染甚至出血等不良反应,必须采取相应的应对措施。针对食道蠕动功能恢复较好的患者,可以采取间歇性经口-食道营养,能够减少不良反应的发生,且进食产生的咽喉刺激能够在一定程度上促进患者吞咽功能的恢复。严重的患者容易出现胃肠道黏膜屏障受损,常规的营养支持可能出现消化吸收障碍,仍然不利于患者健康。此时选择序贯营养支持更好。初始阶段给予患者短肽型的肠内营养液,如果出现不耐受则适量补充肠外营养,逐渐过渡,直到患者的胃肠道功能恢复正常后给予含有多种膳食纤维的营养制剂。

(3)早期肠内营养护理注意事项。

①制定个体化的计划。在实施营养支持之前,对患者的吞咽障碍情况进行客观评估,结合全身营养状况制定支持方案,和最适合的肠内营养支持途径。

②预防误吸。鼻胃管或鼻肠管置管过程中要适当固定,避免误吸或者脱出,喂养过程中将患者头部适当抬高30°(严重脑出血的患者在插管过程中则禁止这一操作),当患者喉部出现吞咽动作时缓慢地将管道送入,期间密切对患者的呼吸情况进行观察,防止窒息现象的出现。如果患者出现意识障碍、会厌反射障碍等,继续通过鼻胃管喂养可能增加吸入性肺炎的发生率,应当谨慎选择喂养方式。在采取营养支持的前3d,通过影像学手段检查患者是否出现胃潴留现象,胃内容物超过150ml的情况下暂停肠内营养。

③防止肠道并发症的发生。注意采取无菌操作,防止感染发生。

第十九章　脑卒中患者的陪护管理

一、概述

随着现代护理学的发展，亲情护理模式已经成为临床护理的基础，各种无陪护病房也应运而生，既缓解了医患矛盾也提高了治疗效果，但其针对不同疾病所采用的统一化模式也暴露了一定的缺点。传统的健康教育未能关注到患者当时的心情、所处的环境和感知的能力等，往往导致患者对健康教育者及健康教育内容不掌握，甚至产生厌恶和抵触心理。有家属陪伴的亲情护理作为一种因病而异的陪护方法，满足了患者的多元化需求，不仅使患者感受到了家庭的温暖，还能再次得到针对性地教育和指导，巩固和强化教育内容，促进预后。

二、陪护管理的重要性及意义

通过健康知识信息的有效传递和健康行为的亲情干预，帮助患者和亲属正确认识健康与疾病，了解脑卒中相关知识和脑卒中先兆症状，远离危险因素，掌握正确的康复训练方法以及饮食用药等知识，做好自我安全管理，增强健康意识，使患者能够自觉自愿地采纳有益于身心健康的行为和良好的生活方式，达到消除或规避脑卒中的危险因素、提高患者治疗护理的依从性、预防脑卒中复发的目的。

患者在治疗前对脑卒中疾病知识，如危险因素知识、安全教育知识、康复训练知识、饮食用药等相关知识的了解均很少，说明脑卒中患者对脑卒中疾病的认识程度较差。在实施亲属陪伴的亲情护理干预后，患者对脑卒中健康教育知识掌握和理解水平有明显提高，且随着时间推迟，差异更明显。通过对亲属实施同步系统地健康教育能够满足亲属对脑卒中相关知识的需求，避免了患者亲属护理的盲目性，亲属更加主动地学习和应用脑卒中知识和技能，对患者也更加关心和体贴，更好地满足了患者生理和心理需求，成为患者及时解决问题的好帮手，维持了家庭的社会功能，保证了家庭支持的可靠性，对于脑卒中患者的身心全面健康有很好地促进作用。且脑卒中患者大都需要长期、持续地服用药物。因此对脑卒中患者和亲属做好用药指导，促使亲属积极参与患者用药管理，发挥亲属的监护和督导作用，提高服药依从性，对于延长脑卒中患者的寿命、提高生活质量意义重大。通过对脑卒中患者和亲属进行同步系统地健康教育，注重亲属的辅助咨询作用，以帮助和提高患者对健康教育知识的理解。有亲属陪伴的亲情护理能够更有效地提高脑卒中患者对脑卒中相关知识的理解程度和服药依从性，具有更好的临床疗效。

1.家属陪护能促进患者肢体功能恢复

没有家属陪护的患者缺乏了家人的鼓励，减弱了肢体功能恢复的信心，从而肢体功能的恢复比较缓慢。有家属陪伴在身边，每一次的肢体功能锻炼都给予加油鼓励，提高患者的自信心，家属帮患者肢体按摩也能促进患者肢体功能恢复。这种方法对患者运动功能的恢复及降低致残率均发挥着积极作用，能明显缩短患者病程，明显提高患者的生存质量。

2.家属陪护能促进患者语言功能恢复

没有家属陪护的患者由于自身疾病的影响导致患者不愿与他人语言沟通，从而影响患者语言功能的恢复。有家属陪伴在身边，家属的亲切感、热情感能使患者打开心扉与家属多沟通、多交流，从而促进患者语言功能的恢复。

3.家属陪护能增强患者康复治疗的信心

患者从一个健康人突然变成生活不能自理的人时，缺乏家属陪伴的患者情绪反应为坐立不安、心烦易怒、厌世、呆滞，由此产生的躯体症状为食欲不振等。有家属陪伴在患者身边，使患者有安全感，让患者体会到并非自己一个人独自面对疾病，从而提高患者康复治疗的信心。

三、陪护人员的健康教育

（一）定义

从患者入院开始到出院由责任护士对陪护人员进行系统地健康教育。

（二）宣教方式

1.宣教手册

在病房提供健康教育知识手册，供患者及陪护人员进行翻阅；并通过床旁宣教、亲身指导、设置健康宣传栏等途径进行宣教。

2.开展健康教育讲座

（1）定期组织开展健康教育讲座，定期组织教育大讲堂或者以小组学习的形式，必要时采取一对一的形式进行指导。

（2）采用通俗易懂的语言，针对患者的具体情况进行有侧重点的健康教育。

（三）健康教育基本内容

1.心理指导

在患者患病后，指导亲属陪护人员在患者面前不要表现出紧张、焦虑、恐惧等负性心理，以免加重患者的心理负担，尽量给患者创造一个轻松愉快的氛围，向其讲明疾病发生、发展及预后、治疗及检查项目等相关知识，让其做到心中有数。

2.保障患者的睡眠质量

指导陪护者保持室内环境安静、清洁、温湿度适宜，有利于患者的休息，协助患者睡前服用牛奶、温水泡脚以及松弛疗法，同时为患者保持床铺清洁干燥舒适，睡前避免进行刺激性谈话。

3.饮食指导

因老年性脑卒中患者咽喉部感知觉减退,协调功能及吞咽反射降低容易发生误吸或吞咽困难。陪护人员应给患者清淡、易消化、高纤维素、高蛋白质饮食,加工成较黏稠、糊状。进食时在病情许可的情况下抬高床头,进食速度宜慢,让患者细嚼慢咽。家属积极参与护理的患者病情恢复快,并能有效地预防吸入性肺炎及营养不良的发生。家属积极参与护理康复后,能及时清洁口腔卫生,避免口腔定植菌进入肺部引起感染;并鼓励咳嗽,能有效避免误吸;家属能动态观察患者食欲、体重等情况,根据个体化差异选择合适的营养支持、营养途径等,避免营养不良。患者家属共同参与康复护理,有效改善吞咽功能,减少并发症的发生,才能缩短住院时间、降低住院费用。

4.防坠床、跌倒指导

患者因年老及疾病导致行动不便利,动作不协调,指导陪护人员做好防范措施的同时要时刻陪护患者,如有暂时离开一定做好交接。患者起床、坐起或低头等体位变换时动作宜慢,特别是夜晚,患者可能认为有些事自己能够去做而不愿麻烦别人,往往会引起不良事件的发生。

5.压力性损伤指导

对容易发生压力性损伤的患者指导陪护人员保持床铺清洁干燥平整,衣着柔软并保持清洁干燥,如有潮湿及时换洗,保持患者皮肤清洁。及时给予翻身拍背,按摩受压部位。

6.防烫伤

指导陪护人员热水袋局部热敷的温度及使用方法。热水温度不超50℃,袋外加布套,不宜直接接触皮肤,不擅自给患者使用热水袋。在为患者洗脚时一定要调好水温,并经常检查用热局部皮肤情况,防止烫伤。

7.指导患者遵医行为

患者口服药物,应严格遵医嘱执行,不得擅自停药或换药。

8.及时发现患者异常表现

密切观察患者病情变化,认真听取和分析患者诉求,事无巨细,及时告知临床医生,以便积极处理。

(四)康复教育内容

1.脑卒中一般知识

首先从管理好诱发脑卒中的基础病变着手,如糖尿病、高血压、高血脂,并给予健康的生活方式和饮食干预(适当运动、低盐低脂饮食、戒烟限酒),再配合早期的康复锻炼等方面进行健康宣教。

2.偏瘫肩痛的原因和危害

早期康复护理可以有效改善卒中患者生活自理能力,卒中单元早期康复治疗也可减少卒中患者下肢深静脉血栓、肺炎等并发症的发生,但很多医务人员对卒中后肩痛的认识仍欠缺,对卒中后肩痛的预防仍不够重视,甚至有部分医务人员认为卒中后肩痛是不可避免的。从以上可能的病因认识可以看出,卒中后肩痛很大程度与患者不恰当的姿势、不恰当的被动活动及主动活动有关。有很多造成肩部软组织损伤的活动本身是可以避免的,整个康复治疗小组包括患者和陪护人员都要参与患者肩痛的预防和治疗,并且要从卒中早期开始。单纯依靠医护人员很难达到预期效果,因为患者大部分时间依赖陪护人员的照顾,如良肢位的摆放、床上翻身、床面上转移、坐—站转移、床—椅转移、进食、穿衣等,都需要陪护人员的参与,因此陪护人员的正确护理尤为重要。正确的护理可以有效减少肩痛的发生,而陪护人员不正确的护理会造成患者偏瘫侧肩部软组织的损害,引起肩痛和肩关节活动受限。可对脑卒中患者偏瘫侧肩关节提供保护,有效减少卒中后肩痛的发生,改善肩关节活动功能。

3.功能位的摆放

主要内容包括:①卧位时上肢的摆放。患者由入院开始注重肢体的摆放,由科室统一配备良肢位摆放辅助用具。②偏瘫上肢的摆放:仰卧位时患肩稍垫起防止肩后缩,患侧上肢伸展稍外展,前臂旋后,拇指指向外方;健侧卧位时患侧肩胛带充分前伸,上肢置于枕头上,肩屈曲90°～130°,肘与腕伸展;患侧卧位时患侧肩胛带充分前伸,肩屈曲90°～130°,患肘伸展,前臂旋后,手自然地呈背伸位。健侧卧位及仰卧位每2h更换体位1次;患侧卧位每1h更换体位1次。③坐位时上肢的摆放。坐在床上或轮椅上时,保持患侧上肢平放在前面的小桌板上。坐轮椅时,要避免患侧上肢悬垂于轮椅外。④肩悬吊带的使用。当步行或站立时可选择使用肩悬吊带。

4.如何正确翻身及转移

(1)床上翻身。应避免牵拉患侧肩关节,教会患者及陪护人员掌握正确的翻身技术,动作不能粗鲁,以免牵拉患肢。

(2)患者位置移动。在床面上移动患者位置时,应托住患者的肩背部、腰部及臀部,避免牵拉患侧上肢。由病床移至轮椅时轮椅应放在患侧,陪护人员两脚放在患者脚两边,用膝部在前面抵住患者膝关节,陪护人员将患者前臂放在自己的肩上,将自己的手放在患者肩胛骨上,抓住肩胛骨内缘,使其向前,陪护人员用伸直的上肢托住患者的上肢,鼓励患者抬头,将患者重心前移至其脚上,在肩胛骨上向下压,直至患者的臀部离开床面,引导患者接近坐位,放在轮椅靠后背处坐下;由轮椅移动到病床时注意操作手法同上。患者从摇高的床头或轮椅上下滑时,避免将双手置于双侧腋下将其拖向靠背,以防肩关节过度被动外展。

(3)避免盲目训练。肩部的康复训练包括肩胛骨被动活动、肩胛骨主动活动、肩关节肌力及活动度训练等,均应由治疗师操作。治疗师指导陪护人员督促患者行自助上肢运动。未经治疗师指导,避免自我盲目训练,尤其避免患者反复练习主动抬举手臂及用滑轮进行交互运动等可能引起肩部损害的运动。

5.其他护理注意事项

(1)避免患侧输液,出现患侧手背肿胀在卧位时垫高上肢,量血压、穿衣、洗澡时避免牵拉患侧上肢。

(2)督促指导,责任护士按要求每日巡视3次,进行督促指导,康复医师和治疗师查房或康复训练时随时纠正患者不良姿势与陪护人员错误的护理方法。

康复过程中患者在治疗师和责任护士的训练指导下能够完成的一些日常活动和能力,在实际自理生活中却无法完成,使技巧无法变成能力。当陪护加入到团队康复工作中时,可使这种技巧快速转化成能力。因此,在脑卒中患者神经功能的康复治疗中,应及时让陪护人员加入到综合康复团队中来。

(五)陪护喂食宣教

1.陪护喂食宣教的重要性

世界卫生组织指出,我国脑卒中发生率正以每年8.7%的速率上升,目前脑血管疾病已成为我国人口的第1位致残和死亡原因,且发病率呈逐年增多的趋势。然而脑卒中患者误吸常被其他因素掩盖,不能引起患者、陪护及医务人员的重视,严重时引发吸入性肺炎甚至死亡。脑卒中患者中,约71%的患者有不同程度的吞咽障碍,吞咽功能障碍是脑卒中后最为多见的并发症之一,主要表现为进行性吞咽困难、误吸、误咽、无法正常饮水饮食,严重影响患者的康复和生活质量。吞咽功能障碍是脑卒中病死率上升的一个独立危险因素。然而目前脑卒中照护者对脑卒中吞咽障碍患者喂食体位、食物形态、喂送方法等知识掌握较少,无法实施正确的喂食操作,往往导致脑卒中患者经常发生不同程度的误吸情况,应及时采取有针对性的护理干预,宣传和指导脑卒中照护者科学喂食,以期降低脑卒中患者发生误吸等并发症,增加患者的营养摄入,促进患者疾病的恢复,提高患者的生活质量。

防范误吸是脑卒中患者、陪护人员及医护人员的共同目标,早期对误吸进行及时、准确、全面地风险识别,采取有针对性的护理干预,对减少和避免脑卒中患者发生误吸具有重要的临床意义。脑卒中照护者对喂食体位、食物形态、喂送方法等知识掌握较少,无法实施正确的喂食操作,往往导致脑卒中患者经常发生不同程度的误吸情况,应及时采取有针对性的护理干预,宣传和指导脑卒中照护者科学喂食,以降低脑卒中患者发生误吸等并发症。

2.加强脑卒中患者糊状饮食宣教

食物形态应根据吞咽障碍的过程及阶段,本着先易后难的原则来选择。容易吞咽的食物是糊状饮食。糊状饮食即按专业的方法将食物和液体制成全糊状,由患者自行进食或喂食。脑卒中患者安全进食需要专业的护理知识和技能,国内摄食-吞咽障碍康复工作开展得较晚,故目前脑卒中照护者的喂食知识较欠缺,对脑卒中吞咽障碍患者进行安全进食宣教有非常重要的意义,选择适宜的食物适当加工,使患者易于进食,获得必需的营养素,对于维持脑卒中吞咽障碍患者正常的生理功能就尤为重要。饮食调整被公认是一种常用而重要的干预手段,吞咽障碍患者营养不良发生率高达40.3%。吞咽障碍患者摄入黏度低于和高于蜂蜜的食物与蜂蜜相似黏度食物比较,误吸率明显升高。应根据患者吞咽障碍的程度,选择易消化、密度均匀、黏度适当、不易松散,通过咽部易变形、不易残留的食物,如糊状食物。流质类食物易引起误吸,要在流质食物中添加凝固粉,配制成糊状食物,不仅保证水分的摄入,满足营养需求,且糊状食物能够刺激口腔内触、压觉,使食物更易于吞咽,从而防止误吸的发生。合适的食物形态不仅可以补充患者所需的营养,还可以增强患者恢复吞咽功能。

3.专科护士对照护者进食安全指导

(1)进食状态:必须保持安静舒适,进食前保证患者清醒、不疲劳、无痛苦,进食时精神放松、心情愉快、注意力集中。

(2)进食体位:合适的进食体位能显著提高吞咽安全性,坐位较好;仰卧位时,躯干应与平面成45°,颈部稍向前倾20°,或健侧卧位保持头部抬高60°~90°。适于患者的进食体位并非完全一致,实际操作中应该因人而异,予以调整。

(3)进食或喂食方法:选择一定大小、不易损坏的喂食用具如金属勺子,将食物置于健侧口腔,并将食物送至舌根部,速度宜慢,注重一口量,先以少量(3~4ml)开始,然后酌情增加;给予足够的时间咀嚼和吞咽;检查口腔、上腭无残余食物,才能吃第二口。每次吞咽后,要反复做几次空吞咽,以刺激诱发吞咽反射。

(4)进食时间:控制在30min,如进食量不足,可增加进餐次数。

(5)进食后:用温开水漱口3~4次,保持坐位或半坐卧位30~60min。

(6)预防食物反流:进食后应保持坐立位30min以上,避免翻身。

(7)食物温度:理想温度为40℃~60℃。太高会导致黏膜损伤,太低则易引起腹泻。

(8)食物种类:食物要求密度均一、有适当黏性、不易松散,可选择软饭、半流质、糊状饮食较为安全,避免粗糙、干硬、辛辣等刺激性食物的摄入。

4.摄食—吞咽障碍综合训练及心理护理

脑卒中照护者除了掌握合理喂食指导,还应对脑卒中患者进行必要的综合训练,包括肌力训练、排痰法的指导、上肢配合进食的功能训练、口腔清洁方法等。脑卒中患者大多焦虑甚至悲观失望,并发吞咽困难患者因饥饿但无法正常进食,进一步发生食欲减退甚至拒食,心情更加抑郁。因此脑卒中照护者要尽可能积极疏导脑卒中患者,调整患者心态,营造轻松愉快的进餐环境是非常必要的。脑卒中照护者要尽可能争取患者的配合,在安静舒适环境进行安全喂食。

5.脑卒中照护者喂食过程中的观察要点

脑卒中照护者在进行喂食的过程中,应密切观察脑卒中患者咀嚼、吞咽的速度,有无呛咳,咽部有无食物残留。吞咽困难的患者不应使用吸管饮水,因为用吸管饮水需要较复杂的口腔肌肉功能,最易导致误吸。喂食过程中还应观察患者的进食量,进食量因人而异。脑卒中照护者必须做到认真喂食,喂食过程中观察脑卒中患者的面部表情,如面部突然发红,有喘憋现象,应立即停止喂食,及时判断患者是否有窒息可能,如无窒息,应让脑卒中患者充分休息后再进行喂食。观察患者有无疲劳症状,因为疲劳有可能增加误吸的危险,当发生疲劳症状时,也应停止喂食。

加强脑卒中照护者科学喂食知识和技能的指导与培训非常重要。脑卒中吞咽障碍导致患者发生误吸和摄入减少,是脑卒中后发生营养不良的主要原因,并且脑卒中患者的基础能量消耗约高于健康者30%,使机体能量消耗和物质分解代谢增强,加重营养不良。脑卒中患者的饮食应营养丰富、品种多样,宜高蛋白、高维生素、高纤维素、低胆固醇、低脂肪、低糖、低盐为主。因此,只有加强脑卒中照护者喂食知识和技能的指导和培训才可以降低脑卒中患者误吸等并发症的发生,同时改善脑卒中患者的进食情况,能确保脑卒中患者的营养摄入,促进脑卒中患者疾病的康复。脑卒中照护者必须掌握喂食相关知识,再根据患者营养和能量需求均衡搭配食物种类,满足患者能量需要,如糊状饮食的摄入,规范进食环境、进食体位、进食量、进食时间、进食速度、食物温度,促进患者吞咽功能的康复及全身营养指标的改善,才能有效预防脑卒中患者呛咳、误吸等并发症的发生,增加患者的营养摄入,从而促进患者疾病的恢复,提高患者的生活质量。对陪护进行入院教育及心理干预,使其保持良好心态照顾患者,家属了解健康知识并掌握相关护理技巧,使得家属能在患者发生并发症及疾病复发时采取救护措施,且能指导患者进行康复训练,有效帮助患者康复,家属陪护能促进患者肢体功能及言语功能恢复,能增强患者康复治疗的信心,提高患者生活自理能力,改善生存质量,最终达到回归家庭及社会的目标。

第二十章 脑卒中患者的延续护理

一、概述

延续护理通常是指从医院到家庭的延续,病人回归家庭或社区后的持续随访与指导。目前,国内出院病人延续护理的形式以家庭访视和电话随访居多,而发达国家已经普遍利用网络进行远程医疗咨询服务和健康教育,方便快捷的网络服务、面对面的交流是未来开展延续护理的方向。

二、延续护理的类型

1.信息的延续

包括过去发生时间和个人使用,确保现下护理适宜每个患者。

2.管理的延续

可根据患者不同的需求加以连续性、一致性的护理管理。

3.关系的延续

确保患者与一个或多个卫生服务提供者之间能够长时间保持一种持续性的治疗关系。

三、延续护理体现及原因分析

延续护理主要体现在服药依从性、饮食依从性、运动依从性、血压监测依从性和定期复诊依从性5个方面。延续护理干预能够有效提高脑卒中出院患者的治疗依从性,降低复发率。

1.服药的重要性

护理人员及时向患者及其家属讲解终身服药的重要性及中途断药的危害性,能够有效提高患者治疗依从性;同时,简化治疗方法,根据患者病情提供合适的治疗药物,可在很大程度上避免出院后的服药问题,间接增强患者长期用药治疗的坚定信心。

2.诱发因素的多样化

由于脑卒中诱发因素极具多样化,高血压属于独立危险因素之一,故而临床多通过控制患者血压水平来降低脑卒中患者出院后的复发率;饮食护理干预能够通过科学、合理的饮食计划表帮助患者选取最合理的膳食,继而帮助调节患者血压水平。

3.运动的必要性

指导出院患者进行慢跑、散步等有氧活动,有助于帮助患者建立良好的生活习惯。另外,嘱患者注意劳逸结合,保证充足睡眠等措施均有助于改善患者的血压水平。

4.脑卒中社区康复的必要性

(1)是脑卒中患者恢复身心功能、提高生存质量的需要。慢性脑卒中患者出院后,在社区没有得到持续的康复治疗就可能预示着二次健康问题,如生存质量下降和心理障碍。社区康复可以帮助患者提高活动能力和生存质量,减轻抑郁,提高参与康复的积极性,满足患者回归家庭和社区的需求。

(2)是降低脑卒中致残率、减轻脑卒中家庭经济负担的需要。社区康复具有"低投入、广覆盖"的优势,可以显著提高脑卒中患者生存质量,降低致残率和复发率,极大减轻了家庭及社会负担。

(3)社区康复以融合发展为主线,可以增强患者自尊,提高社会包容性和公平性。

5.定期复诊的意义

嘱患者定期复诊有助于帮助医护人员及时了解患者病情改善状况,也可在一定程度上有效防止脑卒中的复发。延续护理有助于减少脑卒中患者的复发率,提高治疗依从性。延续护理干预对于高血压脑卒中患者的治疗依从性具有积极的影响,可有效减少患者疾病的复发。

四、延续护理的重要性及意义

脑卒中作为临床上一种致死性极高的病症,一旦患病,患者机体会出现功能性损伤、失调等,对患者及家庭影响甚大。现代社会中脑卒中患者越来越多,导致这种疾病的原因各种各样,在医学上已经将脑卒中列为重点疾病之一。脑卒中发病时患者会表现为多种功能障碍,降低了患者的自理能力,加重了患者家属的负担。在临床护理上,护理人员会针对患者的病情、治疗方式进行配合性护理,但这种护理方式统一对待性较强,并不适合所有脑卒中患者。而且常规护理对患者出院后的护理并未提供过多护理内容,降低了患者及家属对护理的需求。所以延续护理逐渐兴起,这种护理方式将常规护理内容进行提炼,增加了护理内容,然后在患者出院后依然进行跟踪,让患者回归家庭后也能保持良好的护理,使患者出院后的健康有了保障。

脑卒中患者在实施无缝隙延续护理服务模式后提高了日常生活活动能力评分与对疾病的认知程度,降低了再次中风率与再次住院率。对脑卒中患者采取科学有效的康复训练可提高患者日常生活能力,对于脑卒中后的康复训练来说是一个比较长的过程,想要提高患者日常生活能力与患者的努力有着密切的关系。无缝隙延续护理在整体护理中是重要组成部分,同时也是住院护理的延伸服务,主要是指由护理人员根据患者的实际情况制定针对性的护理计划,在患者出院后通过随访的形式向患者提供专业的护理指导,因此患者即使在出院回家后也能享受到专业的康复指导,保证了康复的治疗,降低了患者再次中风及住院率。

通过实施随访使护理人员随时掌握患者康复情况,并对患者饮食、康复训练等进行指导,从而提高了患者的依从性和康复效果。此外通过随访也使患者享受到了专业的护理,在康复的过程中获取护理人员专业的指导,保证了康复的质量,降低了再次发病与住院的概率。缺血性脑卒中患者实施无缝隙延续护理服务模式后不仅提高了患者日常生活活动能力,更提高了患者对疾病的认知程度,降低了再次中风、再次住院发生率,利于患者康复。脑卒中对患者生活质量、睡眠质量、神经功能影响较大,很多患者出院后仍无法进行自主活动,因而治疗依从性较差,无法主动参与到后期的康复训练中,不利于患者预后。传统护理方式主要通过对患者进行出院指导,帮助其养成正确的生活习惯,但该种方式的监督力度不足,主要通过出院随访及患者到院复诊,了解其具体情况,对大部分患者的心理情况、康复情况,起不到有效的指导与帮助。

延续护理改变了传统出院指导方式,通过与患者和家属进行细致沟通,建立量化评定表格,对其实际恢复情况进行详细记录,并为患者建立针对性康复训练方案。这种方式可以规避传统指导的不适应情况,为患者提供更有帮助的训练计划,并通过心理指导等方式,向患者详细讲解本方案治疗的有效性及先进性,提高患者治疗与康复训练的积极性和依从性,促进患者在日常生活中主动调整自己的生活、锻炼习惯,树立战胜疾病的信心。

延续护理还可以与中医针灸、按摩等家庭护理方式有效地联系在一起,有效改善患者的经络通畅性,促进患者睡眠质量及神经功能的改善。此外,延续护理结合了电话随访、微信随访和家访等不同方式,护理人员深入患者家庭生活中,给予专业指导,有助于提高患者护理质量,使其护理满意度得到提高,对患者康复有积极意义。延续护理建议在白天给予康复训练,进行适当娱乐活动,夜间保持充足睡眠,养成健康的作息规律,有助于改善患者生物钟,促进机体循环,为患者身体康复创造良好的条件。延续护理也关注患者心理情绪状态,由心理咨询师提供专业心理疏导,改善患者负性情绪,让患者和家属建立积极心态,参与康复训练。延续护理重视调动家属积极性,引导家属参与到患者康复护理中,鼓励家属给予患者心理支持,让其感受到来自家属和医护人员的关怀,从而得到社会支持,建立康复信心,主动配合训练。将身体护理和康复训练结合,能逐渐改善患者的神经功能,让患者得到充足休养,逐步恢复肢体功能,恢复健康。

第二十一章 临终关怀

一、概述

临终关怀是通过护理提供医疗服务的同时,从生理、精神、心理上帮助患者减轻临终阶段出现的各种症状和痛苦,维持其尊严,提高临终的生命质量,同时减轻家属的失落和悲哀,使临终的患者及其家属能够心平气和地迎接患者死亡的整体护理。临终关怀的本质是对救治无望患者的照护,它不以延长患者的生存时间为目的,而以提高患者的临终生命质量为宗旨;对临终患者主要采取生活照顾、心理疏导、姑息治疗等措施,着重于控制患者疼痛,缓解患者心理压力,消除患者及其家属对死亡的焦虑和恐惧,使临终患者活得尊严,死得安逸。

二、意义及必要性

临终关怀认为死亡是人生的一个过程,通过临终护理,尽可能减轻患者痛苦和满足需求,使临终患者在平静安宁中度过余生。通过临终关怀体现生的意义和死的价值。其提供专门为姑息照顾而设计的治疗程序,辅助终末期患者和垂危患者接纳临终的事实,安详地走完人生最后一程。

据统计,预计到2050年我国将拥有世界近24%的老年人,并且随着人类疾病谱的转变,慢性病已成为威胁人类健康的主要杀手。随着我国人口老龄化进程的加快,再加上城市独生子女的大量涌现,社会对于临终关怀需求越来越强烈,众多垂危老人呼唤临床关怀。慢性病多具有迁延、难治愈、多脏器衰退及并发其他各种疾病等特点,使患者经历身体上、精神上的严重折磨。因此无论是患者,还是患者家属都急需临终关怀组织的出现,妥善地解决这种窘境,科学地帮助晚期患者舒适地度过临终阶段,使他们了解死亡,现实地面对死亡,坦然而去。再者发展临终关怀事业是我国卫生保健体系自我完善的必然要求,也是物质文明和精神文明建设的需要。

三、主要内容

1.心理护理

护士应随时掌握患者的心理变化,了解原因,给予安慰与帮助;增强护患感情,做好对患者的心理诱导工作。由于疾病的长期折磨,病人易产生恐惧、绝望、愤怒、抑郁等不良心理,甚至自杀念头。库柏勒·罗斯博士通过研究把临终病人的心理反应过程分为五个阶段:即震惊与否认期、愤怒期、妥协期、抑郁期、接受期。对不同的时期采用不同的心理护理方法,否认期要鼓励病人诉说自己的感受,耐心、仔细倾听,给予支持和理解,尊重患者的人格,维护自尊,保护其隐私。建立家庭式病房,为患者及家属营造安静、舒适的环境,以利于患者休息和家属陪护,减轻病人孤独感,增加安全感,使患者家属得到心理慰藉。重视患者家属参与护理患者,陪伴患者共同走完人生之路,减少患者家属的遗憾。护士还必须接受心理学知识的教育,掌握心理学的基本理论,了解临终患者的生理活动及变化规律,从而有针对性地进行心理支持及疏导。

2.疼痛护理

晚期患者多身体虚弱、疼痛难忍,疼痛不仅影响患者的睡眠、饮食、情绪,而且给患者家属带来极度不安。因此,有效地控制疼痛对临终患者及家属具有重要意义。疼痛患者首先要使用非止痛方法减轻疼痛,如放松分散疗法、注意力转移等,按疼痛由弱到强的疼痛程度,根据WHO癌痛三阶梯止痛指导原则选择止痛药,提高个体化给药并按时按量给药,以更好地发挥疗效。

3.基础护理

解决基本生理需求,满足患者最基本的生活生理需要是临终关怀的必备条件。要求护士加强基础护理,改善患者终末期的生活质量,提高其舒适度。协助患者饮食、排泄、睡眠等生存的最基本需求,做好皮肤、口腔护理,预防褥疮,保持身体的完整形态和预防感染。护士充分利用家庭的资源,缓解各种不适症状,满足患者生理需求。及时解决终末期患者出现的各种症状和不适,如恶心、呕吐、睡眠障碍、食欲不振、腹泻或便秘、尿潴留或尿失禁、褥疮、水肿等问题。

4.死亡教育

死亡教育是实施临终关怀的首要条件,也是临终关怀护理的重要组成部分。只有通过死亡教育,患者、家属及护士才能彻底改变传统的死亡观、理性面对死亡,临终关怀护理才能顺利实施。通过死亡教育促使人们意识到死亡是生命的一部分,是自然规律,有助于人们树立新的生命观,更加注重生命的质量和价值。在临终关怀过程中,医护人员应加强对临终患者及家属的死亡教育,处理好"告知事实"和"避免伤害"的尖锐冲突,使传统伦理环境对临终关怀起到积极的作用。

死亡教育可从四个方面进行:①打破传统的思维方式,更新观念。②讲述死亡本身并不痛苦,痛苦的是疾病的折磨。③死亡是人生发展的必然结果。④顺其自然,不要慌惜,更无须后顾之忧,亲人自会平安生活,未完成的事业也会后继有人。同时也要提高护士对死亡的认识,使护士具备对死亡的良好心理承受能力和树立正确的死亡观,对病患有针对性地采取细致全面地临终照护,使患者生理上舒适,心理上能坦然地接受死亡,要让患者和家属体验到人与人之间的真情,感受人道主义精神。

5.对家属的护理

在对临终患者进行治疗和护理过程中,患者家属同样也经历着痛苦折磨,需要护理人员的安抚和关怀。在亲人即将离世时,家属不仅要承担沉重的经济负担,还要做好患者的生活料理及自身的本职工作,身心压力非常重。临终患者的家属往往比患者本身更难以接受死亡的事实。作为临终患者的家属,他们在亲人患病期间消耗了大量的体力和精力,表现出悲伤、恐惧、忧虑、愤怒等各种不同的心理反应。护士要通过交谈对家属进行慰藉,同时随时告知患者病情变化,使家属做好思想准备,必要时选择适当时机让其宣泄心中的悲痛。在患者生命即将结束前,医务人员应指导家属基础护理知识和操作,使其共同参与护理,亲属护理患者也可得到心理满足,这种满足可降低他们在失去亲人后的悲痛。对患者家属提供适当帮助,了解其情感变化,当家属失去亲人时,协助家属回避生死离别的场面,发泄情绪,从医学、社会、家庭的角度,对死者的亲属做好抚慰工作,使他们尽快从悲哀中解脱出来,重新建立人际关系,鼓励参加各种社会活动,逐步恢复正常生活。

四、存在的问题及对策

1.传统死亡观、伦理观的影响

受传统思想的熏陶,人们认为死亡是恐惧的象征,在言语中避免说及,不能坦然地面对死亡。患者、患者家属及医护人员对现代死亡的特征没有达成共识。他们不认为死亡是一个必然的过程,不能正面地接受死亡。另外人们从道义上尽量延长患者的生命而忽略了其生命的质量。如果将老人送到临终关怀机构更是不孝的行为,会遭受强烈的社会舆论谴责。这些观念都影响着临终关怀事业的发展。

在中国,发展临终关怀必须突破传统的思维方式,使更多的人彻底更新观念,完善死亡教育和伦理道德教育,建立正确的生死观。通过各种宣传让大家对临终关怀有一个正确的理解,引导人们改变传统观念中缺憾构成,使人们对死亡由无知进入到有知的境界,获得健康的死亡知识,面向全民推广死亡教育。

2.服务机构少

20世纪80年代后期,真正意义上的临终关怀在我国开始起步,各种临终关怀机构相对集中在北京、上海、天津等一些大城市,且普遍存在着真正意义上的临终关怀医院少、设施差、患者少、病房空等问题。目前我国各地已有100多家临终关怀机构,比较规范的有40多家,但对于老龄人口逐渐增多的现状,无疑是杯水车薪,绝大多数医院无特设的临终关怀病房并且资金来源不足,医疗设备的不足及卫生资源的匮乏,临终关怀机构主要靠医疗收入来维持,这就大大地阻碍了临终关怀事业的发展。

临终关怀机构的发展应由政府出面组织,在服务费用上坚持国家、集体和社会(团体和个人捐助)投入相结合。国家拨专项经费支持临终关怀事业的生存与发展,各级政府和集体也应对临终关怀有专项经费的投入,同时呼吁社会团体和个人予以捐助,设立临终关怀基金会,建立监督机制,保证基金的正常合理使用。临终关怀服务应大部分纳入医疗保险之中,从而扩大临终关怀服务的覆盖面,使得更多的患者能享受这一福利。

3.工作人员素质不高

目前我国从事临终关怀服务的工作人员有四五万人,以医护人员为主,他们的学历层次偏低,总体素质不高,尤其是护理人员,多为中专学历,大多数没有经过相应的培训。所以应在医学院校的教育中增加临终关怀教育和伦理道德教育,提高医务人员的综合素质。目前绝大多数普通医务人员对临终患者还以治愈为目的,不考虑患者的生理特点和心理特点,造成临终患者的医疗费用过高,既延长了患者的痛苦,又增加了患者家属的负担,同时也造成了医疗资源的浪费,使得临终关怀缺乏认识和经验,造成工作与要求有差距,再加管理不善和制度政策不配套,相应卫生法规尚未建立等,妨碍了临终关怀工作的深入开展。这就要求对护士进行专业培训与知识更新,对临终关怀进行法制化、专业化、科学化的系统管理,保证临终关怀工作的健康发展。提高护理人员综合素质,注重护理人员心理素质的培养,恪守职业道德要求,注重专业素质的提高。

4.社会工作者和志愿者缺乏

由于"死亡教育"的缺乏,在我们的社会中,人们往往不知道如何面对死亡,甚至经常接触死亡患者的医护人员,对死亡也持有恐惧心态。我国目前参与临终关怀服务的志愿者人员严重缺乏,因此需大力完善志愿者制度,发展义工服务,义工服务对患者而言,可以得到很大的心理和社会支持,从而减轻对死亡的恐惧,提高其生活质量。对义工本身而言,可起到净化心灵的作用,也可以提高与患者沟通的能力;对社会而言,弘扬了一种无私奉献的精神,有利于克服传统偏见,提高人们对生命价值和死亡的认识,从而更有针对性地进行心理支持及疏导,以缓和与解除患者对死亡的恐惧和不安。因此现阶段需要加大宣传,让更多的人了解并接受临终关怀。

5.常规护理不到位

虽然力图倡导使患者平静、坦然地度过最后时间,但由于缺乏系统的护理手段,患者及家属情绪往往比较激动,难以接受诊断结果,护理效果有限。临终关怀作为近代医学新兴的交叉学科,以照料为核心,维护患者尊严为目的,针对患者在得知自己生存期所剩无几时的否认、敏感、愤怒及忧虑等心理阶段,分析患者心理,给予针对性和预见性护理,减轻患者痛苦,提高临终生存质量,维护尊严和人格。家庭临终关怀将家属加入到临床关怀护理中,通过对家属进行死亡教育,理解并真诚地参与到临终关怀中,通过家人的陪伴,帮助患者尽快从愤怒波动的情绪过渡到平静地接受,给予其心理安慰和精神鼓励。家庭临终关怀是家属及护理人员对患者从环境、疼痛到精神支持等方面进行的帮助和指导,最大程度给予患者临终前生活和精神满足。因此家庭临终关怀有助于改善患者的负面情绪,提高生存质量。

五、脑卒中患者的临终关怀护理

近几年脑卒中的治疗和管理得到了很大发展,但是卒中后死亡率仍然很高,国家临床卒中指南(卒中学院工作组,2008)推荐,患者在必要时需要专业的临终关怀,而提供临终关怀的工作人员必须进行适当的专业培训。临终关怀有助于管理脑卒中患者的一些症状,比如疼痛和不适、尿失禁、抑郁和焦虑,同时也有助于医护人员和患者沟通疾病的预后。

临终关怀是卒中研究中被严重忽略的一个领域,而且在脑卒中患者护理和康复治疗的对比研究和治疗中几乎是空白的。在卒中的治疗体系中,强化临终关怀的作用为多学科间的学习、研究和发展提供了契机,卒中和临终关怀的临床和学术研究都被融合起来,即使卒中患者并未面临死亡,鉴于卒中治疗预后的不确定性及严重卒中患者住院率的增加,提示临终关怀应当关注并积极干预。

护理方法如下:

1.设置临终病房

在尊重患者意见的基础上,给患者安置单间房作为临终病房,室内清洁、安静,光线适中,温湿度适中,空气新鲜,避免噪声,其目的是让患者安静舒适地休息,保护其他患者免受精神刺激。病房设施家庭化,病房中可摆放花卉、盆景、壁画,并可配置电视机、收音机等以增加生活内容及乐趣。建立适合临终患者的陪伴制度,开放探视时间;可根据患者及家属要求留有陪住,使患者在其人生最后旅途中和最亲密、最能倾心交谈的亲人一起度过。因临终是生命的特殊阶段,提供单间病房,增加与家人团聚的机会,从而使患者减轻孤独感,增加安全感,稳定情绪,安详离世。同时又使家属得到心灵的慰藉,减轻他们在亲人去世后的悲痛。对于经济条件较差的患者,可用屏风隔离,让患者拥有一个相对独立的空间。

2.做好患者的生活护理

脑梗死临终患者多有循环和呼吸衰竭,或同时伴有多脏器功能衰竭、免疫力降低。护士应认真做好各种管道的护理,勤翻身、拍背,预防褥疮、肺炎等并发症,同时向家属和陪护讲解临终前患者生活护理的内容和意义,有计划、有步骤地指导家属和陪护做好临终前患者的生活护理,包括洗澡、更衣、患肢的被动运动等。

3.饮食护理

因脑梗死临终患者年龄偏大、体质衰弱、咀嚼能力和消化能力每况愈下,因此,根据患者的饮食习惯和特殊要求,提供适合其口味、易于消化、营养丰富的食物及良好的就餐环境,餐前半小时协助患者大小便,及时清除呕吐物和排泄物,协助患者洗手、漱口,整理好房间。意识障碍、吞咽困难的患者留胃管鼻饲,对于一些处于弥留之际食欲欠佳的患者,不强迫其进食。

4.重视舒适护理

舒适护理能使患者在心理、生理上达到最愉快的状态,或缩短、降低不愉快的程度。患者在临终阶段,医务人员的主要任务是控制症状,减轻痛苦。指导家属或陪护给患者更换体位、按摩、热水泡足等。重视和相信患者的主诉和其他常见症状,并给予相应的处理,对于确实无法就治的患者,护理人员尽量少打扰患者,不做各种体检,停止一切有创性治疗,以免引起患者的痛苦和愤怒。

5.心理护理

急性重症脑卒中患者对疾病发生的严重后果缺乏思想准备,表现为极度紧张、恐惧不安,他们有强烈的求生欲望,感觉有许多未尽之事需要自己去做,希望医护人员采取有效的医疗措施,即使已进入了濒死阶段,也愿意接受各种临终治疗,期待着奇迹出现。多次发病的脑卒中患者,因存在肢体瘫痪、生理功能丧失、生活不能自理、家庭经济拮据等原因,致使患者精神压力大,表现为抑郁孤独、沉默无言、不愿和医护人员或亲友接触、消极厌世。因此,心理护理是脑卒中临终患者关怀的重要内容,应贯穿于临终护理的全程。与其他临终患者相似,脑卒中临终患者多经历了否认、愤怒、协议、抑郁、接受等复杂的心理过程,精神极度脆弱,对患者心理的支持往往比生理的治疗更重要。根据患者的不同心理阶段,提供心理支持,具体措施包括:

(1)对能用语言交流的患者,主动营造一种亲切合作的氛围,帮助患者正确认识疾病。尽可能让患者多讲话,通过交谈分担患者的痛苦,了解患者临终前的心愿,倾听患者的诉求,尽量满足患者的要求,使其没有遗憾地离开人世。

(2)对因虚弱无力无法进行语言交流的患者,则通过语言、神态、手势表达出理解和爱,如握患者的手、帮患者倒水等。

(3)鼓励患者做自己喜欢且力所能及的事情,如听喜欢的音乐、戏剧等。

(4)帮助患者继续与周围亲戚朋友保持联系,以体现生存价值,减少孤独和悲哀,允许家属在病床给予患者爱的抚摸及表示。在患者意识丧失、昏迷的状态下听觉是依然存在的,所以此时应当多与患者沟通,多向患者诉说。

(5)做好解释工作,消除患者对救治环境及设备的恐惧感。

6.尸体料理

尸体料理是临终关怀不容忽视的内容,做好尸体料理,不仅是对死者人格的尊重,也是对家属的心理安慰。工作中应该尽量按照家属的意愿,严肃认真地做好尸体料理,让死者保持清洁、整齐、安详。

7.悲伤护理

悲伤护理不是以消除悲伤为目的,而是帮助死者家属一边承担死别难以消除的痛苦,一边还要继续生存。鉴于患者处于临终状态,家属的心理压力大,如何平静地面对即将到来的死亡和由此引起的应激性抑郁状态,都需要护理人员的心理支持。患者家属因长期照顾患者,身心疲惫,当患者的情况逐渐恶化时,易产生灰心失望。对家属提供尽可能的帮助,同情、安慰和稳定他们的情绪。患者的死亡对家属来说是悲哀的高峰,比起物质支持,死者家属更需要的是感情支持。帮助哀伤者最有效的办法是与他们保持一种真诚地关系,让他们能毫无禁忌地谈及与死者有关的事情。此时护士要静静地倾听,或用最简单的语言给予最大的支持和安慰,协助家属处理善后事宜,并把死者家属作为社区重点保健人群,建立健康档案,定期家访或电话随访,给予精神上的安慰和鼓励,帮助家属顺利度过悲伤期,重新回到社会,承担社会和家庭的责任。

第二十二章 神经内科常用量表

一、格拉斯哥昏迷评分量表（Glasgow coma scale）

目前,国际上常用的"格拉斯哥昏迷量表"根据患者睁眼、语言和运动情况综合评定其意识状态。按评分大小划分昏迷程度,由下表记分,最低3分,最高15分。正常人15分。评分越低,意识障碍越重,昏迷越深。意识障碍程度判定:9~7分为浅昏迷,6~5分为中昏迷,4~3分为深昏迷。

格拉斯哥昏迷评分量表（Glasgow coma scale,GCS）

姓名　　　　　科室　　　　　年龄　　　　　入院日期　　　　　住院号

项目	状态	分数
睁眼反应	自发性地睁眼反应	4
	声音刺激有睁眼反应	3
	疼痛刺激有睁眼反应	2
	任何刺激均无睁眼无反应	1
语言反应	对人物、时间、地点等定向问题清楚	5
	对话混淆不清,不能准确回答有关人物、时间、地点等问题	4
	言语不流利,但字意可辨	3
	言语模糊不清,字意难辨	2
	任何刺激均无言语反应	1
运动反应	可按吩咐动作	6
	能确定疼痛定位	5
	对疼痛刺激有肢体躲避反应	4
	疼痛刺激时肢体过屈(去皮质强直)	3
	疼痛刺激时肢体过伸(去脑强直)	2
	疼痛刺激时无反应	1

GCS包括睁眼反应、语言反应、运动反应3个项目。

尽管格拉斯哥评分法量化了意识障碍的程度,便于同一个体不同时期或不同个体间意识障碍的比较,但因其没有包括瞳孔大小及对光反射、眼球运动、脑干反射和生命体征等重要资料,因而尚显片面。不过,它仍然是目前广泛用于意识障碍的一种评估方法。只是在应用的时候不要忽略了更重要的瞳孔、生命体征及脑干反射的检查。

1.意识障碍的分类（state of consciousness）

（1）嗜睡:处于持续睡眠状态,可被唤醒,醒后能正确回答问题和做出各种反应,当刺激停止后很快入睡。

（2）意识模糊：能保持简单的精神活动，但对时间、地点、人物的定向能力发生障碍。

（3）昏睡：为接近不省人事的意识状态，处于熟睡状态，不易唤醒，经强烈刺激可唤醒，但很快入睡，醒时答非所问。

（4）轻度昏迷：意识大部分丧失，无自主运动，对声光刺激无反应，对疼痛刺激可出现痛苦表情或肢体退缩等防御反应。

（5）中度昏迷：对周围事物及各种刺激均无反应，对剧烈刺激可有防御反应。

（6）深度昏迷：意识完全丧失，全身肌肉松弛，对各种刺激完全无反应。

2.颅脑损伤按昏迷程度分类

轻型：13～15分，伤后昏迷时间在30min以内。

中型：9～12分，伤后昏迷时间为30min至6h。

重型：3～8分，伤后昏迷时间在6h以上，或在伤后24h内意识恶化再次昏迷6h以上。

二、美国国立卫生院神经功能缺损评分表（NIHSS）

见下表。

美国国立卫生院神经功能缺损评分表（NIHSS）

	检查	评分
1a	意识水平： 即使不能全面评价（如气管插管、语言障碍、气管创伤、绷带包扎等），检查者也必须选择1个反应。只在病人对有害刺激无反应时（不是反射），方记录3分	0=清醒，反应敏锐 1=嗜睡，最小刺激能唤醒病人完成指令、回答问题或有反应 2=昏睡或反应迟钝，需要强烈反复刺激或疼痛刺激才能有非固定模式的反应 3=仅有反射活动或自发反应，或完全没反应、软瘫、无反应
1b	意识水平提问（仅对最初回答评分，检查者不要提示）： 询问月份，年龄。回答必须正确，不能大致正常。失语和昏迷者不能理解问题记2分，病人因气管插管、气管创伤、严重构音障碍、语言障碍或其他任何原因不能说话者（非失语所致）记1分	0=都正确 1=正确回答一个 2=两个都不正确或不能说
1c	意识水平指令： 要求睁眼、闭眼；非瘫痪手握拳、张手。若双手不能检查，用另一个指令（伸舌）。仅对最初的反应评分，有明确努力但未完成也给评分。若对指令无反应，用动作示意，然后记录评分。对创伤、截肢或其他生理缺陷者，应给予一个适宜的指令	0=都正确 1=正确完成一个 2=都不正确

	检查	评分
2	凝视： 只测试水平眼球运动。对自主或反射性（眼头）眼球运动记分。若眼球侧视能被自主或反射性活动纠正，记录1分。若为孤立性外周神经麻痹（Ⅲ、Ⅳ、Ⅴ），记1分。在失语病人中，凝视是可测试的。对眼球创伤、绷带包扎、盲人或有视觉或视野疾病的患者，由检查者选择一种反射性运动来测试。建立与眼球的联系，然后从一侧向另一侧运动，偶尔能发现凝视麻痹	0=正常 1=部分凝视麻痹（单眼或双眼凝视异常，但无被动凝视或完全凝视麻痹） 2=被动凝视或完全凝视麻痹（不能被眼头动作克服）
3	视野： 用手指数或视威胁方法检测上、下象限视野。如果病人能看到侧面的手指，记录正常。如果单眼盲或眼球摘除，检查另一只眼。明确的非对称盲（包括象限盲），记1分。病人全盲（任何原因）记3分，同时刺激双眼。若病人濒临死亡记1分，结果用于回答问题11	0=无视野缺失 1=部分偏盲 2=完全偏盲 3=双侧偏盲（全盲，包括皮质盲）
4	面瘫： 言语指令或动作示意，要求病人示齿、扬眉和闭眼。对反应差或不能理解的病人，根据有害刺激时表情的对称情况评分。有面部创伤/绷带、经口气管插管、胶布或其他物理障碍影响面部检查时，应尽可能移至可评估的状态	0=正常 1=最小（鼻唇沟变平、微笑时不对称） 2=部分（下面部完全或几乎完全瘫痪，中枢性瘫） 3=完全（单或双侧瘫痪，上下面部缺乏运动，周围性瘫）

5	上肢运动
	上肢伸展：坐位90°，卧位45°。要求坚持10s；对失语的病人用语言或动作鼓励，不用有害刺激。评定者可以抬起病人的上肢到要求的位置，鼓励病人坚持。仅评定患侧
		0=上肢于要求位置坚持10s，无下落
		1=上肢能抬起，但不能维持10s，下落时不撞击床或其他支持物
		2=能对抗一些重力，但上肢不能达到或维持坐位90°或卧位45°，较快下落到床
		3=不能抗重力，上肢快速下落
		4=无运动
		9=截肢或关节融合，解释：
		  5a 左上肢
		  5b 右上肢

6	下肢运动
	下肢卧位抬高30°；对失语的病人用语言或动作鼓励，不用有害刺激。评定者可以抬起病人的上肢到要求的位置，鼓励病人坚持。仅评定患侧
		0=于要求位置坚持5s，不下落
		1=在5s末下落，不撞击床
		2=5s内较快下落到床上，但可抗重力
		3=快速落下，不能抗重力
		4=无运动
		9=截肢或关节融合，解释：
		  6a 左下肢
		  6b 右下肢

	检查	评分

7	共济失调:
	目的是发现双侧小脑病变的迹象。实验时双眼睁开,若有视觉缺损,应确保实验在无缺损视野内进行。双侧指鼻、跟膝胫试验,共济失调与无力明显不呈比例时记分。如病人不能理解或肢体瘫痪不记分。盲人用伸展的上肢摸鼻。若为截肢或关节融合,记录9分,并解释清楚
		0=没有共济失调
		1=一侧肢体有
		2=两侧肢体均有
		  如有共济失调:
		    左上肢 1=是 2=否
		9=截肢或关节融合,解释:
		    右上肢 1=是 2=否
		9=截肢或关节融合,解释:
		    左下肢 1=是 2=否
		9=截肢或关节融合,解释:
		    右下肢 1=是 2=否
		9=截肢或关节融合,解释:

8	感觉: 用针检查。测试时,用针尖刺激和撤除刺激观察昏迷或失语病人的感觉和表情。只对与卒中有关的感觉缺失评分。偏身感觉丧失者需要精确检查,应测试身体多处部位:上肢(不包括手)、下肢、躯干、面部。严重或完全的感觉缺失,记2分。昏迷或失语者可记1或0分。脑干卒中双侧感觉缺失记2分。无反应及四肢瘫痪者记2分。昏迷病人(1a=3)记2分	0=正常,没有感觉缺失 1=轻到中度,患侧针刺感不明显或为钝性或仅有触觉 2=严重到完全感觉缺失,面、上肢、下肢无触觉
9	语言: 命名、阅读测试。要求病人叫出物品名称、读所列的句子。从病人的反应以及一般神经系统检查中对指令的反应判断理解能力。若视觉缺损干扰测试,可让病人识别放在手上的物品,重复和发音。气管插管者手写回答。昏迷病人(1a=3),3分,给恍惚或不合作者选择一个记分,但3分仅给哑人或一点都不执行指令的人	0=正常,无失语 1=轻到中度:流利程度和理解能力有一些缺损,但表达无明显受限 2=严重失语,交流是通过病人破碎的语言表达,听者须推理、询问、猜测,能交换的信息范围有限,检查者感交流困难 3=哑或完全失语,不能讲或不能理解
10	构音障碍: 不要告诉病人为什么做测试。 读或重复附表上的单词。若病人有严重的失语,评估自发语言时发音的清晰度。若病人气管插管或其他物理障碍不能讲话,记9分。同时注明原因	0=正常 1=轻到中度,至少有一些发音不清,虽有困难,但能被理解 2=言语不清,不能被理解 9=气管插管或其他物理障碍,解释:
11	忽视症: 若病人严重视觉缺失影响双侧视觉的同时检查,皮肤刺激正常,则记分为正常。若病人失语,但确实表现为关注双侧,记分正常 通过检验病人对左右侧同时发生的皮肤感觉和视觉刺激的识别能力来判断病人是否有忽视。把标准图显示给病人,要求他来描述。医生鼓励病人仔细看图,识别图中左右侧的特征。如果病人不能识别一侧图的部分内容,则定为异常。然后,医生请病人闭眼,分别测上或下肢针刺觉来检查双侧皮肤感觉。若病人有一侧感觉忽略则为异常	0=没有忽视症 1=视、触、听、空间觉或个人的忽视;或对任何一种感觉的双侧同时刺激消失 2=严重的偏身忽视;超过一种形式的偏身忽视;不认识自己的手,只对一侧空间定位

续表

检查	评分
附加项目,非NIHSS项目	

12   说明
A. 远端运动功能:
检查者握住病人手的前部,并嘱其尽可能的伸展手指。若病人不能或不伸展手指,则检查者将其手指完全伸展开,观察任何屈曲运动5s。仅对第一次尝试评分,禁止重复指导和试验。
	评分标准:
	0=正常(5s后无屈曲)
	1=5s后至少有一些伸展,但未完全伸展,手指的任何运动不给评分(未给指令)
	2=5s后无主动的伸展,其他时间的手指运动不评分
	    左上肢
	    右上肢

1. 概述

1989年,Thmos等为了急性脑卒中的治疗研究,设计了一个15个项目的神经功能检查量表。它是从三个量表(Toronto Stroke Scale,Oxbury Initial Severity Scale,Cincinnati Stroke Scale)中选取有意义的项目组成一个量表,它包含每个主要脑动脉病变可能出现的神经系统检查项目(如视野评测大脑后动脉梗死),增加了从Edin-burg-2昏迷量表中选取的两个项目来补充精神状态检查。经过与NINDS(the National lnstitute Of Neurological and Stroke)的研究人员讨论,增加了感觉机能、瞳孔反应和足底反射项目。该表使用简便,能被护士和医生很快掌握,几乎不引起疲劳,可在一天内多次检查。神经科医师、研究人员、护士之间的重测信度没有显著差别。内容一致性好。经过与CT结果和3个月结局的相关性研究,此表有很好的效度。

2. 解释

按表评分,记录结果。不要更改记分,记分所反映的是病人实际情况,而不是医生认为病人应该是什么情况。快速检查同时记录结果。除非必要的指点,不要训练病人(如反复要求病人做某种努力)。如部分项目未评定,应在表格中详细说明。未评定的项目应通过监视录像回顾研究,并与检查者共同探讨。

评分时间2min。优点:简洁、可靠,可由非神经科医生评定。缺点:敏感度低

三、肌力的判断

肌力指肌肉主动运动时的力量、幅度和速度。检查时令患者做肢体伸缩动作,检查者从相反方向给予阻力,测试患者对阻力的克服力量,并注意两侧比较。

(一)等级分级

根据肌力的情况,一般均将肌力分为以下0~5级,共6个级别:

0级:完全瘫痪,肌肉无收缩。

1级:肌肉可收缩,但不能产生动作。

2级:肢体能在床上平行移动,但不能抵抗自身重力,即不能抬离床面。

3级:肢体可以克服地心吸收力,能抬离床面,但不能抵抗阻力。

4级:肢体能做对抗外界阻力的运动,但不完全。

5级:肌力正常。

(二)临床意义

不同程度的肌力减退可以分为完全瘫痪和不完全瘫痪(轻瘫)。

不同部位或不同组合的瘫痪可分别命名为:

单瘫:单一肢体瘫痪,多见于脊髓灰质炎;

偏瘫:为一侧肢体(上、下肢瘫痪)常伴有一侧颅神经损害,多见于颅内损害或脑卒中;

交叉性偏瘫:为一侧肢体瘫痪及对侧颅神经损害,多见于脑干病变;

截瘫:为双下肢瘫痪,是脊髓横贯性损伤的结果,多见于脊髓外伤、炎症等。

四、常见的吞咽障碍评估方法

（一）吞咽障碍的定义

狭义的吞咽障碍:由于下颌、双唇、舌、软腭、咽喉、食管等器官结构和(或)功能受损,不能安全有效地把事物从口腔输送到胃内。

广义的吞咽障碍:包括认知精神心理等方面的问题引起的行为和行为异常导致的吞咽和进食问题即摄食-吞咽障碍。

（二）吞咽能力评定

1.视频透视吞咽功能检查

临床常用钡餐透视吞咽造影即纤维喉镜,是诊断的金标准。

2.洼田饮水试验

（1）洼田饮水试验由来。洼田饮水试验是由日本学者洼田俊夫提出的评定吞咽障碍的方法,分级明确清楚,操作简单,利于选择有治疗适应证的患者。

（2）洼田饮水试验的适应证及禁忌证。

适应证:脑卒中及疑有吞咽困难的病人。

禁忌证:①有现存或可疑的误吸性肺炎。②正在气管切开状态。③需要不断气道抽出分泌物。④对自己的分泌物不能控制,严重流涎。⑤意识水平不稳定。⑥有原始的口腔反射如咬反射。

（3）洼田饮水试验的方法。患者端坐,喝30ml温开水,观察所需时间及呛咳情况。

1级:能一次不呛咳的将水咽下;

2级:分两次以上,不呛咳的咽下;

3级:能一次咽下,有呛咳;

4级:分两次以上咽下,有呛咳;

5级:频繁呛咳,不能全部咽下。

（4）洼田饮水试验的评定标准。

正常:一次饮完,5s之内,即达到1级;

可疑:一次饮完,5s以上或两次饮完即达到2级;

异常:即达到3~5级者,依次为轻、中、重度。

（5）治疗及护理干预。

3级:给予指导自行吞咽训练;

4级:给予吞咽训练及指导自行吞咽训练;

5级:给予留置胃管。

（6）改良饮水试验。饮水时间测定为5s,试水量首先控制在1ml,饮水后如果没有出现咳呛的情况,试验通过,而后逐渐递增饮水量,每次递增1ml,直到5ml。如果饮水出现咳呛的情况,则同等水量再次进行测定,如果依然出现咳呛的情况,则停止试验。11ml后改为每次递增4ml水量,直到19ml,如果饮水出现咳呛,停止试验,19ml水试验后改为每次增加水量为6ml,直到25ml。饮水后如果出现咳呛,则停止试验。最终全部饮完30ml水。

（7）洼田饮水试验注意事项。①要求患者意识清楚并能够按照指令完成试验。②不需要告诉患者正在做测试,防止患者紧张,引起呛咳。③饮水量要准确。

3.EAT-10量表

见下表。

EAT-10 吞咽筛查量表

姓名　　　年龄　　　性别　　　记录日期　　　科室　　　病床　　　住院号

目的:EAT-10注意在测试有无吞咽困难时提供帮助,在您与医生就有无症状的治疗进行沟通时非常重要。

A.说明:在每一题的数字选项后面打钩,回答您所经历的下列问题处于什么程度?

0没有,1轻度,2中度,3重度,4严重

1.我的吞咽问题已经使我体重减轻	0	1	2	3	4
2.我的吞咽问题影响到我在外就餐	0	1	2	3	4
3.吞咽液体费力	0	1	2	3	4
4.吞咽固体费力	0	1	2	3	4
5.吞咽药片(丸)费力	0	1	2	3	4
6.吞咽有疼痛	0	1	2	3	4
7.我的吞咽问题影响到我享用食物的快感	0	1	2	3	4
8.我吞咽时有食物卡在喉咙里	0	1	2	3	4
9.我吃东西有时会咳嗽	0	1	2	3	4
10.我吞咽时感到紧张	0	1	2	3	4

B.得分:将各题的分数相加。将结果写在下面的空格

总分(最高40分) 　　　

C.结果与建议:

如果EAT-10的每项评分超过3分,您可能在吞咽的效率和安全方面存在问题,建议您带着EAT-10的评分结果就诊,作进一步的吞咽检查和(或)治疗。

4.反复唾液吞咽试验

被检查者采取坐位,卧床时采取放松体位,检查者将手指放在被检查者的喉结及舌骨处,让其尽量快速反复吞咽,关观察30s内喉结及舌骨随着吞咽运动越过手指,向前上方移动再复位的次数(口腔干燥时可以在舌面注1ml的水)。

5.联合吞咽筛查方案

（1）失语。

（2）构音障碍。

（3）咽反射异常。

（4）自主咳嗽异常。

（5）饮水后咳嗽。

（6）饮水后声音改变。

患者出现6项征象中的2项或2项以上则提示存在吞咽困难。

6.其他

（1）标准吞咽功能评估检查。

（2）藤岛一郎吞咽障碍疗效评估标准。

（3）吞咽障碍七级评价法。

（三）误吸处理

尽早恢复呼吸功能,一旦患者发生误吸时,立即停止进食,准确、快速地评价食物是否误入气管,如明确发生误吸,应立即清除进入呼吸道的分泌物,不能取出时应给予侧卧,叩背、协助患者尽快咯出异物,保持呼吸道通畅。或握拳放于患者剑突下向膈肌方向猛烈冲击上腹部,造成气管内向上的强气流,推动阻塞气道的异物。必要时进行气管灌洗,以防止诱发肺部严重感染,或肺部组织的弥漫性水肿,在相关操作中,要严密观察患者有无紫绀、出汗、烦躁、呼吸困难等情况的出现。

五、痰液分级

见下表。

痰液分级表

区别 痰液黏稠度	Ⅰ度 （稀痰）	Ⅱ度 （中度黏痰）	Ⅲ度 （重度黏痰）
痰液性状	稀痰	较Ⅰ度黏稠	明显黏稠
痰液颜色	米汤或白色泡沫状	白色或白色黏痰	黄色伴血丝痰、血痰
能否咳出	易咳出	用力咳	不易咳出
吸痰后吸引导管壁痰液滞留情况	无	易被冲洗	大量滞留, 不易冲干净
加湿化液时间及量	1ml/h	2ml/h	5ml/h
备注（湿化程度）	1.湿化不足:痰痂形成 2.湿化过渡:呼吸急促,痰液呈水样、血氧下降饱和度3%以上		

第二十三章 常见中医操作技术

一、中药塌渍技术(热敷)

(一)定义

中药塌渍技术又称热敷法,是将中草药装于布袋内,蒸煮半小时后敷于患处或体表特定穴位的一种外治法。古称渥法。达到温经通络、消肿止痛、祛湿散寒、行气活血的作用。

(二)辨证原则

中药热敷是中医常用的外治法之一,使用安全、操作简便、近期疗效明显。它主要是通过药物与热力的协同作用,使药物更有效地经皮肤吸收,以达到行气活血、散寒止痛、祛瘀消肿、温经通络等作用的一种治疗方法。

中药热敷疗法具有扩张血管、改善局部血液循环、促进局部代谢的作用,有益于疾病的恢复。中药热敷本身也可以缓解肌肉痉挛,促进炎症及瘀血的吸收,还可以使药物通过局部吸收直达病灶,使治疗更直接、更有效。

(三)适应证

(1)各种软组织损伤痛。

(2)糖尿病足。

(3)急性皮炎,皮肤感染,皮肤溃疡。

(4)各种骨科外伤,中、后期的疼痛肿胀等。

(5)脑梗死(恢复期):半身不遂患者。

(四)禁忌证

(1)实症,热证,局部无知觉患者。

(2)腹部包块性质不明者,月经期,孕妇禁敷腹部、腰骶部。

(3)大血管处,皮肤有破损处。

(4)出血性疾病。

(5)急腹症未明确诊断前等。

(五)注意事项

(1)敷药包前嘱患者排空小便。

(2)随时观察,防止烫伤,患者感到局部疼痛、出现水泡应停止操作,给予适当处理。

(3)布袋、毛巾、塑料布用后清洗消毒备用(或专人专用),一副药可连续使用3~4d。

(4)夏季应防止药物变质,将药包的药物倒入盆内置阴凉处或放入冰箱冷藏。

（六）操作流程

1.评估

（1）了解患者疾病的主要症状、部位。

（2）女患者了解月经、孕产情况，腹部评估症候属性。

（3）患处皮肤是否完好及对知觉的敏感度，有无禁忌证。

（4）心理状况。

2.操作

（1）准备药包。

①将中药合剂头煎加水2000～3000ml，浸没药包3～5cm。浸泡30min，按需加入适量黄酒、陈醋，放于热源上武火煮开，文火煮沸20～30min（水开计时）。注：黄酒、醋、水比例为1：1.4：10（500ml/700ml/5000ml）。

②戴手套取出药包，挤压水分，以不滴水为度，放于治疗盘内备用。

（2）床旁操作。

①按要求着装，洗手，戴口罩。

②核对，解释，评估。

③携用物至床旁，再次核对。

④取合理体位，暴露患处，下铺一次性中单（双层）保护床褥，注意保暖，必要时屏风遮挡。

⑤根据药包的大小，将毛巾按3折或2折折叠成大于药袋面积的护垫（4～6层）放于患处，将药包放于护垫上抚平，上盖塑料布，再盖以棉垫或棉被。对皮肤敏感度较差者或小儿、老年人应待药包热量散发，以腕部掌测试温度不烫时使用。

⑥随时观察患者反应，如温度过热，可将药包及护垫一同抬起散热，或向两旁移动位置，直至患者可以耐受。随药包温度下降，将贴近皮肤的毛巾渐次抽去，直至药包敷于皮肤上。每日1～2次，适宜温度为65℃，每次30～40min后，取下药包。

⑦治疗完毕，擦干局部皮肤。

⑧协助衣着，安置舒适体位，整理床单元。

⑨整理用物，洗手，记录并签名。

二、药物竹罐

（一）目的

药物竹罐疗法是以中药浸煮的竹罐吸拔于相应的穴位上达到治疗疾病、养生保健的目的。依据中医理论，施治于经脉、腧穴、肌腱，可达到行气活血、活血化瘀、通经活络、柔筋缓急的临床作用。

（二）适应证

急性腰扭伤，腰背疼痛，肩周炎，腰椎间盘突出症，颈椎病，膝骨关节炎，强直性脊柱炎,类风湿性关节炎,痛风性关节炎,呼吸系统如感冒、咳嗽,消化系统如胃病、腹泻,失眠、中风后遗症,妇科疾病,泌尿系统疾病。

（三）禁忌证

严重心脏病,有出血倾向的疾病,肿瘤病人,活动性肺结核,孕妇,妇女经期,皮肤过敏,局部溃烂,骨折,神经疾病,痉挛抽搐不合作者,前后阴部、心脏搏动处等都不宜使用罐疗。

（四）操作流程

(1)核对医嘱,评估患者。

(2)护士按要求着装、洗手、戴口罩,准备中药锅(将中药包浸泡30min,再煮沸20min)。

(3)依不同病情、不同病位选合适的竹罐30～50个。

(4)患者摆舒适体位,清洁皮肤,根据病情选取穴位或经络,嘱患者不可随意移动,因吸附力小易滑落。

(5)将竹罐放入锅中煮3min。

(6)一手用长钳将竹罐颠倒(罐口朝下控去热水)取出,立即倒扣于毛巾上(勿漏气)快速拭去罐表及罐内残余热水,拔附于机体相应部位,稍后松手。

(7)留罐5～10min,留罐时间以病变程度、病人体质及患处皮肤耐受程度而定,一般在10min左右,一日或隔日1次,10次为1疗程。

(8)起罐,用毛巾擦净患者皮肤,协助患者着衣,整理床单元。

(9)整理用物,洗手、记录并签名。

（五）注意事项

(1)治疗时间一般以15min为宜,最多不超过20min,体弱者缩短。如遇到患者出现昏罐或其他不良反应时,立即停止拔罐。

(2)拔罐要在避风处,以防感冒。嘱患者拔罐后2h内勿洗澡,毛窍开泄,以防湿邪入侵。

(3)拔罐中起的瘀斑、水泡属于正常现象。如拔罐后皮肤起小水泡,可用烫伤膏涂擦;水泡较大者,按常规消毒后,用一次性注射器在水泡的下方抽吸液体,每日安尔碘消毒2次,以防感染。

(4)拔罐后要喝一杯温开水,热症患者加醋或白糖水,寒症患者加盐为宜,风湿症喝姜水,气血亏虚患者加红糖。它的作用有三:一是促进血液循环;二是促进红白细胞增强;三是促进排泄。

（六）药物罐治疗评分标准

见下表。

药物罐治疗评分标准

科室　　　　　姓名　　　　　考核老师　　　　　考核时间

项目		要　求	应得分		扣分	得分	说　明
素质要求		仪表大方,举止端庄,态度和蔼	5	10			
		服装、鞋帽整齐	5				
操作前准备	护士	遵照医嘱要求,对患者评估正确、全面	5	25			
		洗手,戴口罩	2				
	物品	治疗卡,皮肤消毒液,毛巾,竹罐,中药包,纱布,卵圆钳,电饭锅,治疗巾,治疗盘等	6				
	患者评估	核对,介绍并解释,患者理解与配合	6				
		体位舒适合理,暴露治疗位置	6				
操作流程	核对	核对腕带,解释	5	35			
		评估环境,再次核对治疗位置,消毒皮肤	5				
	选穴经络	患者摆舒适体位,清洁皮肤,根据病情选取穴位或经络,嘱患者不可随意移动,因吸附力小易滑落	3				
	煮罐	将竹罐放入锅中煮3min	2				
	拔罐	一手用长钳将竹罐颠倒(罐口朝下控去热水)取出,立即倒扣于毛巾上(勿漏气)快速拭去罐表及罐内残余热水,拔附于机体相应部位,稍后松手	8				
	留罐	留罐10~15min,留罐时间以病变程度、病人体质及患处皮肤耐受程度而定,一般在10min左右	3				
	起罐	起罐,用毛巾擦净患者皮肤,协助患者着衣	2				
	疗程	一日或隔日1次,10次为1疗程	2				
	沟通	向患者交代注意事项	5				
操作后	整理	治疗结束,整理床单元	3	15			
		合理安排体位,清理用物,归还原处,洗手	5				
	评价	治疗位置准确、操作熟练、体位合理、患者感觉、目标达到的程度	5				
	记录	再次核对,洗手并按要求记录及签名	2				
技能熟练		操作熟练,轻巧;治疗位置正确,沟通有效	5	15			
理论提问		回答全面、正确	10				

三、穴位贴敷

(一)概念

穴位贴敷疗法是以中医整体观念和针灸经络学说为理论依据,将药物贴敷于患者体表或穴位,借助药物对穴位的刺激疏通经络、调和气血、扶正祛邪、调节脏腑功能、平衡阴阳,以达到活血化瘀、消肿止痛、软坚散结、提脓去腐、祛风除湿、生肌收口的目的。

（二）作用机理

(1)穴位的刺激与调节作用。

(2)药物透皮吸收后的药效作用。

(3)以上两者的综合叠加作用。

（三）目的

(1)活血化瘀,通络止痛。

(2)宣肺平喘,止咳祛痰。

(2)温肾健脾,强健脏腑。

(3)清热解毒,消肿散结。

(4)疏通经络,祛风除邪。

(5)调理气血,调和阴阳。

（四）适应证

(1)呼吸系统:慢阻肺,慢性支气管炎,慢性咳嗽,支气管哮喘,反复发作的呼吸道感染。

(2)消化系统:胃肠功能紊乱,慢性结肠炎,虚寒腹泻。

(3)妇科产科:宫寒,痛经,带下量多等。

(4)风湿骨痛:关节痛、骨质增生、关节炎及风湿引起的各种颈、胳膊、腿痛。

（五）禁忌证

(1)皮肤对贴敷药物及胶布敏感者禁用,热性疾病、阴虚火旺者禁用。

(2)特殊体质及有接触性皮炎等皮肤病以及贴敷穴位局部皮肤有破损者禁用,严禁麻疹者使用。

(3)2岁以下的孩子及孕妇慎用,皮肤有疱疹、糖尿病患者慎用,久病体弱、消瘦以及有严重心、肝、肾功能障碍者慎用。

（六）操作流程

(1)个人准备(仪表整洁,修剪指甲)。

(2)进病房评估患者:评估患者实施部位皮肤情况、有无过敏史、环境,向患者解释治疗目的并取得配合。

(3)用物准备:治疗盘、治疗碗、弯盘、药物、胶布、清洁纱布、记录本、笔。

(4)操作者准备:着装规范,按七步洗手法洗手,修剪指甲,戴口罩,核对医嘱。

(5)携用物至床旁,再次核对医嘱。患者取合理体位,充分暴露患处,正确选穴。冬季注意保暖,必要时隔帘遮挡。

(6)先将贴敷部位用清洁纱布清洁,然后取直径1cm、高度0.5cm的药丸,将药物贴于穴位上,用5cm×5cm三伏贴(小儿患者可适当减小)固定。

(7)操作完毕,洗手记录。帮助患者整理衣物,取得舒适体位,整理床单元。交代注意事项。

（七）贴敷时间

（1）根据患者皮肤反应而定。同时考虑患者的个人体质和耐受能力，以患者能够耐受为度，病人如自觉贴药处有明显不适感，可自行取下（成人2~6h，小儿0.5~2h）。

（2）常规治疗连续贴敷7~10d为1疗程。疗程结束后，患者可以继续进行贴敷，以巩固或提高疗效。

（八）不良反应及处理

（1）贴敷药物后，局部出现热、凉、麻、痒或轻度疼痛属正常现象。

（2）如贴敷处有烧灼或针刺样剧痛，难以忍受时，可提前揭去药物，及时终止贴敷，用清水清洗。

（3）小的水泡一般不必特殊处理，让其自然吸收。大的水泡应以消毒针具挑破其底部，排尽液体，消毒以防感染。

（九）注意事项

（1）对于残留在皮肤上的药膏禁用肥皂、汽油等刺激性物质擦洗。

（2）贴敷后若出现范围较大、程度较重的皮肤红斑、水泡、疹痒现象，应立即停药，进行对症处理；出现全身性皮肤过敏症状者应及时到医院就诊。

（3）对刺激性强、毒性大的药物贴敷穴位不宜过多、贴敷面积不宜过大、贴敷时间不宜过长，以免发泡过大或发生药物中毒。

（4）溶剂调敷药物需随调随用，以防挥发。

（5）胶布过敏者，选用低过敏胶布或用绑带固定贴敷药物。

（6）贴敷药物后注意局部防水。

（7）膏剂贴敷，温度<45℃，以免烫伤。

（8）整体调养，注意饮食及生活起居配合。贴药后不要过分活动以免药物移动脱落。

（9）穴位贴敷是一种科学严谨的辅助治疗手段。

（10）敷药前应洗澡，衣着宜凉爽，避免过多出汗。小儿及老人做好护理，防止将药抓掉或抓破皮肤。应掌握剧毒及峻烈药物的使用方法，严禁入口。

（11）使用膏剂贴敷时，应注意膏的软硬度，以防药膏干燥裂伤皮肤。温化膏药时，应掌握好温度，及时贴敷，勿致烫伤。

（十）脑卒中患者穴位贴敷常用处方和穴位

1.气滞血瘀型处方

（1）川芎50g：味辛，性温。归肝、胆经、头经，主要是胆经。活血行气，祛风止痛，行气开郁。

（2）当归50g：味甘、辛，性温。归肝、心、脾经。补血活血，调经止痛，润肠通便。属补血药。

（3）黄芪50g：味甘，性微温。归肺、脾、肾经。补气，止汗，利尿消肿，排脓。

（4）桃仁50g：味甘、平、微苦。归心、肝、大肠经。活血祛瘀，润肠通便，止咳平喘。

（5）细辛50g：味辛，性温。归胃、脾、肾经。解表散寒，祛风止痛，通窍，温肺化饮。

(6)红花50g：味辛,性温。归心、肝经。活血通络,散瘀止痛。

(7)桂枝50g：味辛、甘,性温。归膀胱、心、肺经。发表解肌,温经通络,助阳化气,平冲降气,属辛温解表药。

(8)醋乳香50g：味辛、苦,性温。归心、肝、脾经。活血行气止痛,消肿生肌。

2.四号方(治便秘型)处方

本药方出自甘肃省中医院脑病科杨春林护士长的护理科研成果《中药穴位贴敷加腹部按摩治疗中风后便秘》。

(1)大黄90g：味苦,性寒。归脾、胃、大肠、肝、心包经。泄下攻积,清热泻火,凉血解毒,逐瘀通经,利湿退黄。

(2)木香30g：味辛、苦,性温。归脾、大肠、三焦经。行气,止血,健脾,消食。

(3)苦杏仁30g：味苦,性微温;有小毒。归肺、大肠经。止咳平喘,润肠通便。

3.便秘外治

(1)穴位外敷。免煎大黄、木香、杏仁按3:1:1的比例加75%乙醇及蜂蜜调成膏状,制成1.5cm×1.5cm×0.3cm膏剂,热敷于神阙穴上并适当用胶布固定。每天用75%的乙醇约1ml加湿1~2次,每天换药2次,10次为1个疗程。

(2)腹部按摩。先双手食、中、无名指重叠后再将手掌大小鱼际放置脐上四横指处中脘穴处,适当加压按结肠生理走行方向,由升结肠、横结肠、降结肠、乙状结肠的顺序,顺时针做环形按摩,刺激肠蠕动,每天3次,每次15min。

4.脑病科常用穴位

中风病人以阳明经、少阳经、督脉穴为主。

(1)阳陵泉：是足少阳之脉所入为合的合上穴,为八会穴之筋会。

主治：半身不遂。

取穴方法：小腿外侧,腓骨头前下方凹陷处。

(2)曲池穴：归属手阳明大肠经,为手阳明大肠经之合穴。

主治：上肢瘫痪。

取穴方法：屈肘90°,肘横纹外侧端外凹陷处。

(3)足三里：归属于足阳明胃经,具有调节机体免疫、增强抗病能力、调节脾胃、补中益气、通经活络、疏风化湿、扶正祛邪的作用。

取穴方法：在小腿前外侧与犊鼻下3寸,距胫骨前约一横指。

(4)手三里：属阳明大肠经。

主治：手臂麻痛,肘挛不伸,上肢不随。

取穴方法：在前臂背面桡侧,阳溪穴与曲池穴的连线上,肘横纹下2寸。

(5)悬钟穴：属于足少阳胆经。

取穴方法：位于人体小腿外侧,当外踝上3寸,腓骨前缘。

主治：半身不遂,痴呆,高血压。

(6)委中穴：是人体足太阳膀胱经上的重要穴位之一。

取穴方法:在腘窝横纹上。

主治:下肢瘫痪,半身不遂,脑血管病后遗症。

(十一)子午流注在中医技术中的应用

子午流注主要是将每日的十二个时辰与人体的十二经脉联系在一起,而这些经脉又和人体的五脏六腑相配,一个时辰流注一经,当它流到经脉时,选择穴位按摩,正是气血流入旺盛时,有促进血液运行、增加对穴位的刺激作用,其效果比平时按摩更好。

卯时(5点至7点)大肠经旺盛。中医有"肺与大肠相表里"之说,卯时肺经气血入大肠经,此时唤醒病人,洗漱完毕后给予穴位贴敷、腹部按摩,促使养成良好的排便习惯。

(十二)穴位贴敷操作评分标准

见下表。

穴位贴敷操作评分标准

科室　　　　　　姓名　　　　　　考核老师　　　　　　考核时间

项目		要求	应得分		扣分	得分	说明
素质要求		仪表大方,举止端庄,态度和蔼	5	10			
		服装、鞋帽整齐	5				
操作前准备	护士	遵照医嘱要求,对患者评估正确、全面	5	25			
		洗手,戴口罩	2				
	物品	治疗盘、治疗卡、皮肤清洁液、配置好的药物、敷贴、弯盘,必要时备屏风	6				
	患者	核对、介绍并解释,患者理解与配合	6				
		体位舒适合理	6				
操作流程	定穴	根据疾病选择相应的穴位	5	35			
		选穴准确	5				
	皮肤消毒	再次核对穴位后,用皮肤消毒液擦拭穴区皮肤	3				
	贴敷	药膏干湿度适宜,正确贴敷于所选穴位上	10				
	观察	患者有无疼痛等不适情况	2				
		敷贴大小适宜,无药液外渗	5				
	沟通	向患者交代注意事项	5				
操作后	整理	整理床单位,合理安排体位	3	15			
		清理用物,归还原处,洗手	5				
	评价	辨证选穴准确、操作熟练、局部清洁、体位合理、患者感觉、目标达到的程度	5				
	记录	按要求记录及签名	2				
技能熟练		操作熟练、轻巧;选穴正确,沟通有效	5	15			
理论提问		回答全面、正确	10				
合计			100				

注:穴位由各科室根据情况自定

(十三)中药穴位贴敷法治疗中风后便秘的操作规程

1.目的

穴位贴敷治疗是在神阙穴上贴敷药物,通过药物和穴位的共同作用,利用透皮吸收的原理,以达到治疗中风后便秘的一种方法。

2.适用范围

适用于治疗中风后便秘的患者。

3.用物准备

治疗盘,治疗卡,治疗碗里配置好的药物,压舌板,棉签,生理盐水,75%酒精,必要时备毛巾、屏风。

4.操作方法

选定穴位,消毒皮肤(如对酒精过敏者可用生理盐水清洁皮肤),待干,用压舌板将药物摊在穴位贴敷贴上,厚0.2~0.5cm,贴于神阙穴上。操作者(带回家者交代患者或家属)沿肚脐周围顺时针按摩,每次10~20min,每天4~5次。

根据子午流注,卯时(5点至7点)大肠经旺盛,肺经气血入大肠经,肺将重组的新鲜血液布满全身,紧接着促进大肠兴奋状态,完成吸收食物中水分与营养、排除渣滓的过程。故此时易做辅助治疗。

5.操作流程

(1)按要求着装,修剪指甲,按七步洗手法洗手。

(2)核对,向患者做好解释,评估病人,取得患者配合,评估环境,检查用物。

(3)携用物至床旁,放置合理,再次核对。

(4)洗手,戴口罩。依据病情协助患者取舒适卧位。

(5)根据需贴穴位,为患者安排适当体位,定穴位(神阙穴,在腹中部脐中央,为任脉的阳脉,是人体生命能源的所在地,具有培元固本、回阳救脱、和胃理肠之作用),注意保暖。

(6)用75%酒精消毒(如对酒精过敏者可用生理盐水清洁),待干。

(7)用压舌板将药物摊在穴位贴敷贴上,薄厚适中,贴于神阙穴位上,交代患者或家属沿肚脐周围顺时针按摩,每次10~20min。

(8)观察有无渗漏、滑脱,贴敷部有无红肿、痒等反应立,遵医嘱及时处理。

(9)协助患者取舒适体位,整理床单元。

(10)洗手,根据医嘱记录详细的治疗时间及情况。

(11)告知患者注意事项及按摩手法。

(12)用物分类处理。

6.注意事项

(1)因小儿皮肤嫩,故不能用刺激性太大的药物,贴敷时间一般是1~2h,以免引起不良反应。

(2)对久病体弱消瘦者及有严重心脏病、肝病的患者,使用时间不宜过长,以免引起呕吐、眩晕。

（3）穴位贴敷当天禁食寒凉、生冷的食物。贴敷10h以上者一般不宜用冷水及过热的水擦拭，以免抓破皮肤。

（4）贴神阙穴治疗便秘时同时指导患者在肚脐周围顺时针按摩，促进肠蠕动，一般6~8h取下。

（5）贴药后如出现皮肤发红和起丘疹、水泡、瘙痒、糜烂时，停止用药，及时报告医师配合处理。

四、艾灸

（一）定义

艾灸，点燃用艾叶制成的艾炷、艾条为主，熏烤人体的穴位以达到保健治病的一种自然疗法。是用艾叶制成的艾灸材料产生的艾热刺激体表穴位或特定部位，通过激发经气的活动来调整人体紊乱的生理生化功能，从而达到防病治病的一种治疗方法。

（二）目的

局部温热刺激、经络调节、药理作用、温经散寒、行气通络、扶阳固脱、拔毒泄热、防病保健等。

（三）适应证

（1）流感、哮喘（热性哮喘和对艾草过敏的患者除外）、咳嗽、支气管炎等。

（2）风湿及类风湿性关节炎、强直性脊柱炎、颈椎病、偏头痛、肩周炎、关节炎、坐骨神经痛、各种腰腿痛和关节痛、外伤恢复期的辅助治疗等。

（3）骨折复位后和急性扭伤治疗及恢复期。

（4）妇女卵巢囊肿、输卵管炎症、宫冷、带下、痛经、恶露不止、崩漏、子宫下垂、功能性子宫出血、盆腔炎、乳腺肿瘤等。

（5）胃痛、胃下垂、脂肪肝、肝炎、肾炎、各种肠炎等。

（6）中气不足及妇女更年期引起的颜面早衰、浑身无力、精神倦怠、自汗盗汗、失眠多梦、早泄、尿频、脱肛、大小便失禁、四肢厥冷等。

（7）贫血、低血压、白细胞减少等。

（8）对早、中期癌症有明显的止痛消炎作用，并可增加食欲、提高免疫功能。

（9）减肥：民间早有以艾灸之法瘦腰减脂，腰腹肥胖者不必改变平时的饮食习惯，每日温灸腰腹部1~2次，连续几周后即可收到明显的减肥效果。

（10）艾灸法大补上、中、下丹田之气，自古为养生要术。无病者常灸充盈、青春美容、身强体健、延缓衰老。

（四）禁忌证

由于艾灸以火熏灸，施灸不注意有可能引起局部皮肤的烫伤，另一方面，施灸的过程中要耗伤一些精血，所以有些部位或有些人是不能施灸的，这些就是施灸的禁忌。古代施灸法禁忌较多,有些禁忌虽然可以打破,但有些情况确实是应禁忌的。

(1)凡暴露在外的部位如颜面,不要直接灸,以防形成瘢痕,影响美观。

(2)皮薄、肌少、筋肉结聚处,妊娠期妇女的腰骶部、下腹部,男女的乳头、阴部、睾丸等不应施灸。另外,关节部位不要直接灸。此外,大血管处、心脏部位不应灸,眼球属颜面部,也不应灸。

(3)极度疲劳、过饥、过饱、酒醉、大汗淋漓、情绪不稳,或妇女经期忌灸。

(4)某些传染病、高热、昏迷、抽风期间,或身体极度衰竭、形瘦骨立等忌灸。

(5)无自制能力的人如精神病患者等忌灸。

(五)注意事项

(1)要专心致志,耐心坚持。施灸时要注意思想集中,不要在施灸时分散注意力,以免艾条移动不在穴位上,徒伤皮肉,浪费时间。对于养生保健灸,则要长期坚持,偶尔灸是不能收到预期效果的。

(2)要注意体位、穴位的准确性。体位一方面要适合艾灸的需要,同时要注意体位舒适、自然,要根据处方找准部位、穴位,以保证艾灸的效果。

(3)防火。现代人的衣着不少是化纤、羽绒等质地的,很容易燃着,因此,施灸时一定要注意防止落火,尤其是用艾炷灸时更要小心,以防艾炷翻滚脱落。用艾条灸后,可将艾条点燃的一头塞入直径比艾条略大的瓶内,以利于熄灭。

(4)要注意保暖和防暑。因施灸时要暴露部分体表部位,在冬季要保暖,在夏天高温时要防中暑,同时还要注意室内温度的调节和开换气扇,及时换取新鲜空气。

(5)要防止感染。化脓灸或因施灸不当,局部烫伤可能起疮,产生灸疮,一定不要把疮弄破,如果已经破溃感染,要及时使用消炎药。

(6)要掌握施灸的程序。如果灸的穴位多且分散,应按先背部后胸腹,先头身后四肢的顺序进行。

(7)注意施灸的时间。有些病证必须注意施灸时间,如失眠症要在临睡前施灸。不要饭前空腹时和在饭后立即施灸。

(8)要循序渐进。初次使用灸法要注意掌握好刺激量,先少量、小剂量,如用小艾炷,或灸的时间短一些,壮数少一些。以后再加大剂量,不要一开始就大剂量进行。

(9)防止晕灸。晕灸虽不多见,但是一旦晕灸则会出现头晕、眼花、恶心、面色苍白、心慌、汗出等,甚至发生晕倒。出现晕灸后,要立即停灸,并躺下静卧,再加灸足三里,温和灸10min。

(10)注意施灸温度的调节。对于皮肤感觉迟钝者或小儿,用食指和中指置于施灸部位两侧,以感知施灸部位的温度,做到既不致烫伤皮肤,又能收到好的效果。

（六）操作流程

1.评估

（1）患者评估：评估患者全身情况、局部皮肤情况及合作程度。

（2）环境评估：整洁、安静，安全符合操作要求。

2.用物准备

治疗盘、艾炷、酒精灯、打火机、凡士林、棉签、镊子、弯盘，酌情备浴巾、屏风等。间接灸时，备姜片、蒜片或附子饼等。

3.操作流程

（1）备齐用物，携至床旁，做好解释，取得患者配合。

（2）协助患者取合适体位，暴露施灸部位，注意保暖。

（3）根据情况实施相应的灸法。

（4）艾炷燃烧时，应认真观察，防止艾灰脱落，以免灼伤皮肤或烧坏衣物等。

（5）施灸完毕，清洁局部皮肤，协助患者衣着。整理床单元，安置舒适体位，酌情通风。

（6）清理用物，归还原处。做好记录并签字。

附：操作方法

1. 直接灸：是将大小适宜的艾炷，直接放在皮肤上施灸。若施灸时将皮肤烧伤化脓，愈后留有瘢痕者，称为瘢痕灸。若不使皮肤烧伤化脓，不留瘢痕者，称为无瘢痕灸。

（1）瘢痕灸。又名化脓灸，施灸时先将所灸腧穴部位涂以少量的大蒜汁，以增加黏附和刺激作用。然后将大小适宜的艾炷置于腧穴上，用火点燃艾炷施灸。每壮艾炷必须燃尽，除去灰烬后，方可继续再灸，待规定壮数灸完为止。施灸时由于火烧灼皮肤，因此可产生剧痛。此时可用手在施灸腧穴周围轻轻拍打，借以缓解疼痛。在正常情况下，灸后1周左右，施灸部位化脓形成灸疮。5～6周，灸疮自行痊愈，结痂脱落后而留下瘢痕。临床上常用于治疗哮喘、肺结核、瘰疬等慢性疾病。

（2）无瘢痕灸。施灸时先在所灸腧穴部位涂以少量的凡士林，以使艾炷便于黏附，然后将大小适宜的艾炷置于腧穴上点燃施灸，当灸炷燃剩2/5～1/4而患者感到微有灼痛时，即可易炷再灸。若用麦粒大的艾炷施灸，当患者感到有灼痛时，医者可用镊子柄将艾炷熄灭，然后继续易位再灸，按规定壮数灸完为止。一般应灸至局部皮肤红晕而不起泡为度。因其皮肤无灼伤，故灸后不化脓，不留瘢痕。一般虚寒性疾患均可用此法。

2.间接灸：是用两物与施灸腧穴部位的皮肤隔开，如生姜间隔灸、隔盐灸等。

（1）隔姜灸。是用鲜姜切成直径2～3cm、厚0.2～0.3cm的薄片，中间以针刺数孔，然后将姜片置于应灸的腧穴部位或患处，再将艾柱放在姜片上点燃施灸。当艾炷燃尽，再易炷施灸。灸完所规定的壮数，以使皮肤红润而不起泡为度。常用于因寒而致的呕吐腹痛、腹泻及风寒痹痛等。

（2）隔蒜灸。用鲜大蒜头，切成厚0.2～0.3cm的薄片，中间以针刺数孔，然后置于应灸腧穴或患处,然后将艾炷放在蒜片上,点燃施灸。待艾柱燃尽,易炷再灸,直至灸完规定的壮数。此法多用于治疗瘰疬、肺结核及初起的肿疡等症。

(3)隔盐灸。用纯净的食盐填敷于脐部,或于盐上再置薄姜片,上置大艾炷施灸。多用于治疗伤寒阴证或吐泻并作、中风脱证等。

(4)隔附子饼灸。将附子研成粉末,用酒调和做成直径3cm、厚0.8cm的附子饼,中间以针刺数孔,放在应灸腧穴或患处,上面再放艾炷施灸,直到灸完所规定壮数为止。多用于治疗命门火衰而致的阳痿早泄或疮疡久溃不敛等症。

4.护理评价

(1)操作熟练、规范,操作前、中、后均认真执行查对制度。

(2)物品放置合理,省时、省力。

(3)爱伤观念强,沟通有效,体现人文关怀。

5.注意事项

(1)凡实证、热证、阴虚发热以及面部大血管附近,孕妇胸腹部和腰骶部,均不宜施灸。

(2)艾绒团必须捻紧,防止艾灰脱落烫伤皮肤或烧坏衣物。

(3)施灸后局部皮肤出现微红灼热属于正常现象。如灸后出现小水泡,无须处理,可自行吸收。如水泡较大,可用无菌注射器抽去泡内液体,覆盖消毒纱布,保持干燥,防止感染。

五、艾条灸

(一)定义

用纯净的艾绒(或加入中药)卷成圆柱形的艾条,点燃后在穴位表面熏烤的一种疗法。适用于各种虚寒性病症,如胃脘痛、腹痛泄泻、风寒痹证、早泄、疮久溃不愈等症。

(二)评估

(1)患者评估:评估患者全身情况、局部皮肤情况及合作程度。

(2)环境评估:整洁、安静,安全符合操作要求。

(三)用物准备

治疗盘、艾条、酒精灯、火柴、弯盘、小口瓶,必要时备浴巾、屏风等。

(四)操作流程

(1)备齐用物,携至床旁,做好解释,取得患者合作。

(2)取合理体位,暴露施灸部位,冬季注意保暖。

(3)根据病情,实施相应的灸法。

(4)施灸过程中,随时询问患者有无灼痛感,及时调整距离,防止烧伤。观察病情变化及有无体位不适。

(5)施灸中应及时将艾灰弹入弯盘,防止烧伤皮肤及烧坏衣物。

(6)施灸完毕,立即将艾条插入小口瓶,熄灭艾火。清洁局部皮肤后,协助患者衣着,安置舒适卧位,酌情开窗通风。

(7)清理用物,归还原处。做好记录并签字。

附:操作方法

1.温和灸:将艾卷的一端点燃,对准应灸的腧穴部位或患处距离皮肤2～3cm进行熏烧,使患者局部有温热感而无灼痛为宜,一般每穴灸10～15min,至皮肤红晕为度。如遇到昏厥或局部知觉减退的患者及小儿时,医者可将食、中两指置于施灸部位两侧,这样可以通过医生的手指来测患者局部受热程度,以便随时调节施灸距离,掌握施灸时间,防止烫伤。

2.雀啄灸:施灸时,艾卷点燃的一端与施灸部位的皮肤并不固定在一定的距离,而是像鸟雀啄食一样,一上一下地移动。

3.回旋灸:施灸时,艾卷点燃的一端与施灸皮肤虽保持一定的距离,但位置不固定,而是均匀地向左右方向移动或反复旋转地进行灸治。

（五）护理评价

(1)操作熟练、规范,操作前、中、后均认真执行查对制度。

(2)物品放置合理,省时、省力。

(3)爱伤观念强,沟通有效,体现人文关怀。

（六）注意事项

(1)施灸后局部皮肤出现微红灼热,属于正常现象。如灸后出现小水泡,无须处理,可自行吸收。如水泡较大,用无菌注射器抽去泡内液体,覆盖消毒纱布,保持干燥,防止感染。

(2)施灸过程中防止艾灰脱落烫伤皮肤或烧坏衣物。

(3)熄灭后的艾条,应装入小口瓶内,以防复燃,发生火灾。

六、熏洗

（一）概念

熏洗疗法是将药物煎汤,趁热在患处熏蒸或浸浴,以达到疏通腠理、祛风除湿、清热解毒、驱虫止痒作用的一种治疗方法。适用于疮疡、筋骨疼痛、目赤肿痛、阴痒带下、肛门疾病等。

（二）适应证及禁忌证

1.适应证

(1)脊柱和四肢等各种软组织损伤,颈椎病,颈腰椎间盘突出症,椎管狭窄症,肩周炎,骨质疏松症,骨质增生症,风湿性、类风湿性关节炎,急慢性腰、腿痛,各类骨折、脱位后功能恢复。

(2)脊柱和四肢有明确的疼痛症状和功能障碍。

(3)有胃病不能口服止痛药物者。

2.禁忌证

(1)重症高血压、心脏病、急性脑血管意外、急慢性心功能不全者,重度贫血、动脉硬化症等。

(2)饭前饭后半小时内、饥饿、过度疲劳。

(3)妇女妊娠及月经期。

(4)急性传染病。

(5)有开放性创口、感染性病灶、年龄过大或体质特别虚弱的人。

(6)对药物过敏者。

(三)评估

(1)患者评估:评估患者全身情况、局部皮肤情况及合作程度。

(2)环境评估:整洁、安静,安全符合操作要求。

(四)用物准备

治疗盘、药液、熏洗盆(根据熏洗部位的不同,也可备坐浴椅、有孔木盖浴盆及治疗碗等)、水温计,必要时备屏风及换药用品等。

(五)操作流程

(1)备齐用物,携至床旁,做好解释,取得患者配合。

(2)根据熏洗部位协助患者取合适体位,暴露熏洗部位,必要时屏风遮挡,冬季注意保暖。

(3)熏洗过程中密切观察患者病情变化。若感到不适应立即停止,协助患者卧床休息。

(4)熏洗完毕,清洁局部皮肤,协助衣着,安置舒适卧位。

(5)清理用物,归还原处。做好记录并签字。

(六)操作方法

(1)眼部熏洗时,将煎好的药液趁热倒入治疗碗,眼部对准碗口进行熏蒸,并用纱布熏洗眼部,稍凉即换,每次15～30min。

(2)四肢熏洗时,将药物趁热倒入盆内,患肢架于盆上,用浴巾或布单围盖后熏蒸。待温度适宜时,将患肢浸泡于药液中泡洗。

(3)坐浴时,将药液趁热倒入盆内,上置带孔木盖,协助患者脱去内裤坐在木盖上熏蒸。待药液不烫时,拿掉木盖,坐入盆中泡洗。药液偏凉时,应更换药液,每次熏洗15～20min。

(七)护理评价

(1)操作熟练、规范,操作前、中、后均认真执行查对制度。

(2)物品放置合理,省时、省力。

(3)爱伤观念强,沟通有效,体现人文关怀。

(八)注意事项

(1)月经期、孕妇禁用坐浴。

(2)熏洗药温不宜过热,一般为50℃～70℃,以防烫伤。

（3）在伤口部位进行熏洗时，按无菌技术进行。

（4）包扎部位熏洗时，应揭去敷料。熏洗完毕后，更换消毒敷料。

（5）所用物品需清洁消毒，避免交叉感染。

（6）某些患者在药浴过程中可能发生头晕等不适，应当停止熏蒸，卧床休息。

（7）冬季熏蒸后走出室外应注意保暖。

（8）治疗时间不宜超过半小时。

（9）老人和儿童应有专人陪护。中药熏蒸疗程：每次30min，每天1次，10次为1个疗程，完成1个疗程休息3d再进行第2个疗程。

七、耳穴埋豆

（一）概念

耳穴埋豆又称耳穴埋籽，是采用王不留行籽（或菜籽）刺激耳郭上的穴位或反应点，通过经络传导，达到防治疾病的目的。适用于痛症、失眠等。

（二）适应证及禁忌证

1.适应证

（1）各种疼痛性疾病（如各种扭挫伤、头疼、神经性疼痛）。

（2）各种炎症性病症（如牙周炎、咽喉炎、胆囊炎、肠炎、菌痢）。

（3）内分泌紊乱及功能紊乱性疾病：甲亢、甲低、糖尿病、肥胖；更年期综合征；高血压；神经衰弱；失眠；月经不调。

（4）过敏及变态反应性病症（过敏性鼻炎、哮喘、荨麻疹）。

（5）各种慢性病症。

（6）耳针麻醉。

（7）妇产科方面，如催产、催乳。

（8）预防感冒、晕车、晕船，以及预防和处理输血输液反应。

（9）用于戒烟酒、减肥。

2.禁忌证

（1）严重心脏病不宜使用，更不宜采用强刺激，如电针、放血等。

（2）严重的器质性病变，如高度贫血、血友病，不宜针刺，可用耳穴压贴法。

（3）孕妇40d至3个月者不宜针刺，5个月后需治疗者，可轻刺激，有习惯性流产者禁用耳穴治疗。

（4）外耳患有病症，如溃疡、湿疹、冻疮破溃时，暂不宜针刺。待耳郭皮肤病变治愈后，可用耳穴治疗。

（三）评估

（1）患者评估：评估患者病变部位及耳部皮肤情况及合作程度。

（2）环境评估：整洁、安静，安全符合操作要求。

（四）用物准备

治疗盘、探针、棉签、75%酒精、王不留行籽、胶布、剪刀、弯盘等。

（五）操作流程

（1）备齐用物，携至床旁，做好解释，取得患者配合。

（2）患者取侧卧位或坐位。

（3）操作者一手持耳轮后上方，另一手持探针由上而下在选区内找敏感点，常规消毒。

（4）埋籽：将王不留行籽粘于7mm×7mm胶布中间，贴于所选穴位上，并用食指指腹按压。

（5）一边按压一边询问患者有无酸胀、痛等"得气"感。

（6）教会患者或家属按压的方法，根据需要留籽2～3d。

（7）撤籽：撤除胶布和王不留行籽，观察局部皮肤有无红肿破损，并及时给予处理。

（8）操作完毕，清理用物，归还原处。做好记录并签字。

（六）方法

选择1～2组耳穴，进行耳穴探查，找出阳性反应点，右手用镊子夹取割好的方块胶布，中心贴上准备好的药豆，对准穴位紧贴压其上，并轻轻揉按1～2min。

每次以贴压5～7穴为宜，每日按3～5次，1～3d换1次，两组穴位交替贴压。两耳交替或同时贴用。

（七）护理评价

1.操作熟练、规范，操作前、中、后均认真执行查对制度。

2.物品放置合理，省时、省力。

3.爱伤观念强沟通有效，体现人文关怀。

（八）注意事项

1.贴压耳穴应注意防水，以免脱落。

2.如对胶布过敏者，可用黏合纸代替。

3.耳郭皮肤有炎症或冻伤者不宜采用。

4.对过度饥饿、疲劳、精神高度紧张、年老体弱、孕妇按压宜轻，急性疼痛性病症宜重手法强刺激，习惯性流产者慎用。

5.如果没有原因的疼痛，应及时解除贴压，以免形成压疮。

八、拔火罐法

（一）概念

拔火罐是以罐为工具，利用燃烧热力，排出罐内空气形成负压，使罐吸附在皮肤穴位上，造成局部瘀血现象的一种疗法。此法具有温通经络、祛风散寒等作用。适用于风湿痹证，如肩背痛、腰腿痛；肺部疾寒，如咳嗽、哮喘；胃肠疾病，如脘腹胀痛、胃痛呕吐及腹泻等。

（二）适应证及禁忌证

1.适应证

（1）呼吸系统:急性及慢性支气管炎、哮喘、肺水肿、肺炎、胸膜炎。

（2）消化系统:急性及慢性胃炎、胃神经痛、消化不良症、胃酸过多症、急性及慢性肠炎。

（3）循环系统:高血压、心律失常、心脏供血不足。

（4）运动系统:颈椎关节痛、肩关节及肩胛痛、肘关节痛、背痛、腰椎痛、髋椎痛、髋痛、膝痛、踝部痛、足跟痛。

（5）神经系统:神经性头痛、枕神经痛、肋间神经痛、坐骨神经痛、因风湿劳损引起的四肢神经麻痹症、颈肌痉挛、腓肠肌痉挛、面神经痉挛、膈肌痉挛。

2.禁忌证

（1）皮肤过敏,全身枯瘦或皮肤失去弹力者。

（2）全身剧烈抽搐或烦躁不安者。

（3）浮肿病,或水肿者。

（4）重度失血、出血性疾患及出血倾向者。

（5）妇女月经期。

（6）妊娠妇女的下腹及腰骶部。

（三）注意事项

（1）拔罐部位的皮肤要平坦,肌肉应比较丰满,最好先洗净擦干。

（2）如用棉棒或棉球蘸酒精,所用酒精不要过多,燃烧时注意不要将罐口烧热,以免烫伤局部皮肤。

（3）骨性突出部位、血管丰富部位,以及心尖搏动处、乳房等部位,一般不宜拔罐。

（4）拔罐可机械地刺激皮肤,反射地影响大脑皮层,通经活络。拔罐的种类有充血性火罐（罐吸引后达到皮肤潮红）、瘀血性火罐（罐吸引后达到皮下出血,皮肤呈紫癜或紫斑）等。

（5）根据病情拔罐,一般为轮流取穴,一次不宜过多。局部瘀血尚未消退时,不应再于原部位重复拔罐。

（四）评估

（1）患者评估:评估患者全身情况、局部皮肤情况及合作程度。

（2）环境评估:整洁、安静,安全符合操作要求。

（五）用物准备

治疗盘、火罐（玻璃罐、竹罐、陶罐）、止血钳、95%酒精、酒精灯、打火机、小口瓶,必要时备毛毯、屏风、垫枕。根据拔罐方法及局部情况备纸片、凡士林棉签、0.5%碘伏、干棉球、三棱针或梅花针、纱布、胶布等。

（六）操作流程

（1）备齐物品,携至床旁,做好解释,取得患者配合。

（2）取合理体位,暴露拔罐部位,注意保暖。

（3）根据部位不同,选用合适火罐,并检查罐口边缘是否光滑,点燃酒精灯。

（4）根据拔罐部位及所备用物,选用不同的点火方法。

（5）根据病情选用不同的拔罐方法,操作结束,熄灭酒精灯。

（6）起罐后,如局部有水泡或拔出脓血,应清洁局部皮肤,做常规消毒,必要时覆盖消毒敷料。

（7）操作完毕,协助患者衣着,安排舒适体位,整理床单元。

（8）清理用物,归还原处,做好记录并签字。

（七）操作方法

1.点火

选用下列方法之一,将火罐吸附于所选部位上。

闪火法:是用长纸条或用镊子夹95%酒精棉球1个,用火将纸条或酒精棉球点燃后,伸入罐内中段绕一周（切勿将罐口烧热,以免烫伤皮肤）,迅速将火退出,立即将罐按扣在所选部位或穴位上。

贴棉法:是用大小适宜的95%酒精棉1块,贴在罐内壁中段（不要过湿）,点燃后迅速按扣在应拔的部位。

投火法:是用易燃烧纸片或95%酒精棉球（拧干）1个,点燃后投入罐内,迅速将罐按扣在应拔的部位,此法适用于侧位横拔。

2.拔罐

根据病情需要,可分为下列几种拔罐方法。

坐罐法:又名定罐法,将罐吸附在皮肤上不动,直至皮肤呈现瘀血现象为止,一般留置10min左右,此法适用于镇痛治疗。

闪罐法:即将罐拔住后,立即起下,如此反复多次地拔住起下、起下拔住,至皮肤潮红充血或瘀血为度。多用于局部肌肤麻木、疼痛等症状。

走罐法:又称推罐法,即拔罐时先在所拔部位的皮肤及罐口上涂一层凡士林等润滑油,再将罐拔住,然后医者用右手握住罐子向上、下或左、右需要拔的部位往返推动,至所拔部位的皮肤红润充血,甚至瘀血时,将罐取下。此法宜用于面积较大,肌肉丰厚部位,如脊背、腰臀、大腿等部位的酸痛、麻木、风湿痹痛等症。

刺血拔罐法:在患部常规消毒后,先用梅花针叩打,或用三棱针浅刺出血后,再行拔罐,留置5~10min,起罐后消毒局部皮肤。多用于治疗丹毒扭伤、乳痈等。

3.起罐

右手扶住罐体,左手以拇指或食指从罐口旁边按压一下,待空气进入罐内即可将罐取下。

（八）护理评价

（1）操作熟练、规范,操作前、中、后均认真执行查对制度。

（2）物品放置合理,省时、省力。

（3）爱伤观念强，沟通有效，体现人文关怀。

（九）注意事项

（1）高热抽搐及凝血机制障碍患者，皮肤过敏、溃疡、水肿及大血管处，孕妇的腹部、腰骶部均不宜拔罐。

（2）拔罐时应采取适当体位，选择肌肉较厚的部位。骨骼凹凸和毛发较多处不宜拔罐。

（3）拔罐过程中随时检查火罐吸附情况和皮肤颜色。

（4）拔罐时要注意保暖，勿使患者受风寒，以免影响疗效。

（5）防止烫伤和灼伤，拔罐时动作要稳、准、快，起罐时切勿强拉。如拔罐局部出现较大水泡，可用无菌注射器抽出泡内液体，保持干燥，必要时用无菌纱布覆盖固定。

（6）凡使用过的火罐，均应清洁消毒，擦干后备用。

主要参考文献

1.Jane Williams,Lin Perry,Caroline Watkins.急性脑卒中护理 [M].刘云娥,姜卫剑,主译.北京:人民卫生出版社,2018.

2.杨莘.神经疾病特色护理技术[M].北京:科学技术文献出版社,2008.

3.张静,纪萌健,孟彦,等.临床疾病专科护理学[M].吉林:吉林科学技术出版社,2017.

4.陈会生,朱虹,张丹.脑卒中专科护理700问 [M].北京:人民卫生出版社,2018.

5.刘芳,杨莘.神经内科重症护理手册[M].北京:人民卫生出版社,2017.

6.贾建平,陈生弟.神经病学 [M].8版.北京:人民卫生出版社,2013.

7.周仲瑛.中医内科学[M].北京:中国中医药出版社,2007.

8.国家中医药管理局医政司.33个病种中医护理方案[M].北京:中国中医药出版社,2014.

9.齐海燕,王颖,李向丽.中医护理[M].兰州:甘肃科学技术出版社,2015.

10.中国吞咽障碍康复评估与治疗专家共识组.中国吞咽障碍评估与治疗专家共识(2017年版)[J].中华物理医学与康复杂志,2017,39(12):881-892.

11.杨广军,苏明浩,王永慧,等.经皮电刺激与冰刺激治疗脑卒中假性球麻痹吞咽障碍疗效观察[J].现代中西医结合杂志,2015,24(19):2131-2133.

12.吴林.吞咽分期针刺疗法治疗脑卒中后吞咽障碍的临床研究[D].广州:广州中医药大学,2014.

13.王玉龙.康复评定技术[M].北京:人民卫生出版社,2010.

14.潘晓彦,黄政德,邱华丽.《黄帝内经》时间医学理论探讨[J].2013,29(5):3-5.